Dr. med. Karin Kippenhahn

Ich glaub', ich hör' nicht recht

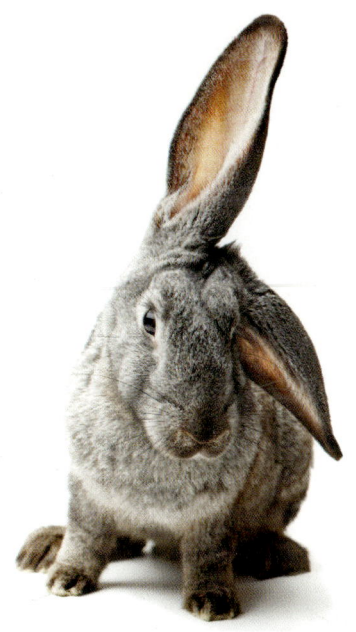

Dr. med. Karin Kippenhahn

Ich glaub', ich hör' nicht recht

Schwerhörigkeit, Tinnitus & Co.

Unter Mitarbeit von
Dr. med. Bettina Winzer und
Prof. Dr. Rudolf Kippenhahn

Mit einem Geleitwort von
Prof. Dr. med. Gerhard Goebel,
Vizepräsident der Deutschen Tinnitus-Liga e.V.

Mit 69 Abbildungen

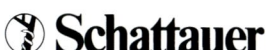

Dr. med. Karin Kippenhahn
Teltower Damm 31
14169 Berlin
info@hno-kippenhahn.de

Bibliografische Information der Deutschen Nationalbibliothek
Die Deutsche Nationalbibliothek verzeichnet diese Publikation in der Deutschen Nationalbibliografie; detaillierte bibliografische Daten sind im Internet über http://dnb.d-nb.de abrufbar.

Besonderer Hinweis:
Die Medizin unterliegt einem fortwährenden Entwicklungsprozess, sodass alle Angaben, insbesondere zu diagnostischen und therapeutischen Verfahren, immer nur dem Wissensstand zum Zeitpunkt der Drucklegung des Buches entsprechen können. Hinsichtlich der angegebenen Empfehlungen zur Therapie und der Auswahl sowie Dosierung von Medikamenten wurde die größtmögliche Sorgfalt beachtet. Gleichwohl werden die Benutzer aufgefordert, die Beipackzettel und Fachinformationen der Hersteller zur Kontrolle heranzuziehen und im Zweifelsfall einen Spezialisten zu konsultieren. Fragliche Unstimmigkeiten sollten bitte im allgemeinen Interesse dem Verlag mitgeteilt werden. Der Benutzer selbst bleibt verantwortlich für jede diagnostische oder therapeutische Applikation, Medikation und Dosierung.
In diesem Buch sind eingetragene Warenzeichen (geschützte Warennamen) nicht besonders kenntlich gemacht. Es kann also aus dem Fehlen eines entsprechenden Hinweises nicht geschlossen werden, dass es sich um einen freien Warennamen handelt.
Das Werk mit allen seinen Teilen ist urheberrechtlich geschützt. Jede Verwertung außerhalb der Bestimmungen des Urheberrechtsgesetzes ist ohne schriftliche Zustimmung des Verlages unzulässig und strafbar. Kein Teil des Werkes darf in irgendeiner Form ohne schriftliche Genehmigung des Verlages reproduziert werden.

© 2011 by Schattauer GmbH, Hölderlinstraße 3, 70174 Stuttgart, Germany
E-Mail: info@schattauer.de
Internet: www.schattauer.de
Printed in Germany

Lektorat: Ruth Becker, M.A.
Umschlagabbildung: © brodtcast, www.fotolia.de
Umschlag: Reform-Design, 70565 Stuttgart, www.reform-design.de
Satz: Fotosatz Buck, Zweikirchener Str. 7, 84036 Kumhausen/Hachelstuhl
Druck und Einband: AZ Druck und Datentechnik GmbH, Heisinger Str. 16, 87437 Kempten/Allgäu

ISBN 978-3-7945-2846-2

Geleitwort

Tinnitus ist neben der Schwerhörigkeit eine der am häufigsten geklagten Beschwerden in der HNO-Praxis. In Deutschland kommt es jährlich bei circa 340 000 Erwachsenen zu einer Chronifizierung des Ohrgeräuschs. Circa 8% der Bevölkerung sind mit dem Phänomen der Geräuschüberempfindlichkeit (Hyperakusis) vertraut. All dies steht mit Erkrankungen des Ohrs und der zentralen Hörverarbeitung im Zusammenhang.

Dieses Buch leistet einen wichtigen Beitrag zum Verständnis des Hörsystems. Der Leser wird umfassend über die medizinischen und psychologischen Aspekte von Ohrerkrankungen und deren Folgen (Depressionen, Angststörungen, Schlafstörungen) informiert. In gut verständlicher Sprache werden die Grundlagen von Diagnostik und Therapie unterschiedlichster Ohrerkrankungen vorgestellt. Anschauliche Bilder und Grafiken sowie Einzelfallbeschreibungen der verschiedenen Erkrankungen machen die 190 Seiten des Buchs zu einer angenehmen Lektüre.

In eigenen Kapiteln werden die unterschiedlichen Therapiemöglichkeiten bei Tinnitus, Geräuschüberempfindlichkeit und Schwerhörigkeit erläutert. Das Buch gibt einen besonders guten Überblick über die verschiedenen Formen von Hörhilfen bis hin zum Cochlea-Implant (CI). Es ist besonders wichtig für Betroffene, aber auch für Ärzte und Psychologen, die in der täglichen Praxis mit diesen Störungen konfrontiert sind. Es kann allen Menschen empfohlen werden, die von Schwerhörigkeit, Tinnitus und Hyperakusis betroffen sind.

Ich hoffe, dass das Buch ein breites Publikum findet und damit auch den vielen Menschen Mut macht, die sich noch scheuen, sich endlich mit Hörgeräten versorgen zu lassen, um damit wieder intensiver und stressfreier am Leben teilzunehmen. Die Chancen stehen gut, dass sich mit Hilfe einer Hörgeräteanpassung auch die Tinnitusbelastung und Hyperakusis reduzieren lassen.

Prof. Dr. med. Gerhard Goebel
Vizepräsident der gemeinnützigen Selbsthilfeorganisation
Deutsche Tinnitus-Liga e. V. (Wuppertal)
Chefarzt Schoen Klinik Roseneck (Prien am Chiemsee)

Vorwort

Mit dem Hören ist das so eine Sache: Wer gut hört, macht sich kaum Gedanken darüber, er nimmt es als selbstverständlich hin. Erst eine Hörstörung macht uns die phantastischen Fähigkeiten des gesunden Hörorgans schmerzlich bewusst.

Das menschliche Ohr gehört zu den faszinierendsten Sinnesorganen, die die Natur im Laufe der Jahrhunderte entwickelt hat. Aber trotz seiner Perfektion sind Störungen möglich. Laut einer Studie der Weltgesundheitsorganisation WHO zählen Hörstörungen zu den sechs häufigsten, die Lebensqualität am meisten beeinträchtigenden Erkrankungen in den Industrieländern. In Deutschland geht man von 14 Millionen behandlungsbedürftigen Kindern und Erwachsenen aus.

Die Gründe für die Zunahme von Tinnitus und Schwerhörigkeit in unserer Gesellschaft sind vielfältig. Zu den wichtigsten gehören die steigende Lärmbelastung und das zunehmende Lebensalter in unserer zivilisierten Welt. Mit dem Wunsch bis ins hohe Alter möglichst leistungsfähig zu bleiben, werden gleichzeitig die Ansprüche an unser Hörvermögen immer höher.

Viele Menschen, die beginnen schlechter zu hören, wollen es nicht wahrhaben, denn sie haben bei Schwerhörigkeit immer noch das Bild eines alten, gebrechlichen Menschen vor Augen, mit dem sie sich nicht identifizieren können. Um eine veränderte Hörsituation anzunehmen und um sich kritisch mit verschiedenen Behandlungen oder den Möglichkeiten der modernen Hörsysteme auseinanderzusetzen, müssen Betroffene gut informiert sein. Und auch wer gut hört, sollte wissen, wie er dazu beitragen kann, sein gutes Gehör möglichst lang zu erhalten. Selbst wer „nie was mit den Ohren hatte", kann von heute auf morgen ein akutes Hörproblem entwickeln und braucht gerade in dieser Situation Beratung und manchmal auch ärztliche Hilfe.

Den meisten Normalhörenden fällt es oft schwer, in Gesellschaft stets so laut und deutlich zu sprechen, dass auch anwesende Schwerhörige am Gespräch teilnehmen können. Ohne es selbst zu merken, grenzen sie diese aus. Die Unsicherheit und Unwissenheit Hörender führen zu ungeschicktem und verletzendem Verhalten gegenüber hörgeschädigten Menschen. Das Buch soll deshalb auch Gesunde mit der Welt der Schwerhörigen und Gehörlosen vertraut machen.

Bei Tinnitus-Patienten sind oft besonders intensive Arzt-Patienten-Gespräche nötig, um die individuelle Situation deutlich zu machen, denn das „Leiden an Tinnitus" hat vielfältige Ursachen. Das Verständnis für die Zusammenhänge von

Vorwort

„Schwerhörigkeit und Tinnitus", aber auch von „Tinnitus und Psyche" sind für den Patienten eine wichtige Voraussetzung, um eine Verbesserung der Situation zu erreichen.

Nicht immer können alle Fragen von Menschen mit Hörproblemen und ihren Angehörigen im Alltag einer HNO-Praxis ausreichend beantwortet werden, auch wenn ich mir dies wünsche. Diese Überlegungen führten zu der Idee, ein Buch für Menschen mit Schwerhörigkeit, Tinnitus und anderen Hörproblemen zu schreiben sowie für ihre Angehörigen, Freunde, Betreuer und Kollegen. Dabei möchte ich das aktuelle Wissen und die medizinischen Möglichkeiten anschaulich und verständlich darstellen.

Neben dem Verständnis für die Funktions- und Leistungsfähigkeit des Ohrs erfährt der Leser bei welchen Hörstörungen welche Behandlungsverfahren sinnvoll sind und worin ihre Wirkung besteht. Außerdem gebe ich Tipps für den Umgang mit dem Ohr, über dessen Reinigung, über Hilfe bei Ohrenschmerzen, einen möglichst langen Erhalt des Gehörs und Hilfe bei Problemen mit dem Druckausgleich. Ich gehe auf häufig gestellte Fragen ein, wie etwa: „Warum habe ich einen Tinnitus?", „Was kann ich dagegen tun?", „Wann muss ich den Arzt aufsuchen, wenn ich schlecht höre?", „Was muss ich bei der Auswahl eines Hörgeräts beachten, und was ist heute technisch möglich?"

Beim Schreiben entdeckte ich viele kleine Geschichten und Anekdoten zum Thema. Bei meinen Recherchen lernte ich die ärztliche Sicht zu verschiedenen Ohrenleiden aus der frühen Geschichte der Ohrenheilkunde kennen, die ich dem Leser nicht vorenthalten wollte. Viele dieser Funde habe ich eingefügt, um das Buch nicht nur interessant, sondern auch unterhaltsam zu machen. Zusätzlich finden Sie in den meisten Kapiteln Geschichten von alltäglichen Fällen „rund ums Ohr" aus der HNO-Praxis, die ich in den Text eingeflochten habe.

Da Hören viel mit unseren Gefühlen zu tun hat, wird auch die psychische Seite verschiedener Hörstörungen beleuchtet. Dieses Kapitel hat mit Ausnahme kleinerer Abschnitte, die mehr die HNO-Ärztin betreffen, meine Kollegin Frau Dr. Winzer, Fachärztin für Psychiatrie und Psychotherapie, verfasst. Wir lernten uns an der Universitätsklinik „Benjamin Franklin" in Berlin, kennen, wo sie mehrere Jahre als beratende Psychiaterin auf verschiedenen Stationen tätig war. Gleichzeitig betreute sie in dieser Zeit die seelischen Nöte von Patienten eines ambulanten Schmerzzentrums. Wir erfuhren die großen Vorteile der fachübergreifenden Kooperation bei Patienten mit körperlichen und psychischen Beschwerden. Später stellten sich auch in ihrer Praxis häufig Menschen mit seelischen Leiden vor, die über vielfältige körperliche Beschwerden klagten, auch über Hörprobleme. Nicht selten wurde ein Tinnitus angegeben oder andere veränderte Wahrnehmungen des Hörens. Wir ließen unsere Zusammenarbeit wieder aufleben und arbeiten seit dieser Zeit bei Menschen mit Hörproblemen eng zusammen.

Mein Vater Rudolf Kippenhahn, Naturwissenschaftler und populärwissenschaftlicher Autor, unterstützte mich, die nötigen anatomischen, physiologischen und physikalischen Grundlagen des Hörens und seiner Störungen so zu formulieren, dass sie auch für Laien interessant und gut verständlich sind.

Ich hoffe, dass es mir und allen, die am Buch mitgewirkt haben, gelungen ist, ein informatives und trotzdem unterhaltsames Buch für Menschen zu schreiben, die schließlich doch merken, dass sie manchmal „nicht so gut hören", oder denen ein Tinnitus „den letzten Nerv raubt". Das Buch dürfte aber auch für all diejenigen interessant sein, die täglich mit Schwerhörigen umgehen und für all jene, die Interesse haben, ihr Wissen „rund ums Ohr" zu erweitern.

Danksagung

Viele Freunde und Kollegen haben mir bei diesem Buch geholfen. Ich möchte mich bei allen herzlich bedanken. Besondere Hilfe hatte ich von:

Frau Hanna Weber (Name geändert), die mir freundlicherweise erlaubte, nach unserem Gespräch ihre persönliche Geschichte und ihre Erfahrungen mit dem Cochlea-Implantat und der frühen auditiv-verbalen Erziehung für dieses Buch zu verwenden.

Frau Elke Hamann, Leiterin der Fachambulanz für Auditiv-verbale Therapie AVT in Berlin-Buch, die meine vielen Fragen zur auditiv-verbalen Erziehung beantwortete und mir ihre Sicht zur heutigen Gehörlosenpädagogik mit viel Engagement vermittelte.

Mein besonderer Dank geht auch an Herrn Prof. Dr. Tobias Moser, Leiter des Innenohrlabors an der HNO-Abteilung der Universitätsklinik Göttingen, der mich bei speziellen Fragen der Innenohrphysiologie beraten hat und mir das Bild auf Seite 27 zur Verfügung stellte.

Mein früherer Kollege Herr Professor Dr. med. Marc Bloching, Leiter der Hals-Nasen-Ohren Klinik des Helios-Klinikums Berlin-Buch, beantwortete mir Fragen

Danksagung

zu Details der Implantationstechnik der Cochlea-Implantate und vermittelte den Kontakt zu Frau Elke Hamann.

Die Firma MED-EL war nach unserem ersten Kontakt sofort bereit, mich mit Bildmaterial zu den implantierbaren Hörsystemen zu unterstützen und Bilder bereitzustellen. Dafür möchte ich mich bedanken, ebenso wie bei der Firma MAICO, die mir gleichfalls Bilder zur Verfügung stellte.

Christine Stemmler, Hörgeräteakustikmeisterin in Ittingen bei Bern, gab mir wichtige Anregungen und Informationen aus Sicht der Akustiker für Kapitel 5 „Mit High-Tech gegen Schwerhörigkeit". Sie klärte mich auch über die Schweizer Situation der Kostenbeteiligung durch die Rentenversicherungen bei Hörgeräten auf und hielt mich über die letzten Änderungen auf dem Laufenden.

Herr Marcus Göbel, Hörgeräteakustikmeister in Berlin, war mir freundlicherweise behilflich Bildmaterial von verschiedenen Hörsystemen der Firmen HANSATON und WIDEX zu beschaffen und die Rechte zum Abdruck bei den Firmen einzuholen. Bei HANSATON und WIDEX bedanke ich mich für die Bereitstellung der Bilder.

Viel geholfen haben mir auch die Korrekturen und Anmerkungen von Herrn Roland Schilling bei Komma-, Rechtschreib- und Formulierungsfragen.

Frau Ruth Becker, die Lektorin des Verlags, hat dem Buch den „letzten Schliff" gegeben. Ihre Anregungen waren sehr hilfreich und die Zusammenarbeit mit ihr ausgesprochen angenehm.

Mein Mann und meine Kinder haben mich bei allen Höhen und Tiefen des Buchprojekts unterstützt. Das obwohl der Zeitaufwand neben der Praxis manchmal für die Familie an die Grenze ging. Ich möchte mich dafür aus tiefstem Herzen bedanken!

Sollte ein Leser im Buch noch Fehler finden, so kann ich bei all der Hilfe, die ich von allen Seiten erhielt und der Rücksicht, die mir von meiner Umgebung entgegengebracht wurde, nur sagen: Der geht auf mein Konto.

Berlin-Zehlendorf, im Sommer 2011　　　　　　　　　　　　　　**Karin Kippenhahn**

Inhalt

1 Was man so alles hört 1

Wie Tier und Mensch das Hören lernten 1
    Trommelfell an Schläfen und Knien 2
    Navigation mit Ultraschall 2

Was ist Schall? 3
    Schall in Wasser und in festen Stoffen 4
    Die Höhe eines Tons 5
    Die Töne rechts vom Klavier 6
    Ein Ton kommt selten allein 6

Die Skala des Lärms 8
    Dezibel 9
    Lärm, den es gar nicht gibt 11

Hören und Verstehen 12
    Drei Chinesen mit dem Kontrabass 13
    Lippenlesen 13

2 Womit wir hören 15

Studenten contra Friedhofswärter 15

Wie ist das Ohr gebaut und wie funktioniert es? 17
    Das Außenohr 17
    Das Mittelohr 20
    Das Innenohr 23
    Die Hörschnecke und der Osterhase 24
    Schall im Schneckenhaus 25
    Schall durch Luft und Knochen 28

Als das Leben die Elektrizität entdeckte 30
    Von der Schnecke zum Hörnerv 30
    Nervenbahnen auf und ab 31
    Der Weg durchs Gehirn 32

Inhalt

Aufmerksamkeit und Hörwahrnehmung 34
    Hören nach Gefühl. 34

3 Beim HNO-Arzt 36

Kellerasselsaft und Löwenhirn 37

Hörschäden bei Jung und Alt 38

Hörtest früher und heute 39

Der erste Besuch 42
    Mit der Stimmgabel auf Spurensuche 42
    In der schalldichten Kammer 44
    Hören ist gut, Verstehen ist besser 47
    Wie locker sitzt das Trommelfell? 49
    Das Echo aus dem Ohr 51
    Schäden am Hörnerv oder im Hirnstamm 52

4 Warum man schlecht hört 54

Probleme im Außenohr 56
    Ohrschmalzpfropf 56
    Gehörgangsfremdkörper 56
    Gehörgangsentzündung 57
    Schwimmerohr 59

Probleme im Mittelohr 59
    Akute Mittelohrentzündung 59
    Paukenerguss und Seromukotympanon 62
    Chronische Mittelohrentzündungen 66
    Die chronische Knocheneiterung (Cholesteatom) 66
    Otosklerose 67

Probleme im Innenohr 68
    Altersbegleitende Schwerhörigkeit 68
    Hörsturz 69
    Lärmschäden des Gehörs 73

Innenohrschäden durch Viren oder Bakterien...................	74
Hörschäden durch Medikamente.............................	75
Morbus Menière...	75
Das Akustikusneurinom....................................	76
Familiäre Schwerhörigkeit..................................	79
Leben mit der Schwerhörigkeit.................................	80

5 Mit High Tech gegen Schwerhörigkeit 84

Hörhilfen..	86
Allgemeines über Hörgeräte................................	89
Rückkopplung..	92
Der Weg zum Hörgerät....................................	94
Besser hören mit dem Laptop...............................	97
Hören mit Hörprogrammen................................	98
Andere Hörgeräte...	99
Hören mit dem tauben Ohr................................	99
Wenn Hörgeräte nicht reichen.................................	100
Knochenverankerte Hörgeräte..............................	101
Aktive Mittelohrimplantate................................	102
Vibrant Soundbridge®............................	103
Cochlea-Implantat (Innenohrimplantat)......................	105
Elektrisch-akustische Stimulation (EAS)......................	109
Hirnstammimplantat......................................	111

6 Die Welt der Stille 112

Helen Keller: Tastalphabet und Blindenschrift......................	115
Hanna Weber: auditiv-verbale Erziehung und Cochlea-Implantat.......	117
Peter Hepp: Gebärdensprache und Lormen.......................	119
Robert Wirth: die Kunst des Lippenlesens........................	120

XIII

Inhalt

Gebärden und Lormen 121
    Reden mit Händen und Gesicht 122
    Die Tastsprache 123

Auditiv-verbale Erziehung 124

Der Protest der Gehörlosen 125

7 Der Lärm im Ohr 129

Tinnitus gab es schon immer 131

Was ist Tinnitus? 132
    Tinnitus als Folge von Krankheiten des Ohres 134
    Was Halswirbelsäule, Kiefergelenk und Psyche beitragen 134

Tinnitus und Geräuschüberempfindlichkeit (Hyperakusis) 136

Was kann der HNO-Arzt tun? 138
    Bestimmung der Tinnituslautheit 138
    Tinnitus akut oder chronisch 139
    Grundsätze der Therapie und Prognose
    des akuten Tinnitus 140
    Grundsätze der Therapie des subakuten und
    des chronischen Tinnitus 142

8 Wenn Ohrgeräusche chronisch werden 146

Tinnitus und Psyche 148
    Tinnitus ist nicht gleich Tinnitus 150
    Tinnitus als Alarmsignal 151

Tinnitus und Stress 153
    Der Steinzeitmensch in uns 154
    Was machen die Stresshormone in mir? 154

Warum gerade ich? 155

— Inhalt —

Seelische Störungen bei chronischem Tinnitus 157
    Depression 157
    Angststörungen 158
    Schlafstörungen 159
    Suchterkrankungen 160

Behandlungsmöglichkeiten 162
    Hör- und Rauschgeräte gegen Tinnitus 163
    Psychotherapie 163
        Steigerung der Selbstwertschätzung 166
        Aufbau positiver Aktivitäten 166
        Genusstraining 167
        Abbau des Rückzugs- und Vermeidungsverhaltens
        und Ressourcenaktivierung 168
    Tinnitus-Retraining-Therapie 169
    Entspannungsverfahren 170
    Hörtherapie 172
    Selbsthilfegruppen 173

Besser schlafen 174

Die Behandlung psychischer Begleiterkrankungen 177
    Depressionen 177
    Angststörungen 178

Tinnitus als Wende 178

Anhang 180

Die Elektrotechnik des Hörens 180
    Die Elektrizität im Kochsalz 181
    Kaffeefilter schaffen Spannungen 182
    Die Chemie des Schalls 183
    Chemische Flaschenpost 184

Literatur 186

Inhalt

Internetadressen 188
   Schwerhörigkeit und Gehörlosigkeit 188
   Tinnitus 189

Sachverzeichnis 190

Bildnachweise 196

1 Was man so alles hört

„Die Nachrichtensprecher lesen heutzutage ihre Texte nur leise und undeutlich ab. Wenn ich dann den Fernseher lauter drehe, klopft der Nachbar an die Wand. Heute machen sie die Wände dünner als früher, sie machen ja auch die Treppenstufen höher. Merkwürdigerweise ist auch der Weg zum Briefkasten in den letzten Jahren länger geworden. Ob das mit der Expansion des Weltalls zu tun hat?"

Gedanken eines älteren Herrn

Wie Tier und Mensch das Hören lernten

Wir wissen nicht, wie das Leben entstand, doch es war von Anfang an auf unserem Planeten Gefahren ausgesetzt. Alle Lebewesen verbrauchen ständig Energie und müssen diese in Form von Nahrung aufnehmen. Bei der Nahrungssuche mussten sie sich vor Feinden schützen, die sie fressen wollten, sie mussten die Hitze der Sonnenstrahlen, die Kälte des Winters und andere Gefahren meiden. Dabei halfen dem Mensch und dem Tier seine Sinnesorgane, das Auge, aber auch das Ohr, das sie die Schwingungen der Materie ihres Lebensraumes wahrnehmen lässt, sei es im Wasser oder in der Luft. Um zu überleben mussten Tier und Mensch sehen und hören lernen, und sie mussten weitere überlebenswichtige Sinne entwickeln: den Tastsinn, den Sinn für die Schwere, der ihnen sagt, wo unten und oben ist, sie mussten lernen, Temperatur zu empfinden und sie mussten riechen und schmecken. Die wichtigsten Sinneswahrnehmungen sind Sehen und Hören, und im Laufe der Evolution entwickelten sich die dafür zuständigen Sinnesorgane immer weiter, bis in die Gegenwart. Säugetiere tragen geradezu ausgefeilte „Seh- und Hörapparate" mit sich herum – das Auge, nach dessen Vorbild unsere Kameras gebaut sind, und das Hörorgan, dem dieses Buch gewidmet ist.

Auge und Ohr gibt es jeweils gleich zweimal, weil uns das räumliche Wahrnehmung ermöglicht. Das Augenpaar lässt uns beim Betrachten eines Gegenstandes erkennen, ob er nahe vor uns steht oder weiter entfernt ist. Unsere beiden Ohren verraten uns, aus welcher Richtung der Notarztwagen mit tönendem Martinshorn auf uns zukommt.

Trommelfell an Schläfen und Knien

In der Entwicklungsgeschichte des Lebens entstand das Hörorgan schon recht früh. Bei mehr als 260 Millionen Jahren alten Fossilien der Art *Bashkyroleter*, eines Reptils der Saurierzeit (genauer aus dem Perm, einer Periode der Erdgeschichte), entdeckten Wissenschaftler der Humboldt-Universität zu Berlin vor einigen Jahren, dass die Tiere offenbar an den Schläfen ein Trommelfell hatten. Eine den menschlichen Gehörknöchelchen (über die wir in Kap. 2 auf S. 20 mehr erfahren werden) vergleichbare Knochenstruktur leitete die Schallwellen in das Innenohr, von dem der Reiz in das Gehirn weitergeleitet wurde.

Die Tiere von heute besitzen die verschiedensten Hörorgane. Die Tonempfänger der Heuschrecken bestehen beispielsweise aus einer dünnen Membran, die ähnlich dem Trommelfell funktioniert. Bei Feldheuschrecken sitzt sie am Hinterleib, bei Laubheuschrecken und Grillen unter dem Kniegelenk. Die meisten Frösche haben statt eines Trommelfells nur eine dünne Membran am Kopf. Der chinesische Kaskadenfrosch hingegen hat sichtbare Gehörgänge, an die sich ein Trommelfell anschließt.

Navigation mit Ultraschall

Tiere, die hauptsächlich im Dunkeln leben, sind vor allem auf ihren Hörsinn angewiesen. So senden Fledermäuse Rufe im Bereich des für den Menschen nicht hörbaren Ultraschalls aus, an deren Echo sie sich orientieren können. Sie nehmen über das Echo zum Beispiel einen Wandvorsprung wahr, an dem sie sich festkrallen können, und sie erkennen Beutetiere an ihren Atemgeräuschen. Doch die Beutetiere haben Gegenstrategien entwickelt. Wenn das Hörorgan am Hinterleib eines Eulenfalters die Ultraschallpeilung einer Fledermaus registriert, lässt sich der Falter mit angelegten Flügeln einfach fallen und hat so eine Chance der Gefahr zu entkommen. Auch Meeressäuger und Delfine orientieren sich zum Teil mit Hilfe von Ultraschall und setzen ihn ein, um ihre Beute zu orten.

Was ist Schall?

Was nehmen wir wahr, wenn wir im Konzert sitzen oder wenn Menschen von allen Seiten auf uns einreden? Was ist Schall? Wie entsteht er und wie überwindet er die Strecke vom Geiger des Orchesters zu uns? Schon vor mehr als tausend Jahren wussten chinesische Gelehrte, dass sich die Entstehung und die Ausbreitung von Tönen durch Schwingungen der Luft erklären lassen, die von tönenden Gegenständen wie einer Trompete, einer Glocke oder der Saite eines Musikinstrumentes ausgehen (Abb. 1-1). Töne werden mittels Luftschwingungen transportiert und der Mensch nimmt sie dann über das Ohr wahr.

Die Luft der Erdatmosphäre ist ein Gemisch aus Stickstoff, Sauerstoff und kleineren Mengen anderer Gase. Ihre einzelnen Moleküle bewegen sich im leeren Raum wirr durcheinander. Wir brauchen die Luft nicht nur zum Atmen, Mensch und Tier übermitteln über sie auch Informationen: Lebewesen können Schall erzeugen und empfangen. Daneben finden wir andere Schallquellen in der Natur: Der Sturm heult, der Gebirgsbach plätschert und auf den Blitz folgt der Donner.

Wenn wir die Saite einer Geige mit den Fingern anzupfen, bewegt sie sich quer zu ihrer Längsrichtung, wird langsamer und kehrt danach ihre Bewegungsrichtung um, bis sie auf der anderen Seite zur Ruhe kommt und erneut

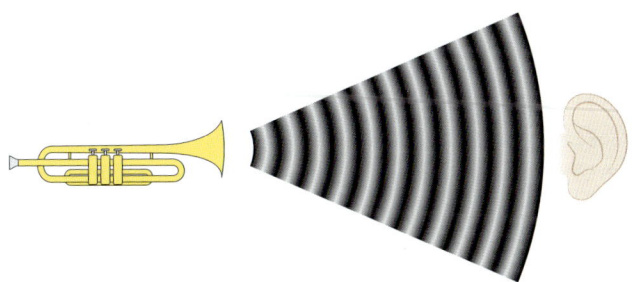

Abb. 1-1 Luftschwingungen in der Trompete erzeugen regelmäßig aufeinander folgende Verdichtungen in der umgebenden Luft, die sich mit Schallgeschwindigkeit durch den Raum bewegen. Wenn sie auf das Trommelfell im Ohr treffen, bringen sie dieses zum Schwingen.

in die andere Richtung zurückschwingt. Dieser Vorgang kann sich mehrmals wiederholen, je nachdem wie stark die Saite angeschlagen bzw. gezupft wurde. Gleichzeitig vernehmen wir einen Ton, denn die schwingende Saite bewegt die sie umgebende Luft. Vor der Saite wird die Luft verdichtet, hinter ihr verdünnt. Diese Dichteveränderung breitet sich im Raum aus.

Eine ähnliche Beobachtung machen wir, wenn wir einen Stein ins Wasser werfen: Beim Auftreffen auf die Wasseroberfläche drückt er das Wasser nach unten, das jedoch sofort wieder nach oben schnellt, sogar über die Höhe des Wasserspiegels in Ruhelage hinaus. Dort kehrt es seine Bewegungsrichtung um und fällt wieder nach unten. So schwingt die Wasseroberfläche am Ort des Auftreffens auf und ab. Erst nach einiger Zeit kommt sie wieder zur Ruhe. Dabei bleibt die Bewegung nicht auf die Stelle beschränkt, an der der Stein ins Wasser eingetaucht ist, die Wellen breiten sich ausgehend vom Auftreffpunkt kreisförmig aus.

Ähnlich verhält es sich auch beim Schall, nur dass die Bewegung anders ist als bei der Wasseroberfläche. Während die Wellen im Wasser als „Auf" und „Ab" über den See wandern, sorgen bei der Schallwelle Verdichtungen und Verdünnungen der Luft dafür, dass sich der Schall von der Schallquelle weg durch den Raum ausbreitet, wie in der Abbildung 1-1 angedeutet ist. Die Geschwindigkeit dieser Schallwellen beträgt bei einer Lufttemperatur von 15°C etwa 340 m/s. Dass der Schall viel langsamer ist als das Licht, merkt man daran, dass uns der Donner erst nach dem Blitz erreicht.

Treffen Schallwellen auf eine Wand, verursacht dies abwechselnd einen kurzzeitigen Druck, dem sogleich ein Sog folgt. Trifft die Schallwelle auf eine bewegliche Membran, etwa auf das dünne Häutchen im Ohr, das das Trommelfell bildet, oder auf die Membran eines Mikrofons, so wird diese durch die auf sie treffenden Verdichtungen und Verdünnungen im Rhythmus der Bewegung der den Ton erzeugenden Saite hin- und herbewegt. Im Ohr wie im Mikrofon wird dann nach mehreren Zwischenschritten aus den mechanischen Schwingungen ein schwankender elektrischer Strom, der im Fall des Mikrofons in den Verstärker, im Fall des Ohres über den Hörnerv in das Gehirn geleitet wird: Wir hören den von der Saite ausgesandten Ton.

Schall in Wasser und in festen Stoffen

Schall pflanzt sich nicht nur durch die Luft fort, sondern auch durch Wasser und durch feste Körper, sogar schneller und besser. Wer in der Badewanne den Kopf unter Wasser taucht, sodass seine Ohren voll Wasser laufen, hört mehr von den

Vorgängen im Haus. Wer das Ohr an die Wand drückt, hört besser was hinter ihr gesprochen wird. Das ist zwar unmoralisch, aber wenn der Volksmund sagt „Der Lauscher an der Wand hört seine eigne Schand'", so hört er eben seine Schande durch einen festen Körper sogar noch deutlicher als durch ein Gas.

Auch in Flüssigkeiten und festen Körpern bringt der Schall die Moleküle in eine Schwingungsbewegung, die sich als Schallwelle ausbreitet, in Wasser etwa viermal, in Eisen etwa 15-mal so schnell wie in der Luft. Früher hieß es, man könne an einem unbewachten Bahnübergang das Herannahen eines Zuges erkennen, indem man das Ohr auf die Schiene lege, da diese den Schall besser leitet als die Luft. Heute, im Zeitalter des ICE und des TGV mit Spitzengeschwindigkeiten von bis zu 320 km/h, ist diese Methode natürlich nicht mehr zu empfehlen.

Auch die Fortpflanzung von Schall durch die Schädelknochen spielt bei unseren Hörwahrnehmungen eine wichtige Rolle (vgl. Kap. 2, S. 28).

Die Höhe eines Tons

Wenn der Ton einer schwingenden Saite auf unser Ohr trifft, so treffen Verdichtungen (Wellenberge) und Verdünnungen (Wellentäler) nacheinander bei uns ein. Die Anzahl der Wellenberge, die in der Sekunde bei uns ankommen, bezeichnet man als die **Frequenz** des Tones. Diese Anzahl wird in **Hertz**[1], abgekürzt Hz, gemessen. Töne mit hoher Frequenz nehmen wir als hohe Töne wahr, solche mit niedriger Frequenz als tiefe Töne. Der Tonumfang eines Tenors liegt zwischen 123 Hz und 523 Hz, der der Sopranistin zwischen 220 Hz und 1 046 Hz. Luftschwingungen von weniger als 20 Hz empfinden wir nicht mehr als Ton, sondern nur noch als Brummen. Bei den hohen Frequenzen liegt die Hörgrenze bei jungen Menschen etwa bei 20 000 Hz, sie nimmt mit zunehmendem Alter ab.

Wenn das Orchester vor dem Konzert die Instrumente stimmt, vergleichen die Musiker den Kammerton a ihrer Instrumente. Seine Frequenz liegt bei 440 Hz. Doch das a der Geige klingt nicht genau wie das a der Harfe, denn eine Saite kann auf verschiedene Weisen schwingen, und bei der Harfe schwingen noch andere Töne mit als bei der Geige. Wir kommen darauf im Abschnitt „Ein Ton kommt selten allein" zurück.

---

1 Benannt nach dem deutschen Physiker Heinrich Hertz (1857–1894).

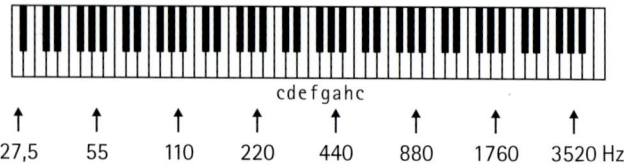

Abb. 1-2 Unter den Tasten des Klaviers sind die Frequenzen der entsprechenden Töne a für 7 Oktaven in Hertz angegeben.

Die Töne rechts vom Klavier

Die am weitesten rechts liegende Taste auf der Klaviertastatur ist ein ganz hohes c (s. Abb. 1-2). Doch die Welt der Töne ist am rechten Ende der Klaviertatstatur noch lange nicht zu Ende. Etwa zwei Oktaven, also etwa 35 cm, über dem höchsten Klavierton beginnt das Reich des **Ultraschalls**. Auch er wird von Verdichtungen der Luft durch den Raum getragen, aber seine Frequenz ist so hoch, dass unser Trommelfell in jeder Sekunde von mehr als 20 000 Wellenbergen getroffen wird, also einer Frequenz von mehr als 20 000 Hz oder 20 kHz[2]. Diesem Tempo kann unser Hörorgan nicht mehr folgen. Für Ultraschall sind wir deshalb taub.

Nicht nur Fledermäuse, auch verschiedene andere Säugetiere können Ultraschall wahrnehmen. Der Jäger kann seinem Hund mit speziellen, Ultraschall aussendenden Pfeifen Signale geben. Der Hund hört das Ultraschallsignal und kommt – wenn ihm danach ist. Mit von Zeit zu Zeit ausgesandten Ultraschallpfiffen können am Auto angebrachte Geräte den Marder vertreiben, der an den Bremsschläuchen knabbern will.

Ein Ton kommt selten allein

Die gespannte Saite einer Geige gerät in Schwingung, wenn sie mit dem Finger gezupft oder mit dem Bogen gestrichen wird. In der Abbildung 1-3 ist das schematisch an einer zwischen zwei Wänden gespannten Saite gezeigt. Die Saite kann an den beiden Enden nicht schwingen. Dazwischen kann sie sich aber quer zu ihrer Längsrichtung hin und her bewegen. Die Schwingung der Saite, die in der Abbildung 1-3 a eingezeichnet ist, bezeichnet man als **Grundschwingung**. Der

---

2   1 Kilohertz (kHz) sind 1 000 Hertz.

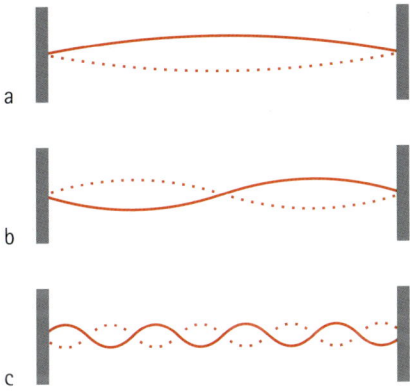

Abb. 1-3 Schwingungen einer links und rechts eingespannten Saite. Die durchgezogene Kurve zeigt die Saite jeweils zu einem bestimmten Zeitpunkt, die punktierte eine halbe Schwingungsperiode später. a) Die Saite in der Grundschwingung. b) Die Saite in der ersten Oberschwingung zeigt einen Knoten. Die Schwingungsfrequenz ist jetzt doppelt so groß wie die der Grundschwingung. c) Die Saite in der 7. Oberschwingung (7 Knoten). Die Frequenz ist das 2x2x2x2x2x2x2 = 128-Fache der Frequenz der Grundschwingung.

Ton, der dann von der Saite ausgeht, heißt der **Grundton**. Er klingt umso höher, je kürzer die Saite und je stärker gespannt sie ist. Wenn der Geiger sein Instrument stimmt, verändert er durch Drehen des Wirbels die Spannung der Saite und korrigiert so die Tonhöhe.

Doch eine Saite kann auch anders schwingen. In Abbildung 1-3 b ist unter der Grundschwingung eine andere Schwingung dargestellt. Bei ihr bleibt die Saite in der Mitte in Ruhe. Man nennt solch einen Punkt der Saite einen **Schwingungsknoten**. Der von dieser Schwingungsform erzeugte Ton hat die doppelte Frequenz der Grundschwingung und heißt erster **Oberton**. Er ist also eine Oktave höher als der Grundton. Wir sehen: Der Grundton wird von einer Schwingung erzeugt, die keinen Knoten hat, zum ersten Oberton gehört eine Schwingung mit einem Knoten. Die dritte, in Abbildung 1-3 c eingezeichnete Schwingung, die den siebten Oberton erzeugt, hat dementsprechend sieben Knoten.

Eine Saite schwingt nie nur in ihrer Grundschwingung, stets trägt auch eine Anzahl von Oberschwingungen zum Ton bei. Die Schwingung einer gezupften oder vom Bogenstrich angeregten Violinsaite ist stets eine Mischung von Grundton und Obertönen. Diese Mischung bestimmt die **Klangfarbe**. An ihr können wir erkennen, von welchem Instrument ein bestimmter Ton stammt.

Die Skala des Lärms

Die wahrgenommene Lautstärke eines Tons hängt nicht einfach nur von der Stärke der Druckschwankungen ab, wir müssen hier mehrere Dinge unterscheiden: Da ist zum einen die **Schallwelle**. Ihre Stärke hängt von der Stärke der Druckschwankungen ab. Je stärker die Druckschwankung, umso größer ist die von der Welle übertragene Schallenergie und umso stärker bringt sie das Trommelfell in Schwingung. Den Luftdruck und seine Schwankungen misst der Physiker in der Einheit Pascal[3] (Pa). Nur Schall, dessen Druckstärke etwa 0,0002 Pa überschreitet, können wir hören, Schall dessen Stärke etwa 63 Pa überschreitet, tut weh.

Wie laut wir einen Ton empfinden, hängt aber auch davon ab, wie gut wir bei dieser Tonhöhe hören. Im Alter lässt das Hören bei den meisten Menschen zuerst in den hohen Tönen nach. Am Anfang wird dann oft zwar das gesprochene Wort noch gut verstanden, denn die Frequenzen des Sprechens liegen meist im mittleren Frequenzbereich von 0,5 bis 3 kHz. Das Zirpen einer Grille mit seinen 6 kHz muss dann aber einen sehr viel höheren Schalldruckpegel als das Gesprochene haben, um von alten Menschen noch gehört zu werden. Darüber hinaus hängt unser Lautstärkeempfinden auch davon ab, wie unser Gehirn die Sinnesreize aufnimmt. Manches will es genau, und manches gar nicht erfahren. Angst lässt uns hellhörig werden, alltägliche und unwichtige Geräusche nehmen wir dagegen oft gar nicht wahr. Die Fähigkeit des Gehirns, Geräusche zu unterdrücken, nutzt man in der Therapie des chronischen Tinnitus (s. Kap. 8, S. 172).

Unsere Sinneswahrnehmungen haben merkwürdige Eigenschaften. Den Lärm eines Presslufthammers empfinden wir mit einer bestimmten Stärke. Man sollte annehmen, dass wir den Lärm von zehn Presslufthammern mit der zehnfachen Stärke empfinden. Das ist aber nicht so, er erscheint uns nur doppelt so stark. Das hängt mit einer allgemeinen Eigenschaft unserer Sinneswahrnehmungen zusammen, der nicht nur Hörwahrnehmungen unterliegen. Nehmen wir das Gefühl, das wir haben, wenn wir ein Gewicht in der Hand halten. Bei 100 Gramm in der Hand spüren wir das Gewicht deutlich. Halten wir aber bereits 10 Kilogramm, so merken wir es kaum, wenn jemand noch 100 Gramm dazulegt. So ist es auch beim Schall. Seine Verstärkung empfinden wir mehr oder weniger deutlich, je nachdem wie stark er vorher war. Die Erfahrung zeigt, dass unser Gehirn die

---

3 Benannt nach dem französischen Mathematiker, Physiker und Philosophen Blaise Pascal (1623–1662).

zehnfache Druckschwankung nur als doppelt so starken Schall wahrnimmt, die hundertfache Druckschwankung nur als dreimal so starken Schall. Diese Eigenschaft wird Weber-Fechnersches Gesetz[4] genannt. Um diese Tatsache zu berücksichtigen, wurden die Zählungseinheiten Bel und Dezibel[5] eingeführt.

Dezibel

Die Dezibel-Skala verläuft nicht linear wie ein Zentimetermaßband; Fachleute bezeichnen sie als logarithmisch (Abb. 1-4). Den Nullpunkt der in Dezibel gemessenen Schallskala bildet die untere Grenze der Wahrnehmbarkeit des menschlichen Ohres, also etwa 0,0002 Pa. Geräusche an der Grenze der Wahrnehmbarkeit liegen bei 0 dB. Das heißt nicht, dass darunter kein Schall vorhanden wäre, er ist nur zu schwach, um vom Menschen wahrgenommen zu werden. Das Atemgeräusch oder ein raschelndes Blatt haben die Lautstärke von etwa 20 dB, wir flüstern mit 30 dB, Regen plätschert mit 50 dB, der Lärm auf der Straße dröhnt mit 75 dB, es sei denn, ein Lastwagen rast mit 90 dB vorbei. In der Diskothek ist es manchmal so laut wie neben einer Motorsäge (110 dB) und der tief fliegende Düsenjäger bringt es auf 130 dB. So starker Schall tut weh. Zehnfache Druckschwankung steigert die Zahl der Dezibel um 20, die hundertfache Druckschwankung um 40.

Die Dezibel-Skala verhält sich ähnlich der Richter-Skala, mittels der die Stärke eines Erdbebens angegeben wird: Stärke 2 auf der Richter-Skala hat die Sprengkraft von einer Tonne des Sprengstoffes TNT, Stärke 3 etwa das 33-Fache und Stärke 4 wieder 33-mal stärker, also etwa das Tausendfache. Die Richter-Skala strahlt eine trügerische Beruhigung aus. Während ein Beben der Stärke 1 einer Sprengung im Steinbruch entspricht, gleicht Stärke 4 bereits der Sprengkraft einer Atombombe.

Beim Schall entsprechen 100 dB 2 Pa, 120 dB sind dasselbe wie 20 Pa und 140 dB sind 200 Pa. Während die Dezibel-Skala von 100 auf 140 ansteigt, wachsen die Druckschwankungen der Schallwelle um das Hundertfache.

Dezibel messen die Druckschwankungen der Luft, sie geben den sogenannten **Schalldruckpegel** an. Doch was wir als Schall wahrnehmen, messen sie nicht. Für die Töne der Klaviertasten zum Beispiel ist unser Ohr nicht gleich empfind-

---

4   Benannt nach dem Physiker Gustav Theodor Fechner (1801–1887) und dem Physiologen Ernst Heinrich Weber (1795–1878).
5   Benannt nach Alexander Graham Bell (1847–1922).

1 Was man so alles hört

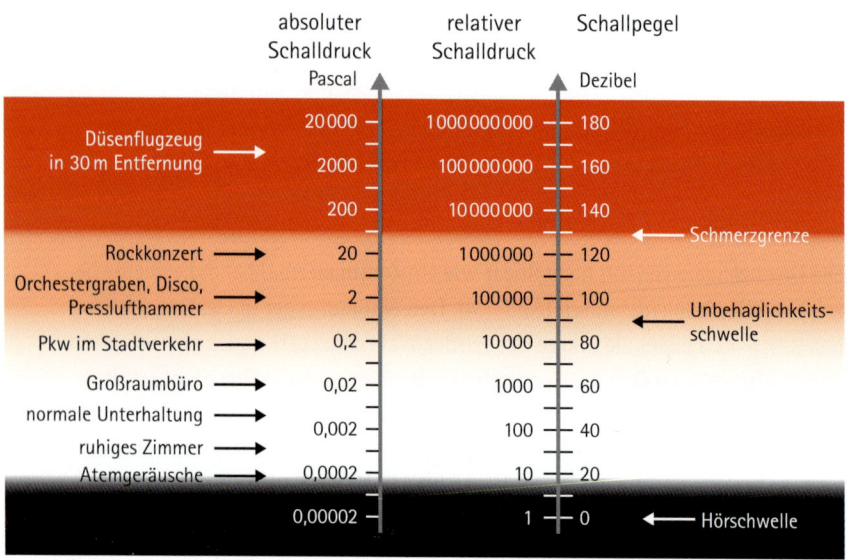

Abb. 1-4 Lärm in Pascal (Pa) und Dezibel (dB). Die nach oben gehende rechte Skala zeigt auf ihrer linken Seite den relativen Schalldruck, gemessen in Einheiten des Schalldruckes an der Hörschwelle (0,00002 Pa). Auf der rechten Seite sieht man den Schalldruckpegel in Dezibel, dessen Nullpunkt an der Hörschwelle liegt. Um den Schalldruck selbst in Pascal zu erhalten, muss man den relativen Schalldruck mit dem Schalldruck der Hörschwelle multiplizieren. So entspricht Lärm von 120 dB einem relativen Schalldruck von einer Million und einem Schalldruck von 1 000 000 mal 0,00002 gleich 20 Pa. (Einfache Regel: relativer Schalldruck durch 50 000 gibt Schalldruck in Pa).

lich. Bei gleichem Anschlag der Tasten, also gleichem Schalldruckpegel (gleicher Anzahl von dB), werden Töne verschiedener Frequenzen unterschiedlich stark wahrgenommen, höhere sehr viel lauter als niedrige Frequenzen. Für den Kammerton a liegt die Hörschwelle bei etwa 5 dB, beim Ton der Taste ganz links am Klavier erst bei etwa 64 dB. Egal mit wie viel Dezibel der Ultraschallsender unter unserem Auto dem armen Marder auch in die Ohren pfeift, wir Menschen hören es nicht. Unser Gehirn empfängt eben nicht genau das, was als Druckwelle ins Ohr kommt, sondern ein in der Stärke verzerrtes und in der Frequenz gefiltertes Signal, das man als **Lautheit** bezeichnet.

―― Die Skala des Lärms ――

Sprechstunde

Lärm, der krank macht

Wir unterscheiden zwischen dem **akuten Lärmtrauma**, bei dem ein sehr hoher Schalldruckpegel (mehr als 125 dB) für kurze Zeit auf das Ohr einwirkt, zum Beispiel ein Silvesterknaller, der in der Nähe des Ohres explodiert, und dem **chronischen Lärmschaden** des Gehörs, bei dem weniger starke Schalldruckpegel (aber mehr als 85 dB) über längere Zeit, etwa mehrere Stunden täglich, auf das Ohr eingewirkt haben.

In beiden Fällen werden die Hörsinneszellen im Innenohr geschädigt und das Gehör möglicherweise dauerhaft beeinträchtigt. Nach einem akuten Lärmtrauma können sich die Hörsinneszellen spontan erholen. Auch mit Medikamenten kann oft eine Besserung erzielt werden (s. Kap. 4, S. 73). Dagegen kann bei einem chronischen Lärmschaden, der sich über Monate oder Jahre entwickelt hat, nicht mehr mit einer Verbesserung gerechnet werden. Deshalb gibt es Gesetze, die Schutzmaßnahmen für Arbeitnehmer in lärmgefährdeten Bereichen vorschreiben. Diese Maßnahmen werden meist auch weitgehend konsequent von Arbeitnehmern und Arbeitgebern umgesetzt.

In den letzten Jahren häufen sich dagegen die Hörschäden durch Lärm im privaten Bereich. Viele Jugendliche benutzen ihre MP3-Player mehrere Stunden täglich. Voll aufgedreht erzeugen diese Schalldruckpegel von über 100 dB und in einigen Diskotheken und bei Rockkonzerten werden diese Lärmpegel deutlich überschritten. Es verwundert deshalb nicht, dass heute auch immer jüngere Menschen an akuten oder chronischen Lärmschäden leiden.

Lärm, den es gar nicht gibt

Bei einigen Patienten, die unter lauten quälenden Ohrgeräuschen (Tinnitus) litten, durchtrennte man den Hörnerv des betroffenen Ohres. Dadurch wurde das Ohr zwar taub, man hoffte aber, die Weiterleitung des Ohrgeräuschs in das Gehirn und damit zum Ort der Hörwahrnehmung (s. Kap. 2, S. 33) zu verhindern und so die Patienten von ihrem Leiden zu befreien. Wider Erwarten blieb das Ohrgeräusch aber bestehen. Man vermutet, dass das ständig durch das Gehirn laufende Tinnitussignal, das in den meisten Fällen zunächst im Innenohr entstanden ist, sich nach mehreren Monaten im Gehirn „festsetzt". Dieses Phänomen ist als

Phantomschmerz aus der Schmerzforschung bekannt. Patienten, die unter schweren Beinverletzungen litten und über längere Zeit schwere Schmerzen hatten, verspürten nach der Amputation des betroffenen Beines immer noch den Schmerz in dem amputierten Körperteil. Die ständig im Gehirn eingehenden Schmerzsignale führten dazu, dass das Gehirn das Signal selbst erzeugen kann, auch wenn vom Bein gar keine Signale mehr kommen. So ist es auch bei den im Innenohr erzeugten Tinnitussignalen. Selbst wenn die Ohrgeräusche nach der Durchtrennung der Nerven nicht mehr ins Gehirn gelangen konnten, wurden sie im Gehirn erzeugt und blieben unverändert bestehen. Ähnlich dem Phantomschmerz hat sich ein Phantomlärm ausgebildet. Das bedeutet, dass Patienten, die Ohrgeräusche chronisch wahrnehmen, niemals durch eine Durchtrennung des Hörnervs geheilt werden können. Es gibt zum Glück andere und weniger in den Körper eingreifende Behandlungsverfahren, um das Tinnitusleiden zu lindern (s. Kap. 8, S. 146).

Hören und Verstehen

Was wir hören, hängt nicht nur davon ab, wie laut oder leise ein Ton ist, sondern auch von seinen Obertönen. Wichtig ist für uns, ein Geräusch zu erkennen und Gesprochenes zu verstehen. Entscheidend ist dabei, dass wir verschiedene Konsonanten im Gesprochenen erfassen. Sie lassen uns das *Kind* vom *Rind* und den *Schuh* von der *Kuh* unterscheiden.

Bei normal Hörenden zeigte sich, dass es vor allem der Schall im Bereich von etwa 2 Kilohertz ist, der zur Sprachverständlichkeit wesentlich beiträgt. In der gesprochenen Rede liegen etwa 80 Prozent der Lautstärke im Bereich der Töne unter 1 KHz, also tiefer als das zweigestrichene c, sie tragen aber nur wenig zur Sprachunterscheidung bei. Die höheren Töne, bis hinauf zu 3 KHz – ganz rechts auf der Klaviertastatur – machen zwar nur 20 Prozent der Lautstärke der gesprochenen Rede aus, sie erlauben uns aber, beispielsweise zu unterscheiden, ob unser Gegenüber gerade *zwei* oder *drei* gesagt hat.

Das spielt eine große Rolle, wenn ein Schwerhöriger mit seinem Hörgerät im Konzert nicht nur seine Freude an der Musik haben, sondern auch noch die Kommentare seines Nachbarn verstehen soll.

Drei Chinesen mit dem Kontrabass

Die Natur entwickelte ein raffiniertes Sprechorgan, das nicht nur Laute verschiedener Tonhöhe erzeugt. Denken wir an unsere Vokale: Ob wir ein „i" in ein Wort einflechten oder ein „e" hat mit der Tonhöhe nichts zu tun. Sehen wir uns die Tonfolge im Kanon „Viel Glück und viel Segen" an (Abb. 2-6, S. 28): Die Vokale „ü" und „e" in „Glück" und der Silbe „-gen" haben dieselbe Tonhöhe, trotzdem klingen sie verschieden. Der Sänger erzeugt sie auch ganz anders, beim „ü" macht er den Mund rund, beim „e" breit.

Haben Sie schon einmal beobachtet, wie Sie beim Sprechen die Vokale hervorbringen? Sprechen Sie ein „o" und wechseln Sie zum „i". War beim „o" die Zungenspitze hinten, so ging sie nach vorne, um das „i" hervorzubringen. Gleichzeitig wurde die anfangs runde Mundöffnung schmallippig. Beides hat die mitschwingende und Obertöne erzeugende Luft der Rachenhöhle verändert, und das macht den Unterschied zwischen den beiden Lauten aus.

Es ist ähnlich wie bei den Musikinstrumenten: Sie erzeugen einen Ton mit mehreren Obertönen. Deren Mischung lässt uns erkennen, von welcher Art Instrument der Schall herrührt. So verhält es sich auch mit dem Vokal im gesprochenen Wort. Wir verformen den Mund, verändern die Zungenstellung und zu dem von den Stimmbändern kommenden Ton werden im Rachenraum entstehende Obertöne zugefügt. Es entsteht ein Tongemisch, das wir als einen bestimmten Vokal identifizieren.

Wahrscheinlich kennen die meisten Leser aus ihrer Jugend das Lied „Drei Chinesen mit dem Kontrabass", bei dem in den Strophen alle Vokale durch einen einzigen ersetzt werden: „Draa Chanasan mat dam Kantrabass ..." bis „Druu Chunusun mut dum Kuntrubuss ...". Die Tonhöhe der entsprechenden Vokale bleibt dabei immer gleich, es ist ja jeweils dieselbe Melodie. Nur die Mischungen ihrer Obertöne sind von Strophe zu Strophe anders.

Lippenlesen

Die verschiedenen Formen des Mundes während des Sprechens machen sich Schwerhörige und Gehörlose beim „Lippenlesen" zunutze (Abb. 1-5). Von den Lauten der deutschen Sprache sind leider nur 20 Prozent gut am Mundbild zu erkennen. Wer im Internet unter Lippenlesen sucht, findet reichhaltige Information. Manche finden es logischer, statt vom „Ablesen von den Lippen" besser vom „Absehen von den Lippen" zu sprechen. Aber das Wort „absehen" ist im Deutschen schon besetzt. Wie soll man etwa den Satz deuten: „Wie charmant die junge Frau ist, merkt man erst, wenn man von ihren Lippen absieht?"

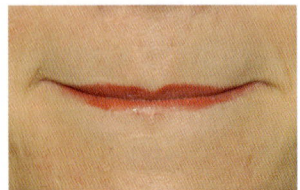

M

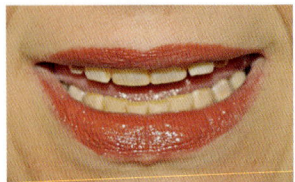

E

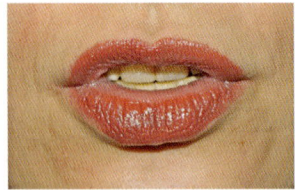

Sch

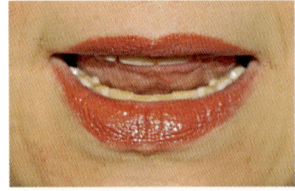

L

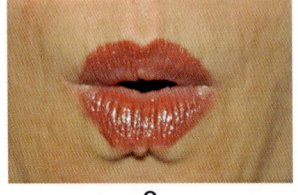

O

Abb. 1-5 Lippenlesen: Beispiele für gut am Mundbild zu erkennende Laute.

2 Womit wir hören

„Die Erschütterung der Luft wird erst Schall, wo ein Ohr ist."
Georg Christoph Lichtenberg (1742–1799)

Die Natur hat lange gebraucht, die Organe zu entwickeln, mit denen wir hören. Die Hörorgane der heutigen Tierwelt sind dem menschlichen entweder ähnlich oder weisen Teile auf, die Teilen unseres Hörorgans ähneln. Es gibt allerdings auch Unterschiede. So erfuhren wir in Kapitel 1 von Insekten und Fröschen, die ein Trommelfell besitzen und von Faltern, die mit Organen am Hinterleib hören (s. S. 2). Jeder weiß: Bei Menschen ist das anders. Nicht nur, dass das menschliche Ohr an anderer Stelle sitzt, die Evolution hat in ihm ein Organ geschaffen, das besser als jedes technische Gerät mechanische Schwingungen in elektrische Signale umwandelt. Der leiseste Ton, den wir gerade noch wahrnehmen, lässt unser Trommelfell kaum schwingen, nur um Zehnmillionstel Millimeter, das ist etwa der Durchmesser eines einzelnen Atoms. Daraus macht unser Hörorgan noch ein für das Gehirn erkennbares elektrisches Signal. Um zu verstehen, wie unser Hören funktioniert und vor allem, um zu erfahren, warum es manchmal nicht funktioniert, müssen wir wissen, wie unser Ohr aufgebaut ist und welche Vorgänge in ihm ablaufen. Dem ist dieses Kapitel gewidmet.

Studenten contra Friedhofswärter

Wer heilen will, muss wissen, wie der Körper funktioniert oder zumindest wie seine Organe gebaut sind. Im Altertum gewannen die Ägypter beim Einbalsamieren einige grobe Anatomiekenntnisse. Von einer wissenschaftlichen Interpretation war man aber noch weit entfernt, man deutete sie zum Beispiel nach der Art: „Durch das rechte Ohr strömt Lebenshauch, durch das linke Todeshauch." Wunden und Krankheiten wurden nach Regeln behandelt, die nur wenig oder nichts mit den Vorgängen im Körper zu tun hatten. Nur systematische Studien der Anatomie des Menschen konnten Fortschritte bringen. Aber in nahezu allen

Kulturen hatten die Menschen große Ehrfurcht vor den Verstorbenen. Doch tote Tiere konnte man öffnen, ihre Körper untersuchen und auf diese Weise auch etwas über den Körper des Menschen lernen. Auch bei totgeborenen Kindern wurden teilweise Untersuchungen durchgeführt. So obduzierte etwa 450 v. Chr. der griechische Philosoph Empedokles Leichen Totgeborener.

Im arabischen Raum galt in der Zeit der Blüte der Wissenschaft, etwa in Alexandria im dritten Jahrhundert v. Chr., Wissen als wichtiger als der Totenkult. Es gab sogar öffentliche Sektionen. Die Menschen konnten etwas über die Adern, die im Rhythmus des Herzens pulsieren, den Schädel mit seinen Blutgefäßen und über die Nerven im Gehirn und im Rückenmark lernen.

Der große griechische Arzt Galen von Pergamon (129–216) hinterließ 15 Bücher über Anatomie. Sein Wissen hatte er hauptsächlich durch Sektionen an Affen, Hunden und Schweinen gewonnen, ob er jemals einen menschlichen Leichnam seziert hat, weiß man nicht. Aber da Galen gleichzeitig auch als Gladiatorenarzt tätig war, musste er sicherlich viele schwerverletzte Kämpfer behandeln und konnte dabei auch Einblicke in die Funktionen des lebenden menschlichen Körpers gewinnen.

Mit dem aufkommenden Christentum änderte sich die Situation nicht, denn es herrschte die Vorstellung, wer einen Toten seziere, verhindere seine Auferstehung beim Jüngsten Gericht. Der Kirchenvater Augustinus hielt die Sektion für eine frevlerische Entweihung und bezeichnete sie als sinnlose Grausamkeit der Lebenden gegenüber den Toten. Niemals hat es aber ein kirchliches Verbot von Sektionen gegeben. Weder die Dokumente der Konzile deuten darauf hin, noch bezieht sich ein päpstliches Dekret darauf.[1]

Im 13. Jahrhundert änderte sich allmählich an einigen Universitäten die Einstellung zur Untersuchung von Leichen zu Lehrzwecken. Man begriff: Wer mehr von Krankheiten verstehen will, muss wissen wie der menschliche Körpre gebaut ist. In der Mitte des 13. Jahrhunderts sezierte beispielsweise der mittelalterliche Arzt und Chirurg Guilemo Saliceto in Mailand Leichen. Gut belegt sind auch ausführliche Sektionen Anfang des 14. Jahrhunderts durch den Italiener Mondini di Luzzi und den Franzosen Henri Mondeville.

---

1 Eine gute Einführung in die Geschichte der anatomischen Sektion finden Sie in KW Becker. „Anmerkungen zur Geschichte der anatomischen Sektion", http://scidok.sulb.uni-saarland.de/volltexte/2003/107/pdf/Zur_Geschichte_der_anatomischen_Sektion.pdf.

Mit der Zeit schwanden auch die Vorurteile der breiten Öffentlichkeit. Es begann Italiens goldene Epoche der Anatomie, die auch über die Grenzen des Landes drang. Da man fast ausschließlich die Leichen von zum Tode verurteilten Verbrechern für die Sektionen verwendete, wurde jedoch bald das Untersuchungsmaterial knapp. Manchmal gruben Medizinstudenten am Friedhof nachts heimlich Leichen aus und lieferten sich Kämpfe mit den Friedhofswärtern.

Der Schweizer Felix Platter (1536–1614) studierte in Montpellier und beteiligte sich dort an Sezierübungen. Er soll angeblich nachts mit Freunden Leichen aus den Gräbern geholt haben, um Untersuchungsmaterial für seine Studien zu haben. Später war er Professor in Basel. Aus seiner Feder stammt eine Beschreibung des menschlichen Hörorgans, in der er auch die neuen Erkenntnisse der italienischen Schule einbezieht. Das Felix-Platter-Spital in Basel trägt seinen Namen.

Der aus Brüssel stammende Andreas Vesalius (1514–1564) reiste im Jahr 1532 nach Montpellier, um dort zu Medizin studieren, setzte aber kurz darauf seine Studien in Paris fort. Auch von ihm weiß man, dass er sich des Öfteren Knochen vom Friedhof „Cemetière des Innocents" besorgte und an ihnen forschte. Vesalius erkannte als erster die Gehörknöchelchen Amboss und Hammer (vgl. S. 20).

Wie ist das Ohr gebaut und wie funktioniert es?

Das Ohr kann in drei Abschnitte eingeteilt werden: das Außenohr, das Mittelohr und das Innenohr (s. Abb. 2-1).

Das Außenohr

Zum Außenohr gehören die Ohrmuschel und der Gehörgang. Sie fangen die Schallwellen auf und leiten sie nach innen. Wenn der Gehörgang verstopft ist, hört man schlechter. Wenn sich – was allerdings sehr viel seltener als ein verstopftes Ohr auftritt – Insekten, zum Beispiel eine Mücke oder ein kleiner Käfer, im Gehörgang verirren, werden diese durch Krabbeln oder Surren im Ohr unangenehm spürbar. Die Tiere können einfach ausgespült oder vom Arzt mit einer Zange oder einem Sauger entfernt werden. Die medizinische Literatur über Tiere oder Fremdkörper im Außenohr geht weit in die Geschichte zurück. Der römische Schriftsteller Celsus, der wahrscheinlich um 50 nach Christus gelebt hat, rät,

2 Womit wir hören

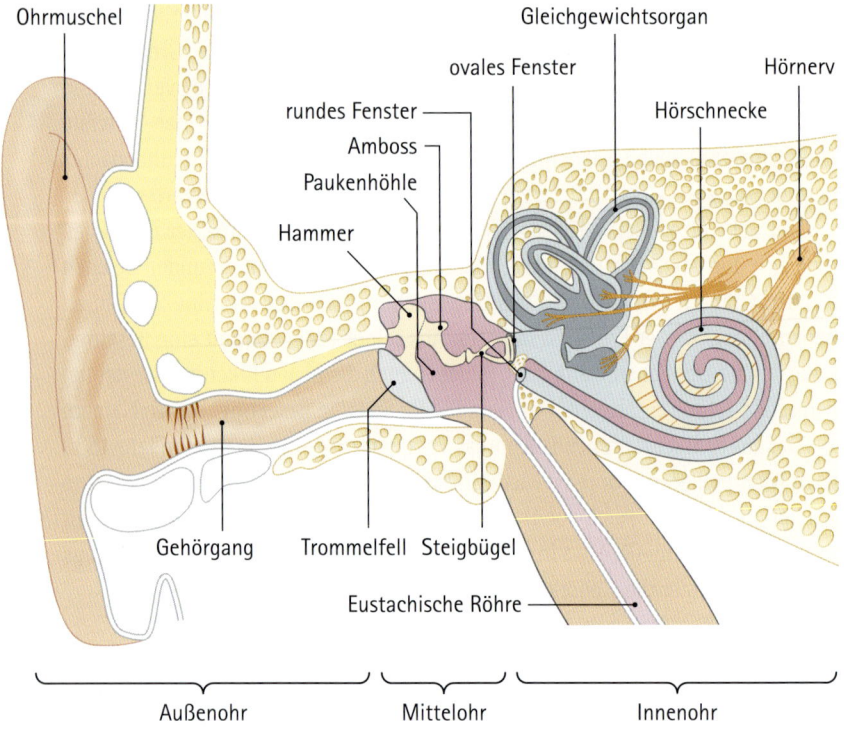

Abb. 2-1 Außen-, Mittel- und Innenohr.

Würmer im Ohr durch Medikamente zu töten, zum Beispiel durch Nießwurz in Essig. Flöhe, die sich ins Ohr verirrt haben, angelt man mit einem mit einer klebrigen Masse bestrichenen Wollfaden. Steinchen und andere Fremdkörper holte er mit Haken oder Ohrlöffel heraus. Noch Anfang des 17. Jahrhunderts empfahl der französische Arzt Lazare Rivière, ins Ohr geratene Insekten und Würmer mit versüßter Milch, Apfel oder Speck nach außen zu locken. Bei einem im Ohr steckenden Blutegel riet er dazu, Blut ins Ohr zu gießen. Rätselhaft bleibt eine Geschichte aus dem selben Jahrhundert, nach der sich im eitrigen Ausfluss aus dem Ohr eines Patienten ein Zahn fand, dem Patienten selbst aber keiner fehlte.[2] Die sich bis in die neuere Zeit erhaltene Angst, ein Ohrwurm (*Dermaptera*) würde

---

2   A. Politzer, Geschichte der Ohrenheilkunde Bd. I, S. 223

besonders gern einem Schlafenden ins Ohr kriechen und könne mit seinen Zangen das Trommelfell zerschneiden, ist eine Fabel.

Im äußeren Drittel des äußeren Gehörganges liegen Talg- und Ohrschmalzdrüsen, deren Absonderungen, zum Teil zusammen mit losgelösten Hautschuppen, das Ohrschmalz bilden. Das Ohrschmalz hält die Haut des Gehörgangs weich und elastisch. Es kann aber auch den Gehörgang verstopfen und man erinnert sich an den Spruch: „Mit 'nem Kaugummi im Ohr, kommt dir alles leiser vor."

Sprechstunde

Ohrschmalz

Üblicherweise besitzt das Ohr einen Selbstreinigungmechanismus, mit dem überschüssiges Ohrschmalz nach außen transportiert wird und so entweder herausfällt oder in der Ohrmuschel oder am Gehörgangseingang sichtbar wird. Man kann es dann selbst problemlos entfernen. Hingegen ist von der täglichen Reinigung des Gehörgangs mit Wattestäbchen abzuraten, denn dadurch wird das Ohrschmalz tiefer in den Gehörgang geschoben. Wenn dies immer wieder passiert, entsteht ein Ohrschmalzpfropf im hinteren Gehörgangsanteil. Außerdem entfetten die Wattestäbchen bei regelmäßigem Gebrauch die Haut. Sie wird trocken und rissig, sodass Bakterien eindringen können. Wird sehr viel Ohrschmalz gebildet oder ist der Gehörgang sehr eng, kann auch ohne die Benutzung von Wattestäbchen ein Ohrschmalzpfropf entstehen.

Wenn sich der Gehörgang durch überschüssiges Ohrschmalz langsam, über Monate oder Jahre, verengt, merkt man oft nichts von der Pfropfbildung. Erst wenn der Gehörgang komplett zu ist, treten Beschwerden auf.

Weil das dumpfe Gefühl auf dem Ohr so unangenehm ist, versuchen viele Betroffene, das Problem selbst zu lösen, etwa durch Einträufeln von Öl, Hantieren mit Wattestäbchen oder Haarnadeln. Danach ist es meist nicht besser, sondern schlimmer!

Der Arzt kann, während er mit dem Mikroskop in den Gehörgang sieht, den Pfropf mit kleinen Häkchen, Zangen oder Saugern entfernen oder ihn, wenn das Trommelfell intakt ist, mit warmem Wasser ausspülen. In sehr hartnäckigen Fällen gibt es verschiedene Lösungen oder Tropfen, die vorher in den Gehörgang eingebracht werden, um den Pfropf aufzuweichen. Wer zu verstopften Ohren neigt, kann versuchen, das Ohrschmalz von Zeit zu Zeit mit lauwarmem Wasser auszuspülen. Gelingt dies nicht, bleibt nur der Gang zum HNO-Arzt, der das Ohr reinigt, bevor sich der Gehörgang verschließt.

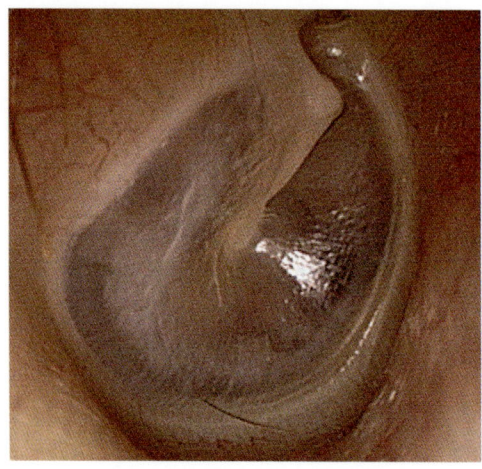

Abb. 2-2 Blick auf ein gesundes Trommelfell (rechtes Ohr). © Welleschik, Wikimedia Commons.

Das Mittelohr

Am Ende des Gehörgangs treffen die Druckwellen des Schalls auf das Trommelfell, das bereits zum Mittelohr gehört. Wie der HNO-Arzt Ihr Trommelfell sieht, wenn er durch ein Mikroskop blickt, zeigt Abbildung 2-2. Hinter dem Trommelfell öffnet sich die lufthaltige **Paukenhöhle**, in der sich die **Gehörknöchelchenkette** befindet. Die **Eustachische Röhre**[3] (Tube), auch Ohrtrompete genannt, durch die das Mittelohr belüftet wird, endet in der Paukenhöhle (s. Abb. 2-1, S. 18). Die Tubenmündung liegt an der Seitenwand des Nasenrachenraums, der sich hinter unserer Nase öffnet und den obersten Teil unseres Schlunds noch oberhalb unseres Mundrachens bildet. Ein Taucher, der den Wasserdruck auf das Trommelfell ausgleichen will, benutzt die Eustachische Röhre, um Luft ins Mittelohr zu drücken. Damit gleicht er den Luftdruck im Mittelohr an den Wasserdruck im Außenohr an.

Die Gehörknöchelchenkette setzt sich aus drei nur einige Millimeter großen Knöchelchen zusammen, dem **Hammer**, dem **Amboss** und dem **Steigbügel**. Die Knöchelchen sind über Gelenke miteinander verbunden. Der Hammer haftet am Trommelfell und gibt die Schwingungen des Trommelfells an den Amboss weiter. Dieser wiederum lässt den Steigbügel schwingen, der mit seiner ovalen Fußplatte durch das ovale Fenster den Kontakt mit dem flüssigkeitsgefüllten Innenohr, der

---

3 Benannt nach dem italienischen Anatomen Bartolomeo Eustachi (ca. 1510–1574).

Hörschnecke, herstellt. Etwas unterhalb der ovalen Fensternische findet sich das sogenannte runde Fenster (s. Abb. 2-1, S. 18, und Abb. 2-3, S. 23).

Die auf das Trommelfell treffenden Druckwellen bringen das Trommelfell in eine im Rhythmus der ankommenden Wellen schwingende Bewegung. Das Trommelfell wird von den Schallwellen stark ausgelenkt, die Kraft, die es auf den Hammer ausübt, ist dagegen verhältnismäßig gering – zu klein, um die Schallenergie auf die Flüssigkeiten im Innenohr zu übertragen. Deshalb setzen die Hebel der Gehörknöchelchenkette die starken Auslenkungen geringer Kraft in schwache Auslenkungen starker Kraft um, deren mechanische Energie dann im Innenohr in elektrische Energie umgewandelt und an die Hörnervenfasern weitergeleitet wird.

Ist die Beweglichkeit des Trommelfells oder der Gehörknöchelchen eingeschränkt (z. B. wegen angesammelter Flüssigkeit hinter dem Trommelfell oder weil Narben die Knöchelchen festhalten), tritt eine deutliche Mittelohrschwerhörigkeit (s. Kap. 4, S. 66) ein. Bereits ein Schnupfen kann die Schwingungsfähigkeit des Trommelfells und damit unser Hören beeinträchtigen.

Sprechstunde

Probleme mit dem Druckausgleich

Wenn bei einem starken Schnupfen das Hören dumpf wird, liegt dies meist an geschwollenen Schleimhäuten in der Nase und im Nasenrachenraum, die dazu führen, dass die Tube (Eustachische Röhre) verschlossen wird und der über sie erfolgende Druckausgleich zwischen Mittelohr und Nasenrachenraum behindert ist. Dadurch entsteht ein Unterdruck im Mittelohr und das Trommelfell zieht sich nach innen ein. Hält dieser Zustand längere Zeit an, kann sich auch Schleim hinter dem Trommelfell bilden. Wir sprechen von einem **Tubenkatarrh**. In der eingezogenen Position ist die Schwingungsfähigkeit des Trommelfells reduziert und wir hören „wie durch Watte".

Auch bei einer Flugreise kann es Probleme geben. Ist durch die verschwollene Tube ein Druckausgleich nicht möglich, treten beim Landen heftige Schmerzen auf. In schwereren Fällen zerreißen kleine Lymph- und Blutgefäßen im Mittelohr und die austretende Flüssigkeit sammelt sich hinter dem Trommelfell. Ein solcher „Druckunfall" des Ohres wird **Barotrauma** genannt. Während die Schmerzen nach der erfolgten Landung abnehmen, verursacht die Flüssigkeit hinter dem Trommelfell noch längere Zeit danach eine deutliche Hörminderung oder ein Taubheitsgefühl auf dem betroffenen Ohr. Dieses Symptom bildet sich erst nach Tagen, manchmal auch erst nach Wochen, vollständig zurück.

Um ein Barotrauma des Ohres zu vermeiden, sollte man bei einem starken Schnupfen möglichst nicht fliegen. Lässt sich dies nicht vermeiden, kann man vor dem Flug versuchen, die Mündung der Tube im Nasenrachenraum abzuschwellen, damit der Druckausgleich wieder möglich wird. Dazu verwendet man am besten Nasentropfen. Sie sind besser als Sprays, weil die Tropfen, wenn sie im Liegen eingebracht werden am Nasenboden und bei leichter Wendung des Kopfes an der Nasenseite nach hinten laufen und die Mündung der Eustachischen Röhre im Nasenrachenraum besser erreichen als Sprays. Ist man vor einem Flug besorgt, ob der Druckausgleich funktioniert, kann man dies selbst durch Zuhalten der Nase und gleichzeitiges Schlucken oder Backenaufblasen prüfen. Wenn sich das typische Knackgeräusch auslösen lässt, wird der Flug üblicherweise problemlos überstanden.

Die Gehörknöchelchen übertragen die Schwingungen der Luft auf flüssigkeitsgefüllte Räume im Innenohr. Im Prinzip würde es genügen, wenn die Schwingungen der Luft direkt auf die Flüssigkeit im Innenohr übertragen würden. Die Dichte der Flüssigkeit ist aber deutlich höher als die der Luft, weshalb fast aller Schall, der auf die flüssigkeitsgefüllten Innenohrräume träfe, zurückgeworfen würde. Es wäre nicht viel anders als spräche man gegen eine Wand, die nahezu alle Schallwellen reflektiert.

Fische haben dieses Problem nicht. Die Dichte des Wassers und die der Innenohrflüssigkeit sind etwa gleich groß. Der größte Teil der auftreffenden Schallenergie wird in Bewegung der Flüssigkeit im Ohr umgesetzt. Vor Milliarden Jahren, als alles Leben im Wasser war, brauchte es keine raffinierten Organe, um die Schallwellen aus dem Wasser wahrzunehmen, da wie bei den Fischen die Schallübertragung von Flüssigkeit (Wasser) auf ein anderes Flüssigkeit enthaltendes System erfolgte.

Als Tiere das Land eroberten, hatten sie Hörprobleme. Aller Schall der Luft prallte an den flüssigkeitsgefüllten Organen ab. Darauf entwickelten sich bei den Landtieren und den Vögeln Hörorgane, welche die Schallübertragung von der Luft in die Flüssigkeit im Ohr verbesserten. Es entstand das Mittelohr mit dem Trommelfell und den Gehörknöchelchen, die nach dem Hebelprinzip dafür sorgten, dass der Schall der dünnen Luft besser auf die Flüssigkeit im Innenohr übertragen wurde.

Einige Säugetiere siedelten sich später wieder im Wasser an. Das Hebelwerk der Gehörknöchelchen war nicht mehr nötig. Die Übertragung von Schall aus dem Wasser in das Innenohr funktionierte auch ohne sie recht gut. Die nunmehr überflüssigen Organe des Mittelohrs verkümmerten. Deshalb haben Wale, Delphine und die anderen Meeressäuger zwar noch Gehörknöchelchen, diese sind aber nicht mehr gelenkig untereinander verbunden und haben auch keinen Kontakt mit dem Trommelfell. Für das exzellente Gehör der Wale ist offensichtlich ein anderer, noch unbekannter Hörmechanismus verantwortlich, der unabhängig von den Gehörknöchelchen ist.

Das Innenohr

Bei der Schallübertragung vom Mittelohr auf das Innenohr drückt der Steigbügel mit seinem ovalen Fuß im ovalen Fenster auf den flüssigkeitsgefüllten Raum der **Hörschnecke (Cochlea)**. Sie ist eine zu einer Spirale aufgewickelte Knochenröhre, die in ihrer Form an eine Weinbergschnecke erinnert (s. Abb. 2-3). Sie besitzt zweieinhalb Windungen und ist mit dem Gleichgewichtsorgan verbunden. Deshalb tritt bei einigen Erkrankungen des Gehörs auch Schwindel auf.

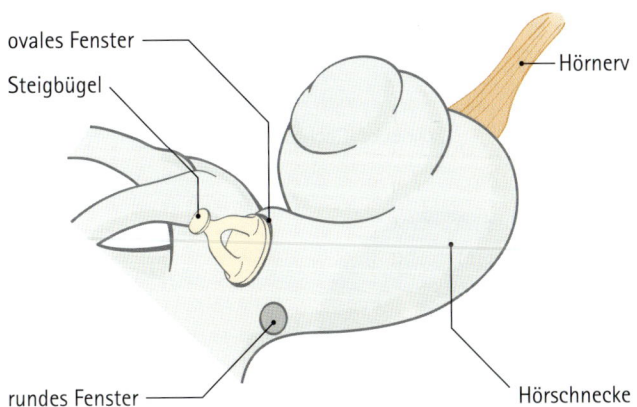

Abb. 2-3 Die Hörschnecke. Sie hat Verbindungen zum Gleichgewichtsorgan. Der Steigbügel sitzt mit seiner ovalen Fußplatte auf dem ovalen Fenster auf. Er überträgt die Druckschwankungen des Schalls durch das ovale Fenster auf Flüssigkeit im Inneren. Der Hörnerv verbindet die Hörsinneszellen mit dem Gehirn.

2 Womit wir hören

Die Hörschnecke und der Osterhase

Die Schnecke im Innenohr darf man sich nicht als einen Körper vorstellen, der, wenn bei einer Sektion der Kopf geöffnet wird, einfach herauskullert und wie das Gehäuse einer Weinbergschnecke in die Hand genommen und betrachtet werden kann. Die Schnecke im Innenohr ist kein fester Körper, sondern ein Hohlraum. Deshalb ist es auch sehr schwer, ihre Form zu erkennen. Wir können uns die Schwierigkeiten, vor denen die ersten Erforscher des menschlichen Gehörapparates standen, durch ein Beispiel veranschaulichen: Nehmen Sie einen Schokoladenosterhasen, von dem Sie die Stanniolfolie entfernt haben und legen Sie ihn in ein Gefäß mit angemachtem Gips. Legen Sie einen Strohhalm so dazu, dass später, wenn das Ganze erhitzt wird, die geschmolzene Schokolade ausfließen kann. Bedecken Sie alles mit einer zweiten Schicht Gips und lassen Sie die Masse hart werden. Nun erhitzen Sie den Gipsblock und lassen Sie die Schokolade durch den Strohhalm abfließen. Jetzt enthält der Block einen Hohlraum in der Form des Osterhasen. Wie kann jetzt jemand, der die Vorgeschichte nicht kennt, herausfinden, dass im Innern des Blocks ein Hohlraum in der Form eines Osterhasen sitzt? Wie kann er erkennen, dass wir nicht einen Schokoladenweihnachtsmann versteckt haben? Den Gips könnte er zerbrechen, doch den hinter dem Ohr liegenden Schädelknochen, das sogenannte Felsenbein, mussten die ersten Entdecker zersägen und anhand der Schnittflächen des angeschnittenen Hohlraums die Form erraten. So erkannten die Mediziner die Form der Hörschnecke. Den

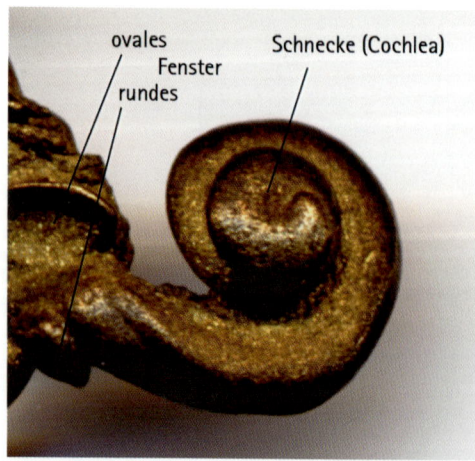

Abb. 2-4 Der Abguss der Hörschnecke. © Welleschik, Wikimedia Commons.

Hohlraum im Felsenbein können wir auch durch Ausgießen erforschen: Man füllt den angeschnittenen Hohlraum mit flüssigem Metall und entfernt nach dem Abkühlen und Erstarren des Gusses die umgebende Gips- oder Knochenmasse. Die Abbildung 2-4 zeigt einen solchen Abguss der Hörschnecke.

In der knöchernen Hörschnecke gibt es insgesamt drei verschiedene flüssigkeitsgefüllte Räume. In diesem Buch nenne ich sie Schläuche, weil dieser Ausdruck die elastischen Eigenschaften ihrer Wände am besten beschreibt. Sie enthalten zwei Arten von Lymphflüssigkeiten, die sich chemisch unterscheiden. Der mittlere Schlauch enthält die sogenannte **Endolymphe** (griech.: endo = innen) und die Hörsinneszellen (Haarzellen), die die akustische Information an den Hörnerv weitergegeben. Die beiden Schläuche darüber und darunter sind mit **Perilymphe** (griech.: peri = umgebend) gefüllt. Die Perilymphe enthält mehr Natrium als Kalium, bei der Endolymphe ist das umgekehrt. Der Steigbügel drückt bei Bewegung des Trommelfells auf den oberen Schlauch und setzt die Flüssigkeit darin in rhythmische Bewegung. Die beiden Perilymphschläuche sind am Ende der Schneckenwindung miteinander verbunden. Außerdem sind ihre Wände elastisch, sodass jede Druckerhöhung im oberen Perilymphschlauch diesen ausdehnt und auch die benachbarte Stelle des unteren Perilymphschlauchs zusammendrückt (vgl. Abb. 2-5a). Das mit einer Membran verschlossene runde Fenster dient dabei dem Druckausgleich: Wenn der Steigbügel durch das ovale Fenster auf den oberen Perilymphschlauch drückt, beult sich die Membran am runden Fenster des unteren Perilymphschlauches aus.

Schall im Schneckenhaus

Die Druckwelle pflanzt sich in der Flüssigkeit, vom ovalen Fenster bis in die Schneckenspitze, fort. Die Stelle, an der die mechanischen Schwingungen in elektrische Impulse umgewandelt werden, heißt **Cortisches Organ**. Es besteht aus Nervenfasern, sogenannten Stützzellen, einer Reihe innerer und drei Reihen äußerer Haarzellen. In Abbildung 2-5a schauen wir in den Schneckengang wie in eine Röhre hinein. Wir blicken auf die ersten Zellen von vier Reihen Haarzellen, die in unserer Blickrichtung hintereinander stehen. Abbildung 2-5b zeigt die Haarzellen von oben. Sie sind mit einem optischen Mikroskop aufgenommen. Man sieht, wie die Haare aus dem Gewebe, in dem die Hörzellen liegen, herausspießen.

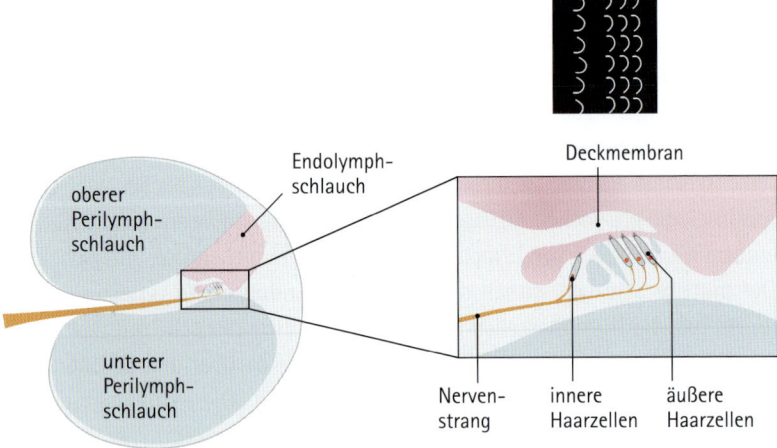

Abb. 2-5 a) Querschnitt durch einen Schneckengang. Er enthält drei Schläuche, die mit zwei Arten von Lymphflüssigkeit (Endolymphe rot, Perilymphe blau) gefüllt sind. Druckwellen, die der Steigbügel in der Flüssigkeit erzeugt, wandern durch die Schnecke. Der Druck (und damit der Schall) beult die Schlauchwände aus und wird so von einem Schlauch zum anderen übertragen. Dort wo der Endolymphschlauch an den unteren Perilymphschlauch grenzt, sitzt das Cortische Organ, das rechts vergrößert dargestellt ist. Um die geometrischen Verhältnisse zu verdeutlichen, wurde darüber eine schematische Darstellung der Abbildung 2-5b eingefügt, die den Blick von oben auf die Reihen der Haarzellen zeigt. Bei den Flüssigkeitsbewegungen im Endolymphschlauch knicken die Härchen der Hörsinneszellen ab. Dabei entstehen elektrische Reize, die von den Nervenfasern ins Gehirn geleitet werden.

Der vom Steigbügel durch das ovale Fenster in den oberen Perilymphschlauch geleitete Schall drückt die elastischen Wände des Schlauches rhythmisch auseinander. Je nach Frequenz lassen die Schallwellen an unterschiedlichen Stellen der Schnecke die Wände wackeln. Die 1 000 Hz der Sopranistin bewegen die Wände nahe am ovalen Fenster, der tiefste Ton, den der Tenor gerade noch herausbringt, versetzt den Schlauch ziemlich weit innen in Schwingungen. Wackelt der obere Perilymphschlauch, dann wackeln an der gleichen Stelle der Schnecke auch der

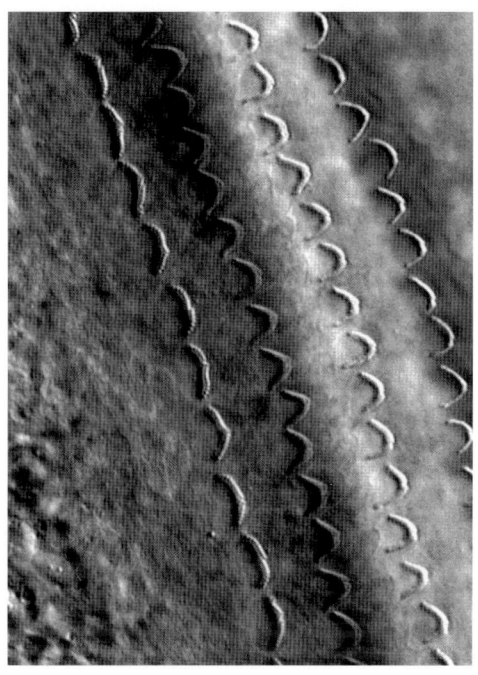

Abb. 2-5 b) Die Haarzellen im Cortischen Organ mit einem optischen Mikroskop mit dem sogenannten Differenz-Interferenz-Kontrastverfahren aufgenommen. Die Deckmembran liegt über der aufgenommenen Fläche. Die linke Reihe wird von inneren Haarzellen gebildet, die rechten drei Reihen bestehen aus äußeren Haarzellen. Aus der aufgenommenen Fläche ragen die Härchen der Zellen heraus. Die Basis der Schnecke mit den für hohe Töne empfindlichen Zellen liegt in Richtung unten rechts, die für die tiefen Töne in Richtung links oben. Die Größe der einzelnen Zellen liegt bei etwa 8 Tausendstel Millimeter. (Aufnahme: T. Moser)

untere und der Endolymphschlauch. Durch die Endolymphbewegungen werden die Härchen der Hörsinneszellen gebogen. Der dabei entstehende elektrische Impuls wird an den Hörnerv und dann ins Gehirn weitergeleitet.

Warum also hören wir? Weil der Schall unser Trommelfell bewegt, diese Bewegung in das Innere der Schnecke übertragen wird und letztlich entlang des Cortischen Organs, das an der für die empfangene Frequenz zuständigen Stelle durchgeschüttelt wird – je nach Tonhöhe an einer anderen Stelle der Schnecke.

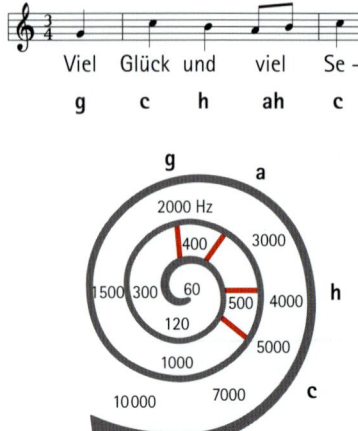

Abb. 2-6 Das Cortische Organ schwingt je nach Frequenz an verschiedenen Stellen der Schnecke. Bei niedrigen Frequenzen innen, bei hohen Frequenzen außen. Die Töne des angegebenen Liedanfangs lassen das Cortische Organ an den rot markierten Stellen schwingen.

In der Abbildung 2-6 ist angedeutet, wo in der Schnecke die einzelnen Töne eines bekannten Kanons das Cortische Organ zum Schwingen bringen.

Die Schnecke nimmt aber nicht nur Schwingungen auf, die vom Trommelfell kommen. Schallwellen lassen unseren ganzen Körper schwingen, auch unsere Knochen. Diese sind als feste Körper gute Schallleiter.

Schall durch Luft und Knochen

Die im Abschnitt „Das Mittelohr" beschriebene Schallleitung zur Schnecke über den Gehörgang, das Trommelfell und die Gehörknöchelchenkette wird als **Luftleitung** bezeichnet.

Zusätzlich wird der Schall aber auch direkt auf das Innenohr übertragen. Dies geschieht, indem die Schallwellen den Schädelknochen in leichte Schwingungen versetzen und diese auf die Schnecke übertragen werden. Die Schwingungen des Knochens bewegen die Flüssigkeit in der Cochlea, durch die die Haarzellen ausgelenkt werden. Wir nennen diese Übertragung des Schalldrucks **Knochenleitung**. Sie ist nicht so effektiv wie die Luftleitung.

Bereits im 16. Jahrhundert beschrieb der italienische Arzt Hieronimus Capivacci eine Methode, auf einfache Weise festzustellen, ob die Ursache der Taubheit eines Patienten ein Schaden am Trommelfell ist oder im Innenohr liegt. Er nahm einen Eisenstab, legte das eine Ende auf die Saiten einer Zither und drückte das andere auf die Zähne des Patienten. Hört der Patient die Töne des Instruments, liegt die Ursache der Taubheit am Trommelfell oder im Mittelohr, denn über die Knochenleitung kann er ja hören. Hört er die Musik nicht, liegt die Störung im Innenohr. Dieses Prinzip wird heute noch beim Prüfen der Knochen- und Luftleitung mit dem Tonschwellendiagramm benutzt (vgl. Kap. 3, S. 45). Man könnte auch einfach sagen: Wer die Knochenleitung unmittelbar erleben will, muss in eine Gitarre beißen. Dann hört er ihre Töne auch mit verstopften Ohren. Die einfachere Möglichkeit ist, eine Stimmgabel anzuschlagen und sie auf den Schädelknochen aufzusetzen.

Anhand von Hörtests kann man eine gestörte Luftleitung (Schallleitungsschwerhörigkeit) von einer gestörten Knochenleitung (Schallempfindungsstörung) unterscheiden (vgl. Kap. 3, S. 45). Wichtig für das Verständnis aller Erkrankungen und Störungen des Hörens ist:

- Bei der **Schallleitungsschwerhörigkeit** sind der äußere Gehörgang oder das Mittelohr erkrankt (Mittelohrschwerhörigkeit), das heißt, die Luftleitung ist behindert, die Knochenleitung normal. Im Tonschwellenaudiogramm (Hörtestverfahren) zeigt sich ein typischer Befund (vgl. Abb. 3-5, S. 46).
- Bei einer **Schallempfindungsstörung** ist die Hörschnecke (Innenohrschwerhörigkeit) oder der Hörnerv (neurale Schwerhörigkeit) geschädigt. Der Schall, der über Luftleitung das Innenohr erreicht, und der Schall, der über die Knochenleitung das Cortische Organ erreicht, werden eingeschränkt wahrgenommen. Im Tonschwellenaudiogramm findet sich ein typisches Bild (vgl. Abb. 3-6, S. 48).

Möge der Schall nun durch das Trommelfell oder über Knochen ins Ohr kommen, wie dringt er über das Gehirn in unser Bewusstsein? Die Natur, die uns das Wirken von Elektrizität immer wieder im Gewitter vorführt, hat sie sich lange bevor es Menschen gab, bei der Erschaffung des Lebens zunutze gemacht. Auch beim Übertragen akustischer Signale ins Gehirn spielt sie eine Rolle.

Als das Leben die Elektrizität entdeckte

Man hat es uns in der Schule beigebracht: Die alten Griechen entdeckten die Elektrizität. Geriebener Bernstein zieht leichte Gegenstände an, zum Beispiel Papierschnipsel. Der griechische Philosoph Thales von Milet (625–547 v. Chr.) war von dieser Eigenschaft des Bernsteins so beeindruckt, dass er diesem sogar eine Seele zuschrieb. Bernstein heißt im Altgriechischen „Elektron", und so bekam die „Seele" den Namen, den sie noch heute trägt: Elektrizität. Ob Thales etwas vom Zitterrochen wusste? Immerhin erwähnt etwa ein Jahrhundert später der griechische Philosoph Platon (427–347 v. Chr.) diesen seine Feinde mit starken Stromstößen traktierenden Fisch. Aber niemand ahnte, dass die Anziehungskraft des geriebenen Bernsteins und die Stromschläge des Zitterrochens eng miteinander zusammenhängen.

Es sollte sich herausstellen, dass alles Leben elektrisch gesteuert wird. Wenn wir beim Laufen über den heißen Sandstrand den Schmerz an den Fußsohlen verspüren, so ist diese Nachricht durch elektrische Signale entlang der Nerven ins Gehirn gelangt. Wenn wir daraufhin schneller laufen, um das kühle Wasser zu erreichen, so sind elektrische Signale vom Gehirn über die Nerven in die Beinmuskeln gesendet worden, die dann entsprechend reagieren. Die Elektrotechnik der Natur bedient sich dabei der gleichen Naturgesetze, nach denen auch unsere Elektromotoren und Fersehgeräte funktionieren, aber doch ist alles ganz anders. Im Anhang „Die Elektrotechnik des Lebens" (S. 180), finden Sie Näheres dazu.

Von der Schnecke zum Hörnerv

Wie wir weiter oben gesehen haben, schwingen auch der untere Perilymphschlauch und der Endolymphschlauch und mit ihnen ihre Schlauchwände, wenn der obere Perilymphschlauch in der Hörschnecke an einer bestimmten Stelle in Schwingung versetzt wird. Das Cortische Organ wird geschüttelt, die Härchen am oberen Ende der Haarzellen werden ausgelenkt. Bei den gerade noch vernehmbaren Tönen werden die Spitzen der Haare nur um wenige Millionstel Millimeter verbogen (Abb. 2-7). Die Haare ändern ihre Richtung dabei nur um einen ganz kleinen Winkel, etwa so wenig wie sich die Richtung des Eiffelturms ändert, wenn man seine Spitze nur um eine Daumenbreite seitlich verschieben würde.

Selbst bei so geringer Auslenkung öffnen sich Kanäle, und da die Haarzellen kaliumarm sind und der obere Teil der Haarzellen von (kaliumreicher) Endolymphe umspült wird, strömen vor allem (positive) Kaliumionen in die Zelle und erhö-

Als das Leben die Elektrizität entdeckte

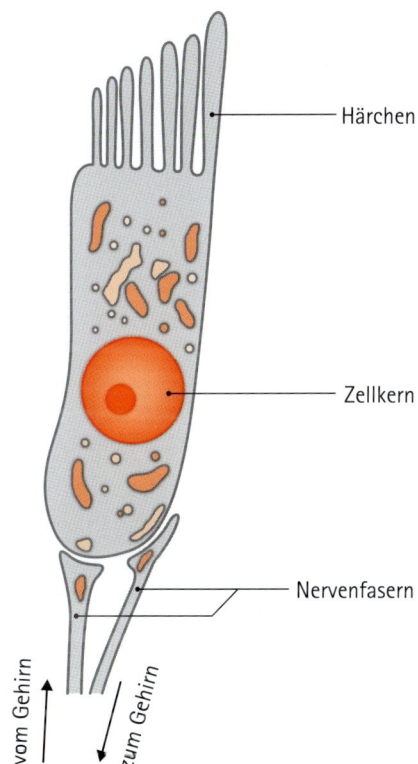

Abb. 2-7 Eine Haarzelle. Oben die Haare, die sich bei empfangenem Schall verbiegen und dabei mechanisch Kanäle öffnen, durch die Kaliumionen in das Zellinnere dringen. Die Erregung selbst wird durch eine Synapse an die im Bild rechte Nervenfaser übertragen und in Richtung Gehirn geleitet. Im Bild bringt links eine Nervenfaser, gleichfalls über eine Synapse Information vom Gehirn in die Zelle.

hen die Spannung – die Haarzelle ist dann erregt. Wie aber wandert die Nachricht von der Erregung ins Gehirn? Über eine Kontaktstelle zwischen Hörsinneszelle und Hörnervenfaser, die sogenannte **Synapse**, erfolgt die Weiterleitung des Signals an Nervenzellen der Hörnervenfasern und von hier weiter von Nervenzelle zu Nervenzelle (s. auch Anhang unter „Chemische Flaschenpost", S. 184).

Nervenbahnen auf und ab

Die Kommunikation zwischen Gehirn und dem Rest unseres Körpers geschieht über Nervenleitungen, also über Nervenzellen, auch **Neuronen** genannt, die aneinander gekoppelt sind. Die Abbildung 2-8 zeigt den Bau eines solchen Neurons. Es besteht aus einem Zellkörper, aus dem Ausläufer herausragen, wie die Äste eines Baumes, die **Dendriten**. Außerdem besitzen Neuronen einen langen, dünnen Fortsatz, das **Axon**, der viel länger ist, als der eigentliche Zellkörper. Manchmal

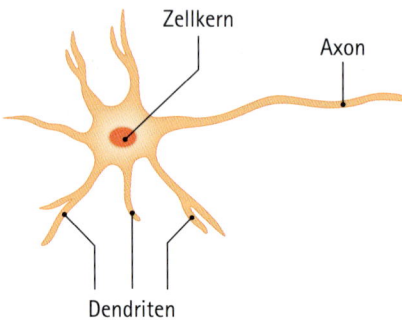

Abb. 2-8 Eine Nervenzelle erhält Signale von ihren Dendriten und gibt mit ihrem Axon Signale an andere Zellen weiter.

kann das Axon bis zu einem Meter lang sein. Dendriten empfangen elektrische Signale und leiten sie in das Zellinnere. Das Axon trägt sie vom Zellkörper weg. Die Nervenzellen unseres Hörorgans reichen aber nicht bis ins Gehirn. Das Signal muss also am Ende des Axons an ein anderes Neuron übertragen werden, und noch viele Male von Nervenzelle zu Nervenzelle.

Wir haben im Innenohr eine Reihe innere Haarzellen, ca. 3 000 Stück, und drei Reihen äußere Haarzellen, ca. 12 000 Stück. Während durch die inneren Haarzellen die Hörinformation auf die ins Gehirn ziehende Nervenbahn (sogenannte **afferente Nervenfasern**) übertragen wird, haben die äußeren Haarzellen hauptsächlich die Aufgabe, das Gehörte zu verfeinern, also zu Leises zu verstärken oder zu Lautes abzuschwächen. Die äußeren Haarzellen sind vorwiegend mit den aus dem Gehirn kommenden Nervenfasern (**efferente Nervenfasern**) des Hörnervs verbunden. Mit ihrer Hilfe kann nach der Aufnahme von Schall und seiner Leitung über die aufsteigenden Nervenfasern ins Gehirn, aus dem Gehirn über die absteigenden Nervenfasern innerhalb von Millisekunden die Information an die äußere Haarzelle gegeben werden, dass ein Geräusch gedämpft werden soll. Dies geschieht durch Versteifen und Spannen der Härchen der äußeren Haarzellen.

Der Weg durchs Gehirn

Der Hörnerv liegt zusammen mit dem Gleichgewichtsnerv in einem knöchernen Kanal, dem sogenannten **inneren Gehörgang**. Nach dem Austritt aus dem Knochen durchläuft er den Kleinhirnbrückenwinkel und tritt in den Hirnstamm ein. Ab hier sprechen wir von der zentralen Hörbahn. Auf dem Weg durch das Gehirn werden mehrere Stationen durchlaufen, die das Gehörte durch Verbindungen mit anderen Nervenleitungsbahnen einordnen und bewerten. Die erste Station ist der Hirnstamm, der für viele Schutzreflexe des Menschen zuständig ist (vgl. hierzu Abb. 8-1, S. 152). Er lässt uns bei einem lauten Knall zusammenzucken und führt dazu, dass wir unseren Blick unwillkürlich einer unerwarteten Geräuschquelle zuwenden. Erreicht ein zu lautes Geräusch den Hirnstamm werden zwei Mittelohrmuskeln reflexartig angespannt. Trommelfell und Steigbügel werden versteift und dadurch zu laute Geräusche gedämpft und das Innenohr geschützt.

Nach dem Durchlaufen des Hirnstamms wird die Hörinformation in verschiedenen Bahnen teilweise von einem Ohr zur gleichen aber auch zur gegenüber liegenden Gehirnhälfte geleitet. Sie wird mit früheren akustischen Signalen verglichen, erkannt und durch Verbindungen mit dem Gehirnareal, das für unsere Gefühle zuständig ist (das **limbische System**), emotional bewertet. Von dieser Station gehen über absteigende Nervenfasern direkte Impulse an die äußeren Haarzellen. Ob ein Geräusch als Angst einflößend, angenehm oder uninteressant erlebt wird, hat Auswirkungen auf die Aktivität der äußeren Haarzellen. Wenn ein Geräusch beispielsweise als bedrohlich empfunden wird, wird die Aktivität der äußeren Haarzellen gesteigert und damit das Geräusch verstärkt. Dies dient in diesem Fall dazu, eine drohende Gefahr besser zu erkennen. Man spitzt sozusagen die Ohren. Die endgültige Hörwahrnehmung erfolgt in der sogenannten **Hörrinde** in einem seitlich liegenden Teil (Temporallappen) des Großhirns.

Aufmerksamkeit und Hörwahrnehmung

Setzen Sie sich bequem auf einen Stuhl, legen Sie die Hände auf Ihre Oberschenkel. Schließen Sie die Augen, atmen Sie einige Male ruhig durch die Nase ein und aus und schlucken Sie dann ein oder zwei Mal kräftig. Kurz danach können Sie die Augen wieder öffnen. Haben Sie bei geschlossenen Augen etwas gehört? Wahrscheinlich haben Sie bereits das Atmen als Geräusch wahrgenommen und vielleicht auch das Schluckgeräusch oder ein Knacken im Ohr?

Das Knacken im Ohr entsteht, weil die Eustachische Röhre durch die Druckerhöhung im Nasenrachenraum beim Schlucken geöffnet wird. Dabei wird Luft ins Mittelohr gedrückt, die das Trommelfell nach außen wölbt, und es entsteht ein Knackgeräusch. Üblicherweise nehmen wir die genannten Geräusche nicht wahr. Nur wenn wir unsere Aufmerksamkeit auf sie lenken, werden sie uns bewusst. Dabei spielen Gefühle eine wichtige Rolle (s. Kap. 8, S. 151).

Der Druckausgleich des Mittelohrs, Atmen und Schlucken erzeugen Geräusche, die von uns mehrere tausend Mal am Tag wiederholt werden. Unser Gehirn kennt sie, weiß sie als unbedeutend und ungefährlich einzuordnen und lässt sie üblicherweise gar nicht bis in das Areal der Hörwahrnehmung vordringen, obwohl ihre Lautstärke zwischen 15 und 20 dB liegt und damit deutlich hörbar ist. Wir nehmen sie nur wahr, wenn unsere Aufmerksamkeit wie im oben beschriebenen Experiment auf sie gelenkt wird.

Hören nach Gefühl

Die Filterfunktion Bekanntes, Unwichtiges und Uninteressantes nicht in unsere Hörwahrnehmung vordringen zu lassen, dient der Trennung von Stör- und Nutzschall. So sollen wichtige Informationen, etwa Geräusche, die Gefahren anzeigen, bevorzugt in unserer Wahrnehmung ankommen. Aber Wichtiges wird nicht nur besser an die Hörrinde weitergeleitet, sondern kann in seiner Lautstärke auch noch verstärkt werden. Ein Beispiel: Stellen Sie sich vor, Sie hätten sich in einer fremden Großstadt verlaufen, wären in einer etwas zwielichtigen Gegend gelandet und gehen durch eine dunkle Straße. Die Situation ist unheimlich und auch bedrohlich. Deshalb wird Ihre Wahrnehmungsschwelle deutlich herabgesetzt, um drohende Gefahren besser und schneller zu erkennen. Wenn es jetzt hinter Ihnen raschelt oder knackt, werden Sie dieses Geräusch deutlich lauter hören als es in Wirklichkeit ist. Es wird auf dem Weg zur Hörrinde verstärkt. Wahrscheinlich sind die äußeren Haarzellen aktiviert worden. Diese erhielten vom limbischen

System über die efferenten Hörnervenfasern die Information, alle Geräusche in dieser Angst einflößenden Situation zu verstärken.

Auch wenn wir uns über ein Geräusch ärgern, kann dies dazu führen, dass es intensiver wahrgenommen wird. Der bekannte Münchner Komiker Karl Valentin hat diesen Sachverhalt bereits vor Jahrzehnten aufgegriffen und parodiert[4]:

> **Valentin:** (schlürft Suppe)
> **Herr Zissbibeldip:** „Na, na, na, das ist ja allerhand, wenn Sie nicht geräuschloser essen können, dann fressen Sie in Zukunft daheim, nicht im Restaurant!"
> **Valentin:** „Sie sind eben ein empfindlicher Mensch! Sie müssen doch auch auf der Straße gehen; da hören Sie den Straßenlärm, die Autos knattern, oben in der Luft surren die Flieger ..."
> **Herr Zissbibeldip:** „Sie werden doch nicht das Geräusch eines Flugmotors mit Ihrem Schmatzen vergleichen wollen!"
> **Valentin:** „Selbstverständlich nicht! Das ist doch tausendmal lauter! – Nun, da seh'n Sie ja wie kapriziös Sie sind! Die Flieger und der Straßenlärm regen Sie nicht auf, aber meine kleine Mundbewegung beim Essen macht Sie nervös!"
> **Herr Zissbibeldip:** „Ein Flugmotor surrt; das ist ein mechanisches Geräusch, weil es von einer Maschine erzeugt wird."
> **Valentin:** „Das ist richtig – Aber Sie können von mir nicht verlangen, dass ich beim Essen surren soll."

Diese Beispiele für den Zusammenhang zwischen Gefühlen und Hörwahrnehmung beziehen sich auf das normale Hören. Aber auch bei Ohrgeräuschen (Tinnitus) und bei der Geräuschüberempfindlichkeit spielen sie eine sehr wichtige Rolle (s. dazu Kap. 8, S. 148). Die Fähigkeit des Gehirns, Geräusche auch auszublenden, wird bei der modernen Behandlung des chronischen Tinnitus genutzt und kann mit Hilfe von Übungen trainiert werden (s. „Hörtherapie", Kap. 8, S. 172).

Damit sind wir von der Frage, wie das Hörorgan funktioniert, schon zur Frage gekommen, was getan werden kann, wenn es nicht funktioniert. Dem ist der Rest dieses Buches gewidmet.

---

4 Aus dem Dialog „Geräusche" (1941). In: „Der große Karl Valentin", Bd. 4: Dialoge, München: Piper Verlag 1996.

3 Beim HNO-Arzt

„Schlecht sehen trennt den Mensch von den Dingen, schlecht hören von den Menschen."

Immanuel Kant (1724–1804)

Krankenbericht

Anna W. merkt, dass sie schlecht hört

Die 22-jährige Anna W. arbeitet seit einigen Monaten in der Kinderabteilung eines großen Buchladens. Da gibt es eine kleine Rutsche, eine Leseecke und ein Spielhaus für Kinder, deren Eltern sich in Ruhe ein Buch aussuchen oder in den Regalen stöbern wollen. Die Kleinen halten Anna auf Trab. Sie mag Kinder, merkt aber, dass sie ihr Lärm beim Spielen und manchmal auch Toben anstrengt. Wenn sie angesprochen wird, womöglich noch von einem leisen Kinderstimmchen, muss sie mehrmals nachfragen. Will sie jemanden beraten, hört sie ihre eigene Stimme im störenden Lärm nur leise. Spricht sie lauter, ermahnen sie die Kunden, sie brauche nicht so laut reden, man sei ja nicht taub. Wenn sie am Wochenende ausgeht, stört die Geräuschkulisse in Restaurants und Kneipen sie zunehmend.

Sie ahnt, dass etwas mit ihrem Gehör nicht stimmt und sucht eine HNO-Ärztin auf. Im Hörtest zeigt sich eine symmetrische Hörminderung auf beiden Seiten, die vor allem die mittleren Frequenzen betrifft. Die Ärztin erklärt ihr, dass in diesem Bereich die Hauptsprachfrequenzen liegen und sie deshalb bereits Einschränkungen im Sprachverstehen habe, obwohl ihre Hörminderung noch nicht sehr stark ausgeprägt sei. Der Befund im Hörtest und die frühe Ausprägung der Hörstörung sprechen für eine familiäre Schwerhörigkeit (s. Kap. 4, S. 79).

Viele Menschen haben Probleme mit dem Gehör. Man schätzt, dass in Deutschland jeder Fünfte schlecht hört, also 20% der Gesamtbevölkerung. Eine Schweizer Statistik sagt, dass 12% der Schweizer Bürger schwerhörig sind, eine andere für Österreich gibt etwa 20% an. Der Vergleich mit anderen Ländern ist schwer, da bei den Erhebungen der Begriff „schwerhörig" nicht genau festgelegt ist. Zählt man auch die nur leicht Schwerhörigen dazu? Wo endet „leicht" und wird „schwer"? Eine Studie der internationalen Organisation „Hear it!" vergleicht Deutschland, Finnland, Großbritannien und Schweden und berücksichtigt dabei die Stärke der Hörschädigungen. Danach scheinen sich diese Länder nicht allzu sehr voneinander zu unterscheiden.

Kellerasselsaft und Löwenhirn

Egal wie weit wir in die Menschheitsgeschichte zurückgehen, immer wieder stoßen wir auf Menschen, die schlecht hören oder gar taub sind – und auf Ärzte, die sie behandeln wollen. Bereits der berühmte griechische Arzt Hippokrates von Kos (460–377 v. Chr.) befasste sich mit Ohrenleiden. Obwohl er als erster auf das Trommelfell hinwies, fehlte ihm wie allen Ärzten seiner Zeit das Wissen um die Anatomie des Ohrs und um das Zusammenwirken seiner einzelnen Teile. So erscheinen uns viele Ratschläge von damals heute rätselhaft. Bei Hippokrates werden die Ursachen von Ohrerkrankungen vor allem auf die vier „Kardinalsäfte" zurückgeführt, in erster Linie auf Schleim und Galle. Auch Jahreszeit und Windrichtung steuern seiner Meinung nach Entstehung und Verlauf eines Ohrleidens: Feuchte Südwinde machen schwerhörig, trockene Nordwinde verbessern ein schlecht gewordenes Gehör.

Um das Wissen der Ärzte war es auch 950 Jahre später noch nicht viel besser bestellt. So lesen wir beispielsweise in den Schriften des Arztes Alexander von Tralleis[1], dass er zwar nicht viel von den Mitteln halte, die damals gegen Schwerhörigkeit empfohlen wurden, doch wenn keine andere Hilfe möglich sei, müsse der Arzt seiner Meinung nach auf diese zurückgreifen, etwa auf den Saft der Kellerassel, auf verschiedene Brechmittel, auf Seebäder, Blutegel und Senfpflaster.

---

1   Alexander von Tralleis (525–605) gehörte dem Volk der Lyder an, die damals im westlichen Kleinasien lebten. Anthemios von Tralleis, einer seiner Brüder, war übrigens der Erbauer der Hagia Sophia in Konstantinopel.

Während über Europa die für die Wissenschaft dunklen Jahrhunderte des Mittelalters hereinbrachen, übernahm die arabische Welt die Führung, vor allem in der Mathematik und der Astronomie. Aber in der Heilkunde waren die arabischen Ärzte kaum besser als ihre europäischen Kollegen. Unter den muslimischen Ärzten des Mittelalters sticht vor allem Rhazes[2] hervor. Aber auch ihm fehlte das Wissen um die Anatomie des menschlichen Körpers. So vermutete er, dass Schwerhörigkeit vielleicht von Dämpfen herkomme, die sich durch zu reichlichen Genuss von Speisen entwickeln. Dagegen empfiehlt er Bäder, Kopfwaschungen, viel Schlaf. Außerdem könne man heilende Dämpfe mittels Trichter ins Ohr leiten. Wenn das alles nichts hilft und der Patient taub wird, helfe es möglicherweise, etwas vom Gehirn eines Löwen zu verspeisen.

Erst als es in Italien möglich wurde, Leichen zu sezieren, lernte man den Bau unseres Hörorgans zu verstehen und Schritt für Schritt seine Funktionsweise und seine Erkrankungen zu begreifen.

Hörschäden bei Jung und Alt

Obwohl wir heute den Hörvorgang besser verstehen und einige Ohrenerkrankungen mit modernen Medikamenten oder Operationen behandeln können, leben viele Schwerhörige unter uns. Ob jung, ob alt, jeden kann es treffen, auch wenn er bisher gut gehört hat.

Die Anzahl der hörgeschädigten jungen Erwachsenen steigt zurzeit an. Liegt es am Lärm im Freizeitbereich? Man könnte meinen, der berühmte italienische Arzt Mercurialis[3] habe die Technopartys von heute schon vorausgeahnt, als er neben Kälte und Hitze, Fress- und Sauforgien auch heftige Geräusche für Hörschäden verantwortlich machte.

In Reihenuntersuchungen zeigen bereits 5% der 6- bis 7-Jährigen leichte Auffälligkeiten beim Hörtest, zum Beispiel im Tonschwellenaudiogramm, von dem

---

2   Abu Bakr Mohammed ibn Sakanjy al Razi, genannt Rhazes, war ein persischer Gelehrter, der von 860 bis etwa 930 im heutigen Irak lebte. Er war Philosoph, Mediziner, Alchemist und Mathematiker. Von ihm stammt die erste Beschreibung des Ablaufs der Masern. Im Mittelalter wurden seine medizinischen Bücher ins Lateinische übersetzt.
3   Hieronimus Mercurialis (1530–1606) war damals fast so berühmt wie der Arzt, Alchemist, Mystiker und Philosoph Theophrastus Bombastus von Hohenheim (1493–1541), genannt Paracelsus.

weiter unten noch die Rede sein wird. Bis zum 18. Lebensjahr erhöht sich die Zahl auf 30%. Oft sind es allerdings nur kleine Hörschäden, die im Alltag noch keine Rolle spielen. Nachweisbare Schäden lassen aber vermuten, dass sie sich mit zunehmendem Alter zur spürbaren Schwerhörigkeit entwickeln können.

Manche Säuglinge sind bereits bei ihrer Geburt schwerhörig oder taub. Die Anzahl der jährlich taub geborenen Kinder beträgt 1 von 1 000; rund die Hälfte ihrer Hörschäden ist genetisch bedingt. Es sind mehr als 100 Gene oder die ungefähren Genlokalisationen bekannt, die zu einem angeborenen Hörschaden führen können. Bei manchen genetisch bedingten Schwerhörigkeiten tritt die Hörminderung erst nach dem Spracherwerb, manchmal auch erst im jungen oder mittleren Erwachsenenalter in Erscheinung, wie der Krankenbericht am Anfang dieses Kapitels zeigt. Auch nach einer aggressiven Mittelohrentzündung entwickeln Kinder manchmal auf einem Ohr eine bleibende Schwerhörigkeit, manche ertauben durch eine Gehirnhautentzündung.

Eine vorübergehende, aber doch manchmal Monate oder gar Jahre anhaltende Hörminderung entsteht bei vielen Kindern zwischen dem zweiten und sechsten Lebensjahr durch eine chronische Belüftungsstörung des Mittelohrs. Sie kann, wie alle anderen Schwerhörigkeiten, zu einer Sprachentwicklungsstörung des Kindes führen, ist aber im Gegensatz zu den vorher genannten Schwerhörigkeiten des Kindesalters heilbar.

Hörstürze, die aus dem „Nichts" auftreten, können uns jederzeit treffen. Ein Teil der Betroffenen behält eine Hörminderung, manchmal bis zur Ertaubung eines Ohrs, zurück.

Zu all den Betroffenen zählen schließlich die Menschen, deren Hören im Alter durch normale Alterungsprozesse nachlässt. Dies hat weniger mit dem Alter selbst als viel mehr mit der Summation der im Laufe des Lebens erworbenen Hörschäden unterschiedlichster Ursachen zu tun. Einzelheiten darüber, und welche anderen Ursachen es noch für Schwerhörigkeit gibt, finden Sie in Kapitel 4.

Hörtest früher und heute

Da sich ein Hörverlust in erster Linie dadurch bemerkbar macht, dass man nicht gut versteht, was andere zu einem sagen, versuchte man schon früh das Hörvermögen eines Patienten daran zu messen, wie gut er Sprache versteht. Schon vor Jahrhunderten sprachen die Ärzte ihren Patienten Sätze oder Wörter vor, die diese dann wiederholen mussten. Um ein Ablesen von den Lippen auszuschließen, durfte der Patient dabei den Mund des Arztes nicht sehen. Die Lautstärke der Wörter konnte sowohl durch lautes und leises Sprechen verändert werden wie auch durch die Variation des Abstandes zwischen Arzt und Patient. Auch heute noch verschafft sich der Arzt manchmal einen groben Eindruck vom Hörvermögen seines Patienten mit dieser sogenannten **Hörweitenprüfung** oder wendet sie an, wenn er keine apparativen Hilfsmittel zur Verfügung hat.

Um ein Schallsignal bestimmter Lautstärke herzustellen, erfand man schon in der Mitte des 16. Jahrhunderts das **Akuometer**. Es erzeugt durch das Aufeinandertreffen zweier Metalle mit definierter Geschwindigkeit Schall einer bestimmten Lautstärke. Durch Erzeugen desselben Tons in der gleichen Lautstärke konnte man dann zu einem späteren Zeitpunkt Veränderungen des Hörvermögens überprüfen. Später diente die Taschenuhr lange Zeit als Standard-Schallquelle bei Hörtests (Abb. 3-1). Bei den heute verwendeten Geräten zur Prüfung des Hörvermögens werden die Schallsignale elektronisch erzeugt. Die wichtigsten Untersuchungen und was Ihr Arzt, und natürlich auch Sie selbst, daraus lesen können, werden in diesem Kapitel weiter unten besprochen.

Jeder, auch derjenige, der glaubt, sein Gehör funktioniere tadellos, sollte das von Zeit zu Zeit überprüfen lassen. Selbst wenn sich bei der Messung ein normales Hörvermögen zeigt, ist es gut, wenn diese Werte als Ausgangsbefund vorliegen, für den Fall, dass sich das Gehör später einmal verändert. Oft verläuft die Veränderung der Hörfähigkeit so allmählich, dass der Betroffene selbst sie gar nicht bemerkt. Im Unterschied zur persönlichen Einschätzung, die auf Empfindungen beruht, messen die Geräte des Arztes objektiv, wie schon das gute alte Akuometer. Wenn eine Hörminderung festgestellt wird, kann der Arzt Sie beraten, welche Therapiemaßnahmen sinnvoll sind und ob Sie mit einem Hörsystem versorgt werden sollten.

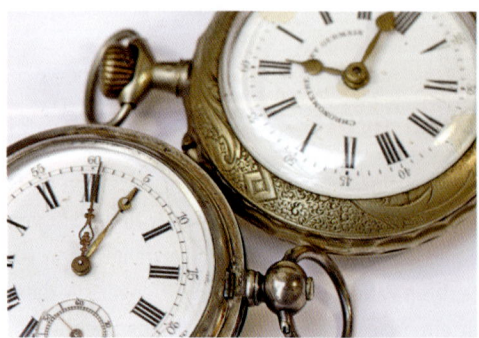

Abb. 3-1 Bevor die modernen elektronischen Geräte auf den Markt kamen, wurde lange Zeit eine Taschenuhr als Schallquelle eingesetzt, um das Hörvermögen des Patienten zu prüfen.

Mit Hilfe des hier abgedruckten Fragebogens können Sie selbst testen, wie es um Ihr Hören bestellt ist. Natürlich ersetzt ein solcher Test nicht den HNO-Arzt, der Sie genauer untersuchen kann!

Sprechstunde

Fragebogen zur orientierenden Prüfung des Hörvermögens

- Haben Sie öfters das Gefühl, dass Ihre Mitmenschen undeutlich sprechen?
- Haben Sie Schwierigkeiten andere zu verstehen, wenn es Umgebungsgeräusche gibt?
- Hören Sie leise Umgebungsgeräusche nicht mehr (z. B. das Rauschen des Kühlschranks, den Computerlüfter oder das Grillenzirpen)?
- Merken Sie, dass Sie Ihre Gesprächspartner öfter bitten müssen, etwas zu wiederholen?
- Haben Sie das Gefühl, Sie hören zwar eigentlich laut genug, verstehen aber das Gesprochene nicht richtig?
- Haben Sie länger anhaltende Ohrgeräusche?
- Strengt es Sie an beim „Small Talk" oder in größeren Gesprächsrunden der Unterhaltung zu folgen?
- Werden Sie von Ihrer Umgebung darauf hingewiesen, dass Sie den Fernseher oder das Radio zu laut stellen?
- Erschrecken Sie sich manchmal im Straßenverkehr, weil Sie erst in letzter Minute ein herannahendes Auto bemerken?
- Sind Sie lärmempfindlicher als früher?
- Überhören Sie manchmal die Türklingel oder das Telefon?
- Haben Sie im Theater oder bei Vorträgen Probleme das Gesagte zu verstehen?

Wenn Sie mehr als ein oder zwei Fragen mit Ja beantworten, kann dies bereits ein Hinweis auf eine Schwerhörigkeit sein. Sie sollten in diesem Fall Ihr Gehör beim HNO-Arzt überprüfen lassen.

Der erste Besuch

Beim ersten Besuch wird der Arzt Sie nach Ihren Beschwerden und Ihrer Krankengeschichte fragen. Er wird mit einem Ohrtrichter und einem Mikroskop in Ihren Gehörgang leuchten, um Ohrenschmalz, eventuelle Fremdkörper oder Verengungen des Gehörgangs zu erkennen. Er beurteilt das durchscheinende Trommelfell und kann dahinterliegende Veränderungen, wie etwa eingedicktes oder blutiges Sekret in der Paukenhöhle, erkennen.

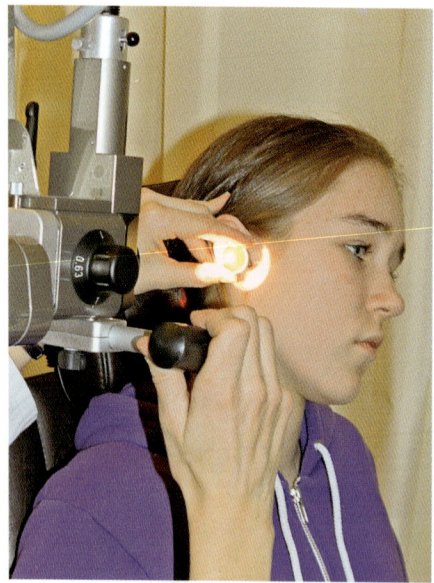

Er untersucht auch die Nase und den Nasenrachen, um festzustellen, ob Zeichen für eine Entzündung oder Verengungen vorliegen. Da die Eustachische Röhre in den Nasenrachen mündet, könnte eine Einengung dazu führen, dass das Mittelohr unzureichend belüftet wird. Der so entstehende Unterdruck kann das Gefühl erzeugen, wie durch Watte zu hören (s. Kap. 2, „Probleme mit dem Druckausgleich", S. 21). Manchmal kann der Arzt bereits durch diese Untersuchungen und durch Ihre Angaben eine Diagnose stellen. Oft sind aber weitere Messungen nötig, um zu klären, was mit Ihrem Ohr los ist.

Mit der Stimmgabel auf Spurensuche

Hören Sie auf beiden Ohren gleich gut? Warum hören Sie auf einem schlechter? Was könnte die Ursache sein? Mit einer einfachen Stimmgabel kann sich der Arzt Antworten darauf verschaffen. Er setzt Ihnen die angeschlagene schwingende Stimmgabel oben mittig auf den Kopf (Abb. 3-2). Diesen Test bezeichnet man auch als **Stimmgabelversuch nach Weber** (Abb. 3-3a). Der Schall geht durch den Schädelknochen in das rechte und linke Ohr. Ein Teil des Schalls versetzt das Innenohr in Schwingungen, ein anderer Teil geht durch Mittelohr und Außenohr nach außen. Wenn beide Ohren gesund sind, gehen von beiden Innenohren gleichstarke Signale an das Gehirn. Der Patient hat das Gefühl, der Ton käme von der Mitte seines Kopfes her, da er ihn auf beiden Ohren gleich wahrnimmt.

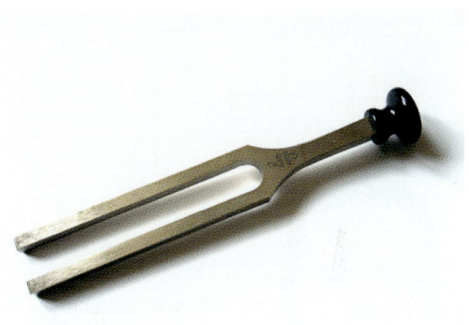

Abb. 3-2 Wird die Stimmgabel angeschlagen, schwingt sie immer in der gleichen Frequenz.

Wenn er den Ton links lauter als rechts empfindet, gibt es zwei mögliche Ursachen. Eine Erklärung ist, dass der Schall, der über die Knochenleitung das Innenohr erreicht, wegen einer dort lokalisierten Störung (z. B. einem Hörsturz) nur reduziert am Hörnerv und später im Gehirn ankommt. Die andere Möglichkeit ist, dass eine Störung der Schallleitung im Außen- oder Mittelohr (z. B. durch einen Ohrschmalzpfropf) auf der Seite vorliegt, auf der der Ton lauter wahrgenommen wird. Das verstopfte Ohr verhindert, dass der von der Stimmgabel weitergeleitete Knochenschall zum Teil nach außen abgeleitet wird. Er wird also verstärkt wahrgenommen, obwohl man die von außen kommenden Geräusche durch das verstopfte Ohr schlechter hört. Obgleich dieser Test eigentlich nur die Knochenleitung prüft, lässt er auf diese Weise auch Rückschlüsse auf die Mittelohrfunktion zu.

Weitere Hinweise erhält man mit dem **Stimmgabeltest nach Rinne**, der auf einfache Weise die Luftleitung des Schalls zum Innenohr prüft. Dazu setzt der Arzt die schwingende Gabel zuerst auf den Knochen hinter dem Ohr (vgl. Abb. 3-3b oben) und hält sie danach vor die Ohrmuschel (vgl. Abb. 3-3b unten). Im ersten Fall gelangt der Schall durch Knochenleitung, im zweiten durch Luftleitung in das Innenohr. Bei einem gesunden Ohr bringt die Luftleitung den Ton lauter in Ihr Innenohr als die Knochenleitung. Ist bei dem Test der vor dem Ohr erzeugte Ton nicht lauter als der Ton, der durch die aufgesetzte Stimmgabel an das Innenohr weitergeleitet wird, liegt eine Störung der Luftleitung durch ein Mittelohr- oder Gehörgangsproblem vor. Der Test wird auf beiden Seiten durchgeführt. Er trägt dazu bei, eine im Stimmgabeltest nach Weber festgestellte Seitendifferenz des Hörvermögens aufzuklären.

Der Stimmgabeltest ist wichtig, gibt aber dem Arzt nur orientierend Auskunft. Genaueres erfährt er, wenn er zu seinen Apparaten greift.

3 Beim HNO-Arzt

a Stimmgabelversuch nach Weber

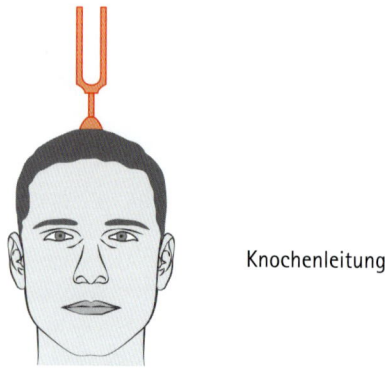

Knochenleitung

b Stimmgabeltest nach Rinne

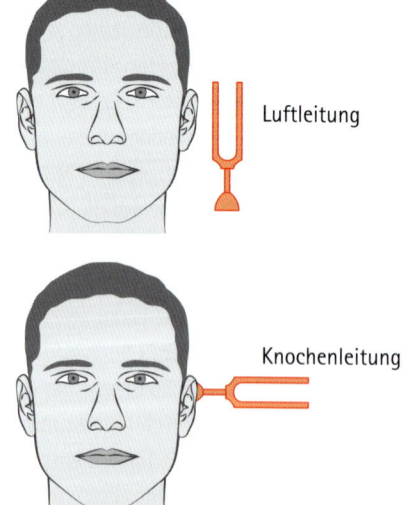

Luftleitung

Knochenleitung

Abb. 3-3 a) Beim Stimmgabeltest nach Weber wird die Leitung des Schalls durch den Knochen geprüft. **b)** Beim Stimmgabeltest nach Rinne werden Luftleitung und Knochenleitung vergleichend geprüft (hier nur auf der linken Seite dargestellt).

In der schalldichten Kammer

Niemand würde im Lärm einer belebten Straße sein Gehör überprüfen lassen. Selbst normale Hintergrundgeräusche stören, wenn der Arzt Ihr Hörvermögen messen will. Deshalb steckt er Sie in eine schallgedämpfte Hörkabine, um mit

Ihnen ein **Tonschwellenaudiogramm** anzufertigen. Mit diesem Test wird festgestellt, wie laut Töne in verschiedenen Tonhöhen sein müssen, damit Sie sie gerade noch wahrnehmen können. Mit dieser Messung kann der Arzt das Ausmaß einer Schwerhörigkeit bestimmen, sie hilft ihm auch, die Ursachen zu klären. Von allen Hörtests ist dieser am besten geeignet, auch geringe Hörveränderungen und den betroffenen Frequenzbereich zu erfassen. Der Arzt kann anhand der Messwerte erkennen, ob die Schwerhörigkeit auf einer Schallleitungs- oder Schallempfindungsstörung beruht (s. auch Kap. 2, S. 29). Das Tonschwellenaudiogramm gehört zu den Basisuntersuchungen des Schwerhörigen. Es ist Voraussetzung für die Verordnung von konventionellen Hörgeräten und teilimplantierbaren Systemen. Damit die gesetzliche Krankenkasse einen Teil der Kosten für die Hörsysteme übernimmt, muss der Hörverlust auf dem entsprechenden Ohr bei einer Frequenz zwischen 0,5 und 3 kHz 30 dB oder mehr betragen.

Was wird bei einem Tonschwellenaudiogramm gemacht, was wird gemessen und was kann der HNO-Arzt aus diesen Werten ablesen? Die Hörtestkabine ist ein kleiner abgeschlossener Raum, in den kaum Geräusche von außen eindringen können. Sie sitzen auf einem Stuhl und bekommen einen Kopfhörer aufgesetzt, da Ihre Ohren einzeln untersucht werden sollen (Abb. 3-4). Dem gerade zu prüfenden Ohr wird über den Kopfhörer ein Ton in einer bestimmten Tonhöhe

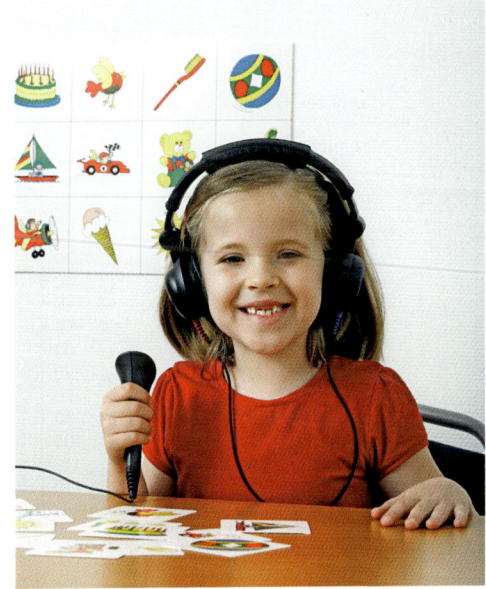

Abb. 3-4 Kind mit Kopfhörer beim Audiogramm (Foto: MAICO Diagnostics GmbH).

angeboten, erst unhörbar leise, dann langsam anschwellend. Ihre Aufgabe besteht darin, einen Knopf zu drücken, sobald Sie den Ton hören. Dieser Vorgang wird mit Tönen anderer Frequenz wiederholt. Jedes Mal, wenn Sie den Ton wahrnehmen, drücken Sie den Knopf. Die Werte für Frequenz und Lautstärke werden in ein Diagramm eingezeichnet. Anschließend wird das zweite Ohr auf die gleiche Weise geprüft. Mit dem beschriebenen Verfahren wird die Luftleitung gemessen. Anschließend erhalten Sie statt des Kopfhörers einen Knochenleitungshörer, den Sie auf den Knochen hinter dem zu untersuchenden Ohr aufgesetzt bekommen. Das andere Ohr wird mit dem Kopfhörer abgedichtet und eventuell mittels Rauschen am Mithören gehindert. Auch hier werden wieder anschwellende Töne verschiedener Tonhöhen eingespielt und Sie drücken den Knopf, sobald Sie den Ton wahrnehmen. Das gleiche Verfahren wird auf dem zweiten Ohr angewendet. Die Werte für die Knochenleitung werden ebenfalls in das Messdiagramm eingezeichnet. Bei völlig normalem Hörvermögen liegen Luft- und Knochenleitungskurve eng zusammen und die Hörschwelle liegt zwischen 0 und 10 Dezibel (s. Abb. 3-5, linkes Ohr). Bei den Diagrammen sind auf der Horizontalen die verschiedenen Frequenzen und in der Vertikalen die Lautstärken des Signaltons in Dezibel angegeben. Stärke und Frequenz eines Tons entsprechen einem Punkt im Diagramm. Oben sind die leisen, unten die lauten, links die tiefen und rechts die hohen Töne. Die beiden Diagramme in der Abbildung beziehen sich auf das rechte und das

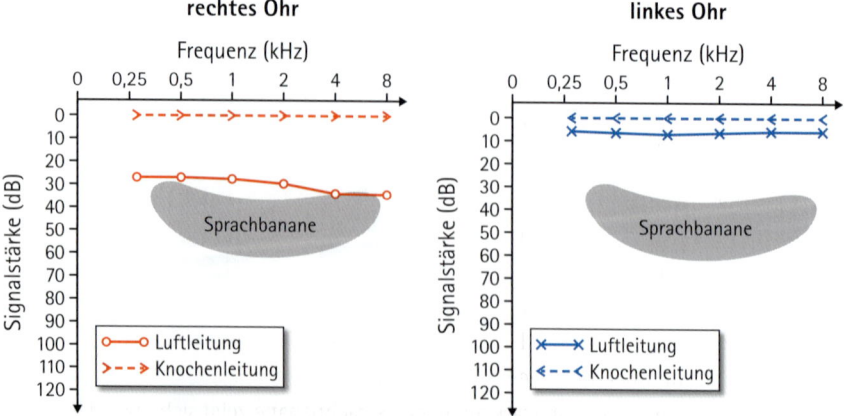

Abb. 3-5 Tonschwellenaudiogramm bei Schallleitungsstörung rechts und normalem Hörvermögen links.

linke Ohr und zeigen jeweils die Knochenleitungs- und die Luftleitungskurve. Unterhalb jeder Kurve liegen die Punkte der Töne, die der Patient hören kann.

Wenn bei Ihnen ein Tonschwellenaudiogramm gemacht wurde, sollte der Arzt Ihnen das Ergebnis erläutern. Wenn Sie danach fragen, erhalten Sie in der Regel einen Papierausdruck. Dabei sind zwei Dinge zu beachten: Da es in der Medizin üblich ist, Befunde aus der Sicht des Arztes zu beschreiben, ist im Audiogrammformular das rechte Ohr auf der linken Seite und das linke Ohr auf der rechten Seite eingezeichnet. Wenn der Arzt vom Absinken der Hörschwelle oder Hörkurve spricht, ist dies bildlich gemeint und leitet sich aus der Darstellungsweise her. Eigentlich steigt die Hörschwelle bei zunehmender Schwerhörigkeit, in der Darstellung im Tonschwellenaudiogramm, liegt die Kurve aber „unter" der Schwelle für Normalhörigkeit – deshalb „Absinken" der Hörschwelle. Abbildung 3-5 zeigt ein gemessenes Tonschwellenaudiogramm. Die Messwerte für beide Ohren sind für die Luftleitung (durchgezogene Linie) und die Knochenleitung (gestrichelte Linie) eingetragen. Die Hörschwelle für die Knochenleitung liegt beide Male bei allen gemessenen Frequenzen zwischen 0 und 5 dB. Die Luftleitungskurve liegt beim linken Ohr dicht darunter. Auf dem rechten Ohr weichen die Knochen- und Luftleitungskurven deutlich voneinander ab. Dies weist auf eine Schallleitungsstörung hin. Die **„Sprachbanane"** kennzeichnet den Bereich, der für die Spracherkennung bei normaler Unterhaltungslautstärke besonders wichtig ist. Der in diesem Tonschwellenaudiogramm untersuchte Patient kann mit dem rechten Ohr die für das Verstehen wichtigen Töne gerade noch wahrnehmen.

Hören ist gut, Verstehen ist besser

Für das Verstehen von Sprache ist aber nicht nur das Einzeltongehör entscheidend. Wir haben bereits in Kapitel 1 gesehen, dass Laute – kommen sie nun von einem Instrument oder aus dem Mund unseres Gegenübers – nicht Töne einer einzelnen Frequenz sind, sondern aus einer Mischung verschiedener Grund- und Obertöne bestehen (s. S. 12). Für das Verstehen von Sprache spielen besonders die Konsonanten eine wichtige Rolle. Das Tonschwellenaudiogramm in Abbildung 3-6 zeigt in welchem Frequenzbereich verschiedene Konsonanten und Vokale bei normaler Gesprächslautstärke liegen. Im Alter hört man die hohen Töne schlechter. Da die Ursachen dafür im Innenohr liegen, sinken die Kurven für Knochen- und Luftleitung zu hohen Frequenzen hin stark ab. In der Sprachbanane zeigt sich, dass der Patient bei normaler Sprachlautstärke von 60 dB Schwierigkeiten beim Verstehen der Konsonanten s und t haben wird.

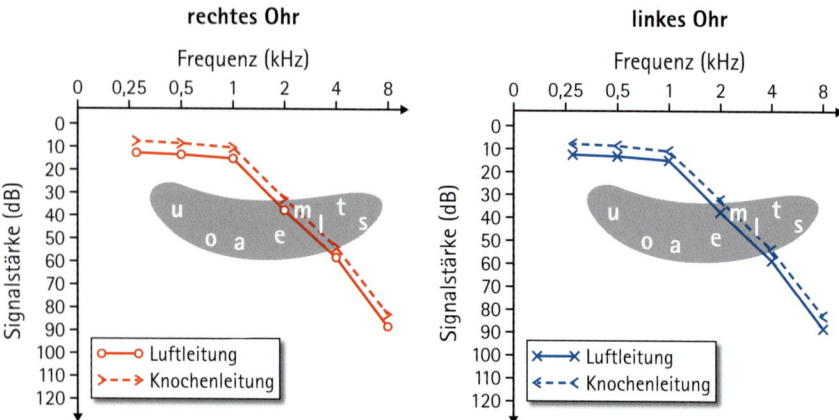

Abb. 3-6 Tonschwellenaudiogramm bei Schallempfindungsstörung im Hochtonbereich beidseits. Die hier eingezeichneten Werte sind typisch für eine altersbegleitende Schwerhörigkeit.

Es gibt Patienten, bei denen recht gute Werte im Tonschwellenaudiogramm gemessen werden, die aber trotzdem das Gefühl haben, immer weniger zu verstehen. Die Stimme des Nachrichtensprechers zu hören ist eine Sache, sie auch zu verstehen eine andere. Um hier weiter zu kommen, wird ein **Sprachaudiogramm** gemacht, mit dem das Sprachverständnis objektiv geprüft wird. Für die Einstellung eines Hörgeräts ist das Sprachaudiogramm entscheidend, denn der Patient würde sich bedanken, wenn er für teures Geld ein Hörgerät erstanden hat, mit dem er das „Tauwetter" nicht vom „Sauwetter" unterscheiden kann.

Das Prinzip des Sprachaudiogramms ist einfach. Auch hierbei sitzt der Patient in der schallgedämmten Kabine. Ihm werden eine Reihe von mehrsilbigen Zahlwörtern und eine Reihe von einsilbigen Wörtern der täglichen Sprache verschieden laut vorgesprochen und er muss sie wiederholen. Die vorgesprochenen Wörter kommen von einem Tonträger, etwa einer CD. Das garantiert, dass bei verschiedenen Lautstärken die Tonhöhen immer die gleichen bleiben. Die Ohren werden einzeln geprüft. Die Anzahl der mehrsilbigen Zahlwörter und der einsilbigen Wörter, die bei einer bestimmten Lautstärke verstanden werden, geben Aufschluss über das Sprachverstehen des Patienten. Gut hört, wer bei 30 Dezibel alle Zahlwörter und bei 50 Dezibel alle einsilbigen Wörter versteht. Die gesetzliche Krankenkasse leistet nur dann eine Zuzahlung für ein Hörgerät, wenn bei

65 Dezibel Lautstärke (das entspricht in etwa der Lautstärke der Umgangssprache) weniger als 80% der einsilbigen Wörter verstanden werden.

Wie locker sitzt das Trommelfell?

Tonschwellenaudiogramm und Sprachaudiogramm benötigen die Mitarbeit des Patienten. Bei der sogenannten **Tympanometrie** oder **Impedanzmessung** ist der Arzt nicht auf Angaben des Patienten angewiesen, sie eignet sich deshalb gut zur Untersuchung von Kindern. Im Gegensatz zu den bisher genannten Testverfahren erhält man aber keine Auskunft über das Ton- oder Sprachgehör, sondern misst lediglich, ob das Trommelfell normal schwingt und den Schall an die Gehörknöchelchen weitergibt (Abb. 3-7). Bei Erkrankungen des Mittelohrs (z. B. beim Mucotympanon des Kindes, vgl. Kap. 4, S. 64), bei denen die freie Bewegung des Trommelfells behindert ist, lässt sich die verminderte Schallübertragung durch das Trommelfell mit dem **Tympanometer** messen. Für die Messung wird der Gehörgang mit einem Stopfen luftdicht abgeschlossen, durch den drei Leitungen von außen in den verstöpselten Teil des äußeren Gehörgangs führen. Eine geht zu einem winzigen Lautsprecher, eine andere zu einem kleinen, auf das Trommelfell gerichteten Mikrofon. Die dritte Leitung ist ein dünner Schlauch, durch den mit Hilfe einer Pumpe der Luftdruck vor dem Trommelfell verändert werden kann. Durch Tonreize vom Lautsprecher wird das Trommelfell in Schwingung gebracht, und dann durch die Messung des reflektierten Schalls der Widerstand des Trommelfells und damit indirekt die Beweglichkeit des Trommelfells ermittelt. Eine optimale Schallübertragung vom

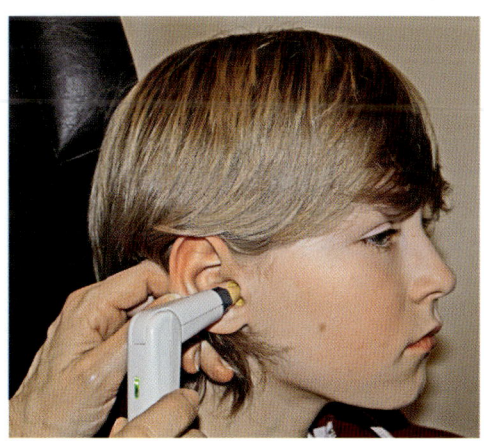

Abb. 3-7 Impedanzmessung am Patienten mit dem Tympanometer.

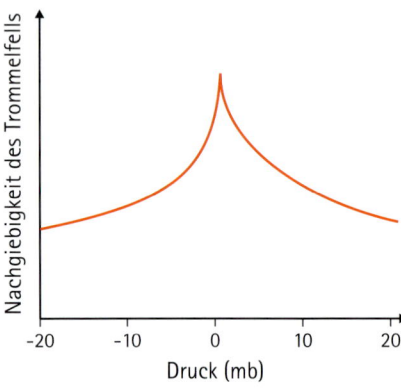

Abb. 3-8 Tympanogramm eines gesunden rechten Ohres: Horizontal ist der Luftdruck vor dem Trommelfell, den der Arzt mit der Luftpumpe einstellt, in Millibar eingezeichnet. Der Nullpunkt ist der Druck der Atmosphäre. Die Skala nach oben zeigt die Nachgiebigkeit des Trommelfells an. Je weiter oben die Kurve, umso beweglicher das Trommelfell bei diesem Druck. Nur wenn der Druck auf beiden Seiten des Trommelfells derselbe ist, kann es sich frei bewegen.

Trommelfell auf die Gehörknöchelchen erfolgt, wenn der Druck in der Paukenhöhle dem im Gehörgang entspricht und damit das Trommelfell maximal beweglich ist (s. Abb. 3-8). Besteht ein Unterdruck im Mittelohr, zum Beispiel durch einen Tubenkatarrh (s. Kap. 2, „Probleme mit dem Druckausgleich", S. 21), ist die Kurve im Tympanogramm auf der horizontalen Achse nach links, in den Unterdruckbereich verschoben. Ist die Paukenhöhle mit Flüssigkeit gefüllt, ist keine Trommelfellauslenkung messbar und die Kurve ist flach (s. Abb. 3-9).

Im Rahmen der Tympanometrie wird auch der **Stapediusreflex** überprüft. Dieser Reflex schützt unser Innenohr vor zu lautem Schall. Bei zu lautem Schall sendet das Gehirn einen Befehl an einen kleinen Muskel im Mittelohr, den **Stapediusmuskel**, der an der Innenwand der Paukenhöhle sitzt und am Steigbügelköpfchen endet. Wenn er sich zusammenzieht, versteift er die Gehörknöchelkette, die dann durch Reduktion der Trommelfellbeweglichkeit die Weiterleitung der Schallwellen auf die Kette reduziert und weniger Schall in das Innenohr transportiert. Das Mikrofon der Tympanometrie registriert eine Versteifung des Trommelfells ab einer bestimmten Lautstärke. Dieser Reflex fällt aus, wenn der Steigbügel bei der Otosklerose (s. Kap. 4, S. 67) verknöchert ist, oder wenn eine stärkere Innenohrschwerhörigkeit vorliegt. Dann liegt es an dem zu geringen Unterschied zwischen der Hörschwelle des Innenohrschwerhörigen und der Reflexschwelle, bei der der Schutzmechanismus anspringt. Beim Gesunden liegt die Reflexschwelle bei den tiefen Tönen bei einer Lautstärke von ca. 80–95 dB. Mit einfachen Worten: Da das Ohr den Lärm erst hören muss, ehe es den Schutzmechanismus auslöst, reagiert es bei stärkerer Schwerhörigkeit nicht so gut wie bei einem Gesunden.

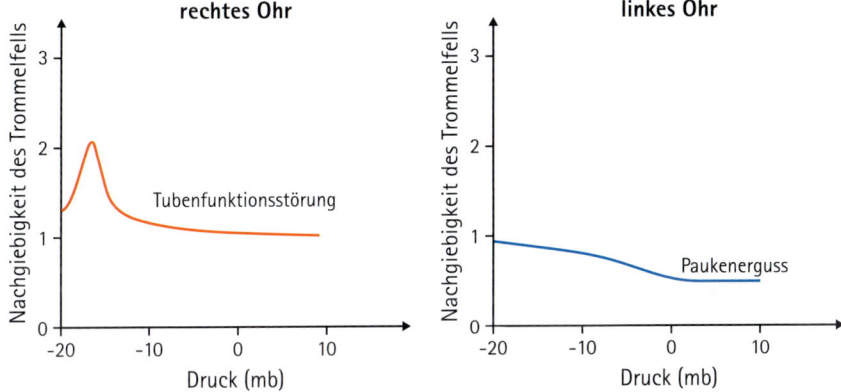

Abb. 3-9 Tympanogramm. Im rechten Ohr liegt eine Tubenfunktionsstörung vor. Durch den Unterdruck in der Paukenhöhle ist die Kurve nach links in Richtung der Unterdruckwerte verschoben. Bei einem Paukenerguss, wie hier im Tympanogramm des linken Ohres, sammelt sich Flüssigkeit hinter dem Trommelfell. Es ist dann auch bei Veränderung des Luftdrucks im Gehörgang nur eingeschränkt beweglich und kann kaum schwingen. Dementsprechend zeigt sich eine flache Messkurve.

Das Echo aus dem Ohr

Jedes Kind weiß, dass man mit dem Ohr hört, aber nur wenige Menschen wissen, dass das Ohr auch Schall nach außen abgibt, es sendet nämlich auch Geräusche aus. In der Fachsprache ausgedrückt heißen sie **otoakustische Emissionen**. Sie entstehen in den äußeren Haarzellen, die manchmal von kleinen Bewegungen der Basilarmembran zu Schwingungen angeregt werden. Der dabei entstehende Schall wird durch die Gehörknöchelchen auf das Trommelfell und von diesem in den Außenraum geleitet. Es ist also Schall, der gegen den Strom schwimmt. Der Patient hört ihn nicht, aber mit einem empfindlichen Minimikrofon und einem Verstärker kann man ihn aufzeichnen und untersuchen.

Man kann das Ohr aber auch zum Flüstern anregen. Dazu schickt man ein kurzes Geräusch, einen „Klick", ins Ohr. Darauf reagieren die Haarzellen, und ein länger dauerndes Echo dringt aus der Hörschnecke nach außen.

Auch bei der Untersuchung der otoakustischen Emissionen ist, wie bei der Tympanometrie, die Mitarbeit des Patienten nicht nötig. Sie eignet sich deshalb für Kinder oder Säuglinge. Während die Tympanometrie vor allem etwas über das Mittelohr aussagt, kommt das gemessene Signal hier aus der Hörschnecke. Der

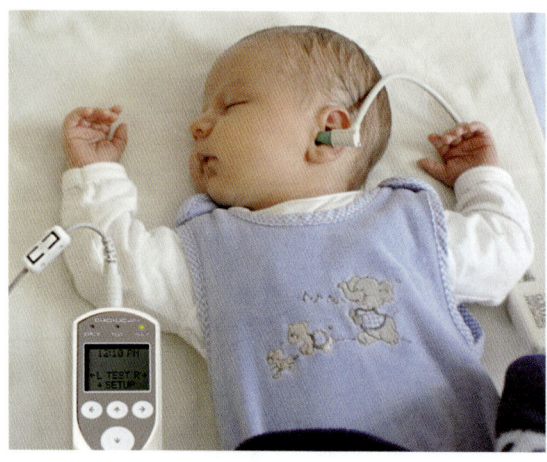

Abb. 3-10 Prüfung der Hörfähigkeit eines Neugeborenen mittels TEOAE (Foto: MAICO Diagnostics GmbH).

Arzt erfährt also etwas über die Funktion der äußeren Haarzellen in der Schnecke. Das von einem „Klick" oder von einem kurzzeitigen Ton erzeugte Echo zeigt, dass die Schnecke funktioniert. Diese Untersuchung wurde in den letzten Jahren in allen deutschsprachigen Ländern als sogenanntes **Neugeborenen-Screening** etabliert. Der Begriff bezeichnet die Reihenuntersuchung zur Hörfähigkeit von Neugeborenen mittels **TEOAE** (transitorisch evozierte otoakustische Emissionen = akustische Antworten des Innenohrs auf einen vorübergehenden akustischen Reiz). Die Untersuchung ermöglicht, Hörstörungen bei Neugeborenen in den ersten Lebenstagen zu erkennen (Abb. 3-10). Die Messung gelingt nur, wenn die Kinder keinen verstopften Gehörgang und keine Flüssigkeitsansammlung hinter dem Trommelfell haben. Das von der Sonde ausgesendete Klickgeräusch kommt sonst nicht im Innenohr an.

Schäden am Hörnerv oder im Hirnstamm

Unsere Gedanken sind frei – aber wir können sie nicht für uns behalten. Bei allen Vorgängen im Gehirn entstehen elektrische Ströme, die nicht im Kopf verborgen bleiben, sondern auch zur Kopfhaut dringen und von da abgegriffen werden können.

Bei der **ERA** (Evoked Response Audiometry) genannten Untersuchungsmethode werden akustische Reize auf das zu messende Ohr gegeben und die dadurch ausgelösten elektrischen Veränderungen (**Potentiale**) an den dahinter liegenden Stationen (Innenohr, Hörnerv, Hirnstamm, Hörbahn und der Hörrinde) gemessen.

Der Begriff ERA steht für verschiedene Untersuchungen, die diese Potentiale an unterschiedlichen Stellen der Hörbahn messen.

Eine davon ist die **BERA** (Brainstem Evoked Response Audiometry), bei der die elektrischen Antworten des Hörnervs und des Hirnstamms aufgezeichnet werden. Der Patient erhält einen Kopfhörer, bei dem das nicht zu untersuchende Ohr mit einem Rauschen vertäubt wird. Das andere Ohr wird mit einer Folge von kurzen Klickgeräuschen von etwa 80 dB angeregt. Die elektrische Spannung wird mit einer Elektrode an der Scheitelmitte und an den Knochen hinter beiden Ohren abgegriffen und aufgezeichnet. Es ergibt sich ein Kurvenverlauf mit mehreren Spitzen, die bestimmten anatomischen Strukturen zugeordnet werden, etwa dem Hörnerv und dem Hirnstamm.

Durch Laufzeitvergleiche mit bestimmten „Normwerten" und durch den Vergleich der Werte für die beiden Ohren einer Person, können Erkrankungen des Hörnervs und des Hirnstamms entdeckt werden. Jahrzehntelang wurde die Untersuchung routinemäßig bei Patienten mit Tinnitus oder Hörsturz durchgeführt, um einen Tumor auszuschließen, der auf den Hörnerv drückt (s. auch „Akustikusneurinom", Kap. 4, S. 76). Da aber auch bei unauffälligem Messergebnissen ein solcher Tumor nicht bei allen Patienten mit letzter Sicherheit ausgeschlossen werden kann, wird die BERA in diesem Zusammenhang zunehmend durch bildgebende Verfahren ersetzt, etwa durch das Magnetresonanztomogramm (MRT).

Die BERA eignet sich aber auch zur objektiven Prüfung des frequenzspezifischen Hörvermögens eines Kindes, wenn im Säuglings- oder Kindesalter der Verdacht auf eine Innenohrschwerhörigkeit besteht. Bei der Messung werden Klicktöne auf das Ohr des Kindes gegeben, die zunächst laut sind und später immer leiser werden. Wenn durch den Ton ein Potential im Hirnstamm ausgelöst wird, bedeutet dies, dass der Ton gehört wurde und dass die Nervenleitung bis zum Hirnstamm funktioniert. Auf diese Weise kann die Hörschwelle des Kindes gut ermittelt werden. Zur genauen Vermessung beider Ohren sollte das Kind am besten schlafen, manchmal wird die Untersuchung in Narkose durchgeführt.

Wir haben jetzt die wichtigsten Untersuchungsmethoden des HNO-Arztes besprochen, die ihm helfen, eine Diagnose zu stellen. Im nächsten Kapitel werden wir uns den Erkrankungen und Schädigungen zuwenden, die er möglicherweise bei seinen Patienten finden wird.

4 Warum man schlecht hört

Meine Frau fuhr aus dem Schlaf. „Was machst du denn schon wieder?", fragte sie.
„Ich höre nichts!", sagte ich. „Hörst du was?"
„Ja, dass du wieder Krach machst im Bett!", sagte sie. „Du hast mich geweckt."
„Hörst du die Vögel?", fragte ich.
„Jetzt ja!", sagte meine Frau. „Du hast mich ja geweckt."
„Ich aber höre sie nicht", sagte ich „Und dich höre ich wie durch Watte."
„Was ist denn das schon wieder?", sagte meine Frau.
„Ich höre nichts!", sagte ich. „Ich habe mein Gehör verloren! Wie der späte Beethoven!"

Hellmuth Karasek[1]

Krankenbericht

Berta S., die Bridgespielerin

Berta S. war 76 Jahre alt und besuchte mehrmals in der Woche einen Bridge-Club, um sich geistig fit zu halten. Seitdem ihr Mann verstorben war, bildeten die Besuche im Club einen Großteil ihrer sozialen Kontakte. Beim Spiel stellte sie immer häufiger fest, dass sie manchmal Schwierigkeiten hatte, ihre Spielpartner zu verstehen. Noch deutlicher zeigte sich ihr abnehmendes Hörvermögen bei größeren Veranstaltungen, bei denen viele Clubmitglieder durcheinander sprachen. Sie musste fehlende Satz- und Wortteile erraten, um den Gesprächen zu folgen. Einmal hatte sie in

---

[1] Aus Hellmuth Karasek: Süßer Vogel Jugend oder Der Abend wirft längere Schatten. © 2006 by Hoffmann und Campe Verlag, Hamburg.

> größerer Runde eine ganz unpassende Antwort auf eine Frage gegeben, weil sie etwas falsch verstanden hatte, alle lachten drauf los – peinlich! Von da an schwieg sie, wenn sie nicht ganz sicher war, alles richtig verstanden zu haben. Nun wirkte sie desinteressiert und wurde seltener in die Gespräche einbezogen. Sie fühlte sich ausgeschlossen. Schließlich überlegte sie, ob sie überhaupt noch zu den Bridgerunden gehen sollte, entschied sich aber dann, zuerst einen HNO-Arzt aufzusuchen, um sich über ein Hörgerät beraten zu lassen. Sie wusste von einer Bekannten, dass ein Hörgerät wahrscheinlich nicht alle ihre Hörprobleme beseitigen würde, sie wollte es aber zumindest versuchen.

Eine „Wundermedizin" gegen Schwerhörigkeit gibt es nicht. Wer aber wissen will, ob zum Beispiel eine Operation eine Schwerhörigkeit lindern kann, muss zuerst die Ursache erkennen.

Schwerhörigkeit kann von verschiedenen Erkrankungen oder Störungen entlang des Weges des Schalls vom Gehörgang zum Gehirn herrühren. Manchmal können Medikamente oder eine Operation helfen. In den meisten Fällen kann die Schwerhörigkeit aber nicht beeinflusst werden. Schwerhörigkeit kommt nicht nur bei älteren Menschen vor, sondern kann jeden jederzeit treffen.

Vorübergehende und gut zu behandelnde Schwerhörigkeiten werden überwiegend durch Störungen der Fortleitung des Schalls vom Gehörgang bis ins Innenohr verursacht (**Schallleitungsstörungen**). Die Ursache der Hörstörung liegt im Außen- oder Mittelohr. Da kann ein vergessener Lärmschutzstopfen im Gehörgang stecken, Flüssigkeit von hinten auf das Trommelfell drücken oder eine zerstörte Gehörknöchelchenkette den Schall nicht in das Innenohr weiterleiten. Verschiedene Hörtestverfahren geben Hinweise, was die Ursache sein kann (s. Kap. 3).

Im Gegensatz zu den meisten Schallleitungsstörungen ist nur bei einigen wenigen akuten Erkrankungen des Innenohrs, wie zum

Beispiel einem Hörsturz oder einem Knalltrauma, eine Verbesserung des Hörens möglich. Für die Mehrzahl der Innenohrschwerhörigkeiten gibt es keine wirksame Therapie. Meist sind die Hörsinneszellen für immer geschädigt. In seltenen Fällen ist der Hörnerv beschädigt. Hörgeräte und manchmal auch andere apparative Hilfsmittel können die Schwerhörigkeit ausgleichen helfen. Einzelheiten zu den einzelnen Schädigungen und Erkrankungen des Innenohres findet der Leser weiter unten in diesem Kapitel im Abschnitt „Probleme im Innenohr" (S. 68). Bei allen Schwerhörigkeiten können Ohrgeräusche (Tinnitus) auftreten. Unter chronischem Tinnitus leiden jedoch überwiegend Schwerhörige mit einer Innenohrschädigungen (s. Kap. 7 und 8).

Probleme im Außenohr

Der Arzt erkennt Probleme im Außenohr, wenn er den Gehörgang untersucht. Dabei kann er auf verschiedene Ursachen der Hörminderung stoßen. Hier die häufigsten:

Ohrschmalzpfropf

Er ist das tägliche Brot des HNO-Arztes, denn er ist die häufigste Ursache für eine mehr oder weniger akute Hörminderung (vgl. Sprechstunde in Kap. 2, S. 19). Der Arzt kann den Pfropf in der Regel problemlos entfernen, entweder durch Ausspülen des Ohrs mit lauwarmem Wasser oder mit Hilfe von kleinen Zangen oder Saugern.

Gehörgangsfremdkörper

Fremdkörper im Gehörgang kommen besonders oft bei kleinen Kindern vor. Manchmal werden sie nur zufällig beim HNO-Arzt entdeckt, der das Kind aus anderen Gründen untersucht und dabei ins Ohr schaut. Besonders beliebt sind Perlen. Bei Erwachsenen finden sich eher Reste von Lärmschutzwatte oder Teile abgebrochener Wattestäbchen. Der Arzt kann sie mit verschiedenen Instrumenten entfernen. Weiteres zu diesem Thema findet der Leser im Kapitel 2 unter „Das Außenohr" (S. 17).

Gehörgangsentzündung

Krankenbericht

Rotlicht mit Folgen

Schon seit Tagen spürte Fritz F. (32) das Jucken und den leichten Schmerz im linken Ohr. Wenn er das Haus verließ, schützte er deshalb sein Ohr vor dem Wind, der die Straße entlang fegte. Aber es wurde nicht besser. Seine Frau schlug vor, er solle doch einmal die alte Rotlichtlampe benutzen, die im Keller herumstand. Fritz F. holte sie herauf und bestrahlte am folgenden Abend mehrere Minuten lang vor dem Schlafengehen sein linkes Ohr. Doch die Schmerzen wurden schlimmer, nur mit einer Schmerztablette konnte er einige Stunden schlafen. Das Hören empfand er links wie durch Watte und er bemerkte beim Kauen ein schmatzendes Geräusch im Ohr, so als ob sich Flüssigkeit im Gehörgang befände. Dabei verspürte er Schmerzen und er hatte das Gefühl, seine linke Gesichtshälfte würde anschwellen. Am nächsten Abend suchte er einen HNO-Arzt auf, der eine massive Gehörgangsentzündung mit Beteiligung des Kiefergelenks und der Ohrspeicheldrüse diagnostizierte. Der Arzt saugte den Gehörgang ab und legte einen medikamentengetränkten Gazestreifen in den Gehörgang. Er verordnete ein Antibiotikum zum Schlucken und Antibiotika enthaltende Ohrentropfen. In den folgenden Tagen klangen die Beschwerden ab. Der Arzt wies den Patienten darauf hin, dass das Rotlicht eher schädlich gewesen sei, weil sich Bakterien bei Wärme besonders gut vermehren.

Entzündungen des Gehörgangs können von Bakterien und manchmal auch von Pilzen hervorgerufen werden. Trockene Haut im Gehörgang, aber auch aufgeweichte Haut durch häufiges Schwimmen oder Baden, begünstigen das Eindringen der Keime. Erste Symptome der Gehörgangsentzündung sind Juckreiz und Schmerzen. Weil die Keime Flüssigkeit freisetzen können, wird das Ohr feucht. Durch die Schwellung der Haut und durch das Sekret im Gehörgang ist das Hören beeinträchtigt. Die Entzündung breitet sich manchmal auch in die Umgebung aus, zum Beispiel auf die vor dem Ohr liegende Ohrspeicheldrüse, auf die Ohrmuschel und auf das Kiefergelenk.

Solange die Entzündung nur auf den Gehörgang beschränkt ist, genügt die Anwendung von Ohrentropfen, die gegen Bakterien oder, wenn erforderlich, gegen Pilze wirken. Oft werden auch abschwellend wirkende Substanzen in Tropfen- oder Salbenform in den Gehörgang gebracht. Ist dieser bereits stark zugeschwollen, legt der HNO-Arzt einen mit Salbe und Tropfen getränkten Gazestreifen in den verengten Gehörgang ein, der mehrere Stunden dort belassen wird. Die eingebrachten Medikamente erreichen mit dem Gazestreifen die entzündeten Hautpartien besser als Ohrentropfen. Nach Rückgang der Schwellung im Gehörgang kann der Patient die Behandlung nach Anweisung des Arztes mit Ohrentropfen fortzusetzen. In schweren Fällen, oder wenn auch das umgebende Gewebe infiziert ist, wird zusätzlich ein Antibiotikum zum Einnehmen verordnet. Damit wird das entzündete Gewebe über die Blutbahn erreicht, wenn es im Gehörgang nicht zugänglich ist, wie etwa die Ohrspeicheldrüse. Schwindet die Schwellung im Gehörgang, verschwindet auch die Hörminderung.

Sprechstunde

Sommerurlaub

Nehmen wir an, Sie sind im Sommerurlaub, das Ohr schmerzt, der nächste Arzt ist weit weg und spricht eine fremde Sprache. Sie können selbst prüfen, ob Sie sich im Wasser eine Gehörgangsentzündung geholt haben. Drücken Sie den Finger auf die kleine Knorpelstruktur an Ihrem Ohr, die der Mediziner **Tragus** nennt (Abb. 4-1). Wenn das weh tut, haben Sie wahrscheinlich eine Gehörgangsentzündung.

In Ländern, in denen man entzündungshemmende oder antibiotikahaltige Ohrentropfen rezeptfrei in der Apotheke bekommt, können Sie es damit versuchen. Helfen kann auch die Spülung des Gehörgangs mit 3%igem Wasserstoffperoxid

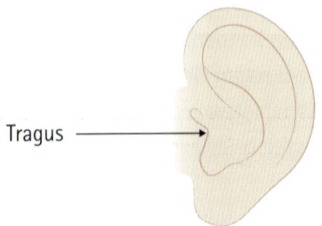

Abb. 4-1 Der Tragus, an dem der Patient selbst ohne Hilfsmittel erkennen kann, ob sein Gehörgang entzündet ist.

oder Poyvidon-Jod, das gibt es auch in Deutschland, der Schweiz und Österreich ohne Rezept. Nach neuesten Studien scheint auch einfacher Tafelessig eine entzündungshemmende Wirkung zu haben. Alle Flüssigkeiten sollten vor der Anwendung auf Körpertemperatur angewärmt werden, zum Beispiel durch Aufziehen in eine Plastikspritze, die man dann einige Zeit unter warmes Wasser aus dem Wasserhahn hält. Sollten sich die Beschwerden nicht innerhalb der nächsten zwei Tage deutlich bessern, empfiehlt es sich, den Rat eines Arztes, wenn möglich den eines HNO-Arztes, einzuholen, ehe Sie selbst versuchen, die Entzündung zu bändigen.

Schwimmerohr

Wie der Name schon vermuten lässt, findet sich ein Schwimmerohr besonders bei Tauchern, Schwimmern oder Surfern. Um das Trommelfell vor dem kalten Wasser zu schützen, bilden sich bei häufigem Kontakt des Ohrs mit kaltem Wasser kleine knöcherne Gehörgangsbuckel im hinteren Teil des Gehörgangs, sogenannte **Gehörgangsexostosen**. Anfangs erscheinen sie dem untersuchenden Arzt nur als kleine Erhebungen. Bei Leistungsschwimmern und Tauchern können sie erhebliche Ausmaße annehmen und manchmal den äußeren Gehörgang fast vollständig verschließen. Damit einhergehend verschlechtert sich das Hörvermögen schleichend. Bei ausgeprägten Exostosen hilft eine Operation, bei der die Knochenwucherungen des Gehörgangs in Vollnarkose mit einem winzigen elektrischen Bohrer abgeschliffen werden. Auf diese Weise wird das normale Hörvermögen wiederhergestellt.

Probleme im Mittelohr

Akute Mittelohrentzündung

Die akute Mittelohrentzündung ist eine der häufigsten Erkrankungen des Ohrs. Sie wird von Viren oder Bakterien hervorgerufen, die über die Ohrtrompete (Eustachische Röhre, vgl. Abb. 2-1, S. 18) ins Mittelohr vorgedrungen sind. Bei Kindern passiert das häufiger, da ihre Ohrtrompeten viel kürzer sind als die der Erwachsenen. Kinder leiden außerdem im Alter zwischen zwei und fünf Jahren öfter an Erkältungskrankheiten, die das Risiko für eine Mittelohrentzündung erhöhen. Die Hörminderung wird durch die Ansammlung von Flüssigkeit hinter dem Trommelfell verursacht.

> ### Krankenbericht
>
> #### Das schreiende Kind in der Notaufnahme
>
> Schon auf dem Weg in die Notaufnahme hörte der junge Assistenzarzt das laute Schreien des Kleinkindes. Es hörte sich dramatisch an, und er befürchtete eine größere Verletzung. Es war einer seiner ersten Nachtdienste und er hatte Sorge, der Situation womöglich nicht gewachsen zu sein und den Oberarzt um Hilfe bitten zu müssen. Erleichtert stellte er im Ambulanzzimmer fest, dass das Kind nicht verletzt war. Der dreijährige Leon war hochrot, durchgeschwitzt und klammerte sich an seine Mutter. Diese erzählte, Leon sei seit einigen Tagen verschnupft, etwas „harthörig", aber sonst wohlauf gewesen. Am Abend sei ihr aufgefallen, dass er sich öfters an beide Ohren gefasst habe. Sie hatte das für ein Zeichen von Müdigkeit gehalten. Kurz vor Mitternacht war Leon aufgewacht. Seitdem schreie er fast ohne Unterbrechung und fasse sich auch immer wieder ans linke Ohr. Die Mutter war sehr beunruhigt, weil sie das noch nie erlebt hatte. Die Temperatur betrug 40,0° Celsius.
> Die Untersuchung bestätigte die bereits vom Assistenzarzt vermutete Diagnose: akute Mittelohrentzündung. Beide Trommelfelle waren stark gerötet und vorgewölbt, der Befund links noch ausgeprägter als rechts. An einer Stelle vorn unten sah man bereits einen ganz kleinen Einriss, aus dem eine dünne trübe Flüssigkeit pulsierend aus dem Mittelohr rann. Der Junge erhielt einen stärkeren schmerzstillenden Saft, Nasentropfen zum Abschwellen und ein Antibiotikum. Bereits 30 Minuten nach Einnahme des Saftes war Leon schmerzfrei. Zwei Tage später war er auch fieberfrei. Das Loch im linken Trommelfell war bereits dünn überhäutet. Dahinter war noch Flüssigkeit zu sehen, das Trommelfell war auf beiden Seiten weniger vorgewölbt und nur noch leicht gerötet. Bei einer Verlaufskontrolle nach vier Wochen zeigten sich beidseits unauffällige Trommelfelle und in der Tympanometrie eine normale Druckkurve. Die Flüssigkeit hinter dem linken Trommelfell hatte sich vollständig zurückgebildet.

Probleme im Mittelohr

Von Ohrenschmerzen infolge von Erkältung wird schon aus der Antike berichtet. Der berühmte griechische Arzt Galen empfahl dagegegen Wolfsmilch oder Pfeffer mit altem Öl vermischt, aber auch Majoranöl und Öl, in dem zuvor Zwiebeln gebraten wurden. Damals waren die Vorstellungen der Ärzte noch vom Aberglauben beherrscht. Erst eineinhalb Jahrtausende später waren die Kenntnisse der Anatomen so weit, dass man die Ursachen der Schmerzen erkennen und sie sinnvoll bekämpfen konnte.

Bei der akuten Mittelohrentzündung schwillt die Mittelohrschleimhaut an, es bilden sich Flüssigkeit, Schleim oder Eiter hinter dem Trommelfell. Es kommt zu stechenden Ohrenschmerzen, die umso stärker werden, je mehr sich das Trommelfell durch die sich anstauende Flüssigkeit im Mittelohr nach außen wölbt. Schleim und Eiter behindern die Schwingungsfähigkeit des Trommelfells und die Bewegung der Gehörknöchelchen. Die Schallleitung ist behindert und das Hören ist deutlich gedämpft. Oft werden die Ohrenschmerzen von Fieber und Kopfschmerzen begleitet. Kommt es zum Einriss des Trommelfells, kann das Sekret in den Gehörgang abfließen. Der Druck auf das Trommelfell und damit auch die Ohrenschmerzen lassen nach.

Das Tonschwellenaudiogramm zeigt besonders beim Erwachsenen außer der Schallleitungsstörung manchmal auch einen Abfall der Knochenleitungskurve. Dies bedeutet, dass auch das Innenohr von der Entzündung betroffen ist. Dann muss das Mittelohr durch einen Schnitt in das Trommelfell (Paracentese) entlastet werden. Der Arzt gibt zusätzlich manchmal Kortison über die Vene oder verordnet es in Tablettenform. Ist nur das Mittelohr betroffen, helfen in leichten Fällen Nasentropfen mit abschwellender Wirkung und das Inhalieren von Kamillendampf. Auch Schmerzmittel und sogenannte **Schleimverflüssiger** können helfen. Bei Kindern unter zwei Jahren und in schweren Fällen, zum Beispiel bei sehr hohem Fieber, tagelang laufendem Ohr oder sehr starken Schmerzen, sollte ein Antibiotikum gegeben werden, da die Gefahr besteht, dass sich die Mittelohrentzündung auf den Knochen hinter dem Ohr, den Warzenfortsatz oder Mastoid, ausbreitet. Diese sogenannte **Mastoiditis** erzeugt Schwellungen und Rötungen hinter dem Ohr und lässt die Ohrmuschel abstehen. Die Folge können Blutvergiftung und Hirnhautentzündung sein. Während man solche Komplikationen heute im Zeitalter der Antibiotika kaum noch sieht, waren sie in früheren Zeiten gefürchtet.

4 Warum man schlecht hört

Paukenerguss und Seromukotympanon

Krankenbericht

Peter hört schlecht

Frau H. kommt mit ihrem dreieinhalb Jahre alten Sohn Peter in die Sprechstunde des HNO-Arztes und erzählt, dass ihr Sohn nicht richtig höre. Sie sei sich nicht sicher, ob er wirklich schlecht höre oder einfach manchmal nicht hören wolle. Vor einigen Tagen sei sie aber auch von der Kindergärtnerin angesprochen worden, der aufgefallen war, dass Peter bei dem Spiel „Stille Post" im Vergleich zu den anderen Kindergartenkindern viel schlechter verstanden habe. Peter spreche auch etwas undeutlich und vertausche einige Buchstaben, zum Beispiel T und F (Teuerwehr statt Feuerwehr) und auch T und K (Tatze statt Katze).

Der Arzt fragt, ob das Kind nachts schnarcht, was von der Mutter bejaht wird. Sie führt dies auf Peters häufige Erkältungen zurück. Eigentlich habe er ständig Schnupfen und bekomme dann schlecht Luft durch die Nase. Bisher habe er zweimal eine akute Mittelohrentzündung gehabt, die der Kinderarzt behandelt habe, zuletzt vor einem halben Jahr. Bei der Untersuchung der Ohren sieht der HNO-Arzt beidseits Trommelfelle, die im oberen Teil eingezogen, im unteren nach außen gewölbt sind. Dort schimmert eine bernsteinfarbene Flüssigkeit durch das Trommelfell, das selbst nicht gerötet ist. Das angefertigte Tympanogramm zeigt beidseitig eine flache Kurve (s. Kap. 3, S. 49) und bestätigt die vermutete Flüssigkeit hinter dem Trommelfell. Der Blick in den Mund des Kindes zeigt sehr große Gaumenmandeln und bei der Inspektion des Nasenrachenraums mit einem Lupenendoskop eine Rachenmandelvergrößerung, die das Atmen durch die Nase unmöglich macht und die Öffnungen der Eustachischen Röhre (Tube) im Nasenrachenraum komplett verschließt.

Nachdem der Arzt mehrere Wochen erfolglos versucht hat, das Kind mit abschwellendem, später kortisonhaltigem Nasenspray, Schleimlöser und einem Nasenballon[2] zu behandeln, rät er der Mutter, das Kind operieren zu lassen. Er schlägt einen ambulanten operativen Eingriff vor, bei dem die Rachenmandel entfernt und ein kleiner Schnitt in das Trommelfell gemacht werden soll, um die dahinter liegende Flüssigkeit abzusaugen und anschließend ein kleines Paukenröhrchen einzulegen. Das Röhrchen soll die Ausheilung des Mittelohrs und seine Belüftung von außen für die nächsten Monate gewährleisten. Der Mutter wird erklärt, dass sich das Röhrchen von selbst nach einigen Monaten abstoße und der Trommelfellschnitt sich in der Regel ohne weiteres ärztliches Zutun verschließe. Die Mutter stimmt dem Eingriff zu.

Peter hört seither besser, schnarcht nicht mehr und macht einen deutlichen Entwicklungsschub bei seiner Sprachentwicklung. Leider verschlechtert sich das Hören nach einer starken Erkältung ein Jahr später erneut. Die Untersuchung zeigt links eine neue Flüssigkeitsansammlung hinter dem Trommelfell und rechts ein stark eingezogenes Trommelfell mit einem messbaren Unterdruck im Mittelohr. Dieses Mal bringt die mehrtägige Behandlung mit abschwellend wirkenden Nasentropfen und die anschließende Behandlung mit dem Ballonsystem zur Verbesserung der Tubenbelüftung den erwünschten Erfolg. Peter hört wieder, und auch die Kontrolluntersuchung zeigt einen normalen Trommelfellbefund und eine normale Druckkurve im Tympanogramm.

Wenn Kinder zwischen dem zweiten und sechsten Lebensjahr mit Verdacht auf eine Hörstörung zum HNO-Arzt kommen, findet sich in den meisten Fällen Flüssigkeit hinter dem Trommelfell, die dem Kind das Hören erschwert. Handelt es sich um dünnflüssiges Sekret, sprechen wir von einem **Paukenerguss** (Abb. 4-2),

---

2 Bei dem Nasenballon handelt es sich um einen Luftballon und einen kleinen Gummistopfen mit einem Loch. Der Luftballon wird über den Stopfen gezogen, wie über den Ansatz einer Luftpumpe. Mit dem Gummistopfen wird ein Nasenloch luftdicht verschlossen. Das andere Nasenloch drückt das Kind mit seinem Finger zu. Das Kind holt durch den Mund Luft und versucht die Luft in die Nase und damit in den Luftballon zu drücken und den Ballon aufzupusten. Durch den entstehenden Überdruck im Nasenrachenraum gelangt Luft ins Mittelohr, die Belüftung des Mittelohrs wird verbessert.

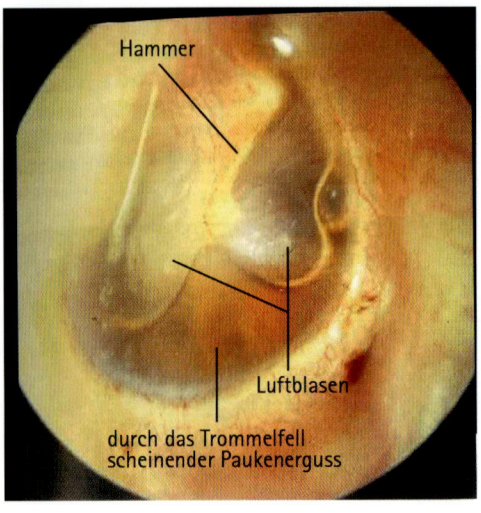

Abb. 4-2 Paukenerguss hinter dem rechten Trommelfell (aus: Werner JA, Lippert BM. HNO-Heilkunde. Farbatlas zur Befunderhebung, Differenzialdiagnostik und Therapie. Stuttgart: Schattauer 2003).

ist es sehr zäh und eingedickt, sprechen wir von einem **Mucotympanon** (Mucos bedeutet Schleim). Die Flüssigkeit behindert die Schwingungsfähigkeit des Trommelfells und der Gehörknöchelchenkette und verursacht dadurch eine Schallleitungstörung. Das Tympanogramm ist flach und im Tonschwellenaudiogramm weichen die Luft- und Knochenleitungskurve voneinander ab. Bei Kindern im Kindergarten- und Vorschulalter ist die Ursache häufig eine vergrößerte Rachenmandel, die die Tubenöffnungen verschließt und so die Belüftung des Mittelohrs über die Eustachische Röhre verhindert. Die chronische Minderbelüftung des Mittelohrs führt zu einem Umbau der Mittelohrschleimhaut, die danach Flüssigkeit bildet. Bei einigen Kindern findet sich eine chronische Tubenbelüftungsstörung ohne vergrößerte Rachenmandel. Hier liegt wahrscheinlich eine besonders enge Eustachische Röhre vor.

Aufsteigende Infektionen aus dem Nasenraum, die zu einer Mittelohrentzündung führen, gehen mit gesteigerter Flüssigkeitsbildung im Mittelohr einher. Besteht bei einem Kind zusätzlich eine Belüftungsstörung des Ohrs, bildet sich die entstandene Flüssigkeit nach abgeheilter Entzündung viel schlechter oder gar nicht zurück.

Besonders bei Kindern mit stark vergrößerter Rachenmandel sind medikamentöse Maßnahmen oft völlig wirkungslos. Da Kinder bei einer anhaltenden Hörstörung über mehrere Monate in ihrer Sprachentwicklung zurückbleiben und so durch ihr schlechtes Hören sozial benachteiligt sind, sollten hier Arzt

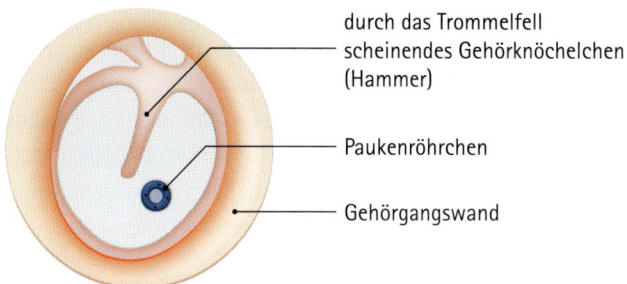

Abb. 4-3 In das rechte Trommelfell eingesetztes Paukenröhrchen bei Blick in den Gehörgang.

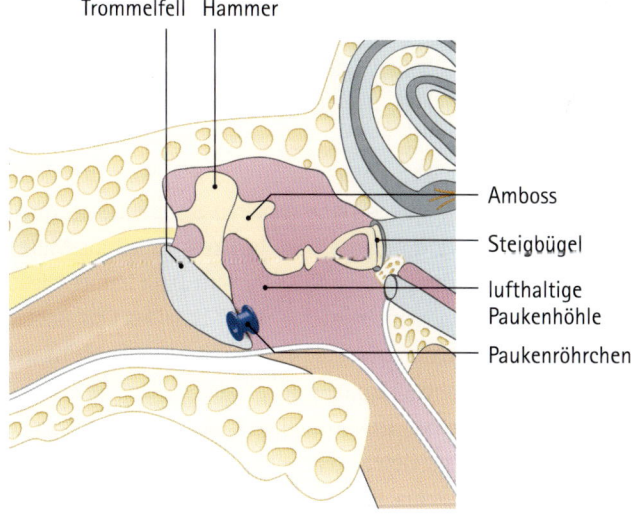

Abb. 4-4 Mit dem eingesetzten Paukenröhrchen wird die Belüftung des Mittelohres sichergestellt.

und Eltern mit einer nötigen Operation nicht zu lange warten. Bei der Operation wird die Rachenmandel entfernt, die Flüssigkeit hinter dem Trommelfell abgesaugt und manchmal ein kleines Röhrchen ins Trommelfell eingelegt. Durch das Röhrchen wird die Belüftung des Mittelohrs für die nächsten Monate von außen gewährleistet (Abb. 4-3 und 4-4). Die Operation wird dringend, wenn eine bereits vorhandene Sprachentwicklungsverzögerung des Kindes auf eine schon länger bestehende Hörstörung hinweist. Es ist aber auch nicht sinnvoll, ein Kind sofort zu operieren, wenn nach einer Erkältung für eine überschaubare Zeit, vielleicht von zwei bis drei Wochen, ein Paukenerguss zurückbleibt, da sich hier die Flüssigkeit hinter dem Trommelfell oft noch von selbst auflöst. Der HNO-Arzt sollte die individuelle Situation des Kindes mit den Eltern besprechen, damit eine sinnvolle Entscheidung für oder gegen eine Operation gefällt werden kann.

Chronische Mittelohrentzündungen

Bei besonders veranlagten Patienten kann nach mehreren akuten Mittelohrentzündungen ein Schaden zurückbleiben: manchmal ein Loch im Trommelfell, manchmal aber auch dauerhafte entzündliche Veränderungen im Bereich der Paukenhöhle. Es handelt sich um Vernarbungen oder entzündliche Zerstörungen der Gelenke zwischen den einzelnen Gehörknöchelchen im Mittelohr, die die Hörfähigkeit einschränken können. Das Trommelfell verliert bei Durchlöcherung der Oberfläche seine Fähigkeit, mit den ankommenden Druckwellen mitzuschwingen.

Bei manchen Patienten kann eine chronische Mittelohrentzündung – abgesehen von der Hörminderung – keine weiteren Symptome hervorrufen, bei anderen gelangen Bakterien durch das Loch im Trommelfell ins Mittelohr und verursachen akute Entzündungen. Aus dem Ohr läuft dann immer wieder Sekret heraus. Wenn das Hörvermögen eingeschränkt ist oder das Ohr immer wieder läuft, kann man den Entzündungsherd durch eine Operation beseitigen und zerstörtes Gewebe, etwa Trommelfellanteile oder Gehörknöchelchen, ersetzen. Bei der Operation wird das Loch im Trommelfell verschlossen, indem man kleine aus der Umgebung entnommene Gewebsteile einsetzt. Um die Gehörknöchelchenkette wieder beweglicher zu machen werden Vernarbungen gelöst oder mit den noch vorhandenen Gehörknöchelchen die Kette rekonstruiert bzw. künstliche „Ersatzknöchelchen" (sogenannte **Mittelohrimplantate**) eingesetzt.

Die chronische Knocheneiterung (Cholesteatom)

Das **Cholesteatom** (Perlgeschwulst) ist eine besondere Form der chronischen Mittelohrentzündung, die mit der Zeit die Mittelohrstrukturen zerstört und auch den benachbarten Knochen angreift. Zunächst ist die Schallleitung gestört. In weit fortgeschrittenen Fällen können aber auch die Innenohrstrukturen oder das

Gleichgewichtsorgan betroffen sein. Das Ohr ist häufig feucht und riecht manchmal unangenehm. Der HNO-Arzt sieht auf der Trommelfellebene oft weißliche, perlenartige Strukturen. Wenn er sie mit einem kleinen Sauger entfernt, wird ein Trommelfelldefekt und manchmal auch angegriffenes Knochengewebe sichtbar. Da die Entzündung nicht nur die Gehörknöchelchen zerstören kann, sondern auch die Gefahr schwerer Komplikationen in sich birgt (Gesichtsnervlähmung, Taubheit, Schwindel, Gehirnentzündung und Blutvergiftung), muss diese Form der Entzündung immer operiert werden. Dabei wird das Cholesteatomgewebe entfernt, der angegriffene Knochen abgeschliffen und der Schallleitungsapparat wie bei den normalen chronischen Mittelohrentzündungen wieder möglichst gut rekonstruiert. Diese Operation gehört immer in die Hand eines erfahrenen Ohroperateurs.

Otosklerose

Mit Otosklerose bezeichnet der Arzt eine Versteifung des Steigbügels durch zusätzliche Knochenbildung an der Steigbügelfußplatte. Diese Erkrankung trifft mehr Frauen als Männer. In der Regel entwickelt sie sich im mittleren Lebensalter. Bei mehr als der Hälfte der Betroffenen stellt sich gleichzeitig mit der Hörverschlechterung ein Tinnituston hoher Frequenz ein.

Der HNO-Arzt misst bei der Impedanzmessung (vgl. Kap. 3, S. 49) eine normale Druckkurve und einen fehlenden Stapediusreflex (vgl. Kap. 3, S. 50). Das Tonschwellendiagramm zeigt, dass die Luftleitungs- und die Knochenleitungskurve bei fast allen Frequenzen voneinander abweichen, sich aber bei etwa 1 000 Hertz einander annähern. Bei der Otosklerose liegt zunächst nur eine Schallleitungsstörung, in späteren Stadien eine kombinierte Schallempfindungs- und Schallleitungsstörung vor. Der Schallleitungsanteil der Schwerhörigkeit lässt sich mittels eines operativen Eingriffs beseitigen oder zumindest verbessern. Bei dieser Operation wird in Narkose mit dem Laser oder einer Art „Nadel" ein Loch in die versteifte Steigbügelfußplatte gebohrt und eine kleine Prothese eingebracht, die am Amboss fixiert wird. Die Prothese überträgt die Schwingungen des Amboss auf die Innenohrflüssigkeit und ersetzt die fehlende Steigbügelfunktion.

Probleme im Innenohr

Altersbegleitende Schwerhörigkeit

In höherem Alter lässt das Hören nach. Das hat viele Gründe, denn meist kommen mehrere Dinge zusammen. So wie auch unsere anderen Sinne, etwa das Sehen, Riechen und Schmecken, durch Alterungsprozesse schwächer werden, wird auch das Gehör mit der Zeit schlechter. Welche Sinnesqualitäten beim Einzelnen stärker und welche weniger stark in ihrer Funktion abnehmen, ist unterschiedlich. Außer dem normalen Nachlassen der Hörfunktion summieren sich über die Jahre Folgen schädigender Einflüsse auf das Ohr. Das können Lärmeinwirkungen oder Infektionen gewesen sein, die zur Verklebung der Härchen der Hörsinneszellen und damit zur Schädigung des Gehörs führten. Die verminderte Hörleistung im Alter und alle im Laufe des Lebens angesammelten Hörschäden machen dann zusammen die **altersbegleitende Hörminderung** aus.

Da die meisten älteren Schwerhörigen die hohen Frequenzen besonders schlecht hören, ist das Sprachverstehen früh beeinträchtigt, denn viele Konsonanten liegen im oberen Mitteltonbereich, einige im Hochtonbereich. Besonders schwierig wird die Situation, wenn der Betroffene das Gesagte aus Umgebungsgeräuschen heraushören muss. Da im Alter auch die Fähigkeit zur Trennung von Stör- und Nutzschall im Gehirn nachlässt, verstärken sich die Probleme Gesprochenes zu verstehen.

Am Anfang der sich entwickelnden Schwerhörigkeit fällt dem Betroffenen nur bei lauten Umgebungsgeräuschen auf, dass er schlechter versteht und öfters nachfragen muss. Ein typisches Beispiel dafür ist ein Essen in größerer Runde in einem gut besuchten Restaurant mit eng stehenden Tischen und eventuell zusätzlich störendem Geklapper aus der Küche. Wenn das Hören nur in solchen Situationen beeinträchtigt ist, sprechen Ärzte und Akustiker manchmal auch von der „Cocktailpartyschwerhörigkeit".

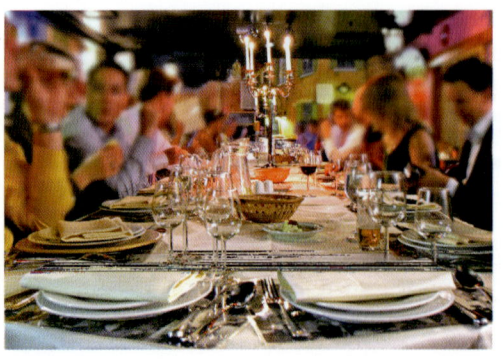

Der Betroffene muss sich konzentrieren, um die fehlenden Konsonanten aus dem Sinnzusammenhang oder durch Absehen vom Mund zu ergänzen, damit er einem Gespräch folgen kann. Das Gehirn muss zusätzlich den Störschall möglichst gut aus dem Gehörten herausfiltern. Wenn auch die Konzentrationsleistung und die Flexibilität des Gehirns beim Mitdenken und Ergänzen von fehlenden Wort- und Satzgliedern abnehmen, sind die Schwierigkeiten nicht mehr zu übersehen. Dies ist oft der Zeitpunkt, an dem sich die Betroffenen erstmalig mit der Frage einer Hörgeräteversorgung befassen. Eine frühere Versorgung mit Hörsystemen wäre oft sinnvoller gewesen. Aus verschiedenen Gründen ignorieren Betroffene aber auch manchmal dann noch ihre Schwerhörigkeit, wenn sie eigentlich nicht mehr zu übersehen ist (s. auch „Leben mit der Schwerhörigkeit", S. 80).

Eine Pille, die dem nachlassenden Gehör im Alter entgegenwirkt, gibt es leider nicht, auch wenn immer wieder verschiedene Präparate zur Verbesserung der Hörleistung angepriesen werden. Ob diese Medikamente, wie angegeben, die Sauerstoffversorgung und die Nährstoffversorgung im Innenohr wirklich verbessern, hat bisher noch niemand nachweisen können. Im Modell ist es Forschern gelungen, aus embryonalen Stammzellen der Maus Vorläuferzellen von Haarsinneszellen zu züchten. Einzelne Arbeitsgruppen versuchen, solche Stammzellen in die Hörschnecke von Tieren zu transplantieren. Eine gelungene Integration konnte für einige Zellen in einer tierischen Cochlea gezeigt werden. Von einer Anwendung am Menschen ist die Stammzelltherapie bei Hörschäden jedoch noch weit entfernt. Die transplantierten Zellen, einschließlich der Härchen beim Menschen, in die richtige Stelle im Cortischen Organ einzubringen, ist noch Zukunftsmusik.

Hörsturz

Krankenbericht

Der Schreck des Handelsreisenden

Als der 43-jährige Sven A. nach zwölf Stunden Flug und zwei Stunden Fahrt mit dem Narita Express erschöpft sein Hotelzimmer im Tokioter Geschäftsviertel betrat, war irgendetwas anders.
Es schien mit der Musik zu tun zu haben, die aus dem angeschalteten Fernseher rieselte. War etwas mit seinen Ohren nicht in Ordnung? Er hielt sich das linke Ohr zu – alles schien normal zu sein. Als er das rechte

zuhielt, waren die Musik und der von der Straße kommende Lärm deutlich schwächer. Offensichtlich hörte er plötzlich auf dem linken Ohr schlechter. „So ein langer Flug hat eben seine Nachwirkungen", dachte er. Der Flug war anstrengend gewesen, und bei der Landung hatte es beim Druckausgleich deutlich in seinen Ohren geknackt, ja es hatte sogar ein bisschen wehgetan. Es gab also keinen Grund zur Aufregung; er würde sich gleich schlafen legen, denn nach deutscher Zeit war es bereits drei Stunden nach Mitternacht.

Als Sven A. aufwachte, war es immer noch dunkel. Das dumpfe Gefühl in seinem linken Ohr hatte noch nicht nachgelassen und zusätzlich hatte sich ein Piepton eingestellt, der unverändert blieb, auch wenn er sein Ohr zuhielt.

Er hatte eine Menge zu tun. Die letzte Videokonferenz mit den japanischen Geschäftspartnern war unbefriedigend verlaufen und er wollte bei seinem jetzigen Aufenthalt die Situation klären. Es hing viel vom Verlauf der anstehenden Gespräche ab. Nach dem Frühstück machte er sich sofort auf den Weg zu seinen Geschäftspartnern.

Aber im Laufe des Tages und auch in den folgenden Tagen blieben die Schwerhörigkeit des linken Ohrs und das dumpfe Gefühl bestehen. Sven A. konnte sich während der Konferenz deshalb nur schwer auf die Gespräche konzentrieren. Der Piepton wurde sogar lauter, wenn er in den Verhandlungen saß oder zum Rednerpult ging, um sein Konzept zu erläutern. Er war froh, als er nach zwei Tagen endlich den Rückflug antreten konnte und ohne Probleme wieder in Deutschland landete. Der Druckausgleich hatte bei der Landung gut funktioniert, aber die Hörprobleme waren geblieben. Zu Hause ging Sven A. sofort zum HNO-Arzt und erfuhr nach verschiedenen Untersuchungen, dass er einen **Hörsturz** des linken Ohres mit einem begleitenden Tinnitus hatte. Der Arzt behandelte ihn mit Medikamenten, die er ihm über die Armvene injizierte. Bereits nach wenigen Tagen hörte er wieder besser und nach einer Woche konnte er keinen Unterschied mehr zwischen dem Hören links und rechts feststellen. Auch das Ohrgeräusch war deutlich leiser geworden. Sven A. hört den Tinnitus heute nur noch selten, meist nur, wenn er in eine Stresssituation gerät.

Wenn das Hörvermögen eines Ohrs von einer Minute zur anderen abfällt, das Audiogramm einen Abfall der Luft- und Knochenleitungskurve auf diesem Ohr bestätigt und eine zugrunde liegende Störung nicht zu erkennen ist, sprechen wir von einem Hörsturz. Mancher Patient bemerkt gleichzeitig ein Ohrgeräusch, andere auch Schwindel. Es kann jeden treffen. Die Wahrscheinlichkeit ist zwischen dem 40. und 60. Lebensjahr am höchsten. Bis heute sind die Mechanismen, die zum plötzlichen Hörabfall führen, nicht eindeutig geklärt. Zum einen wird eine kurzzeitige Minderversorgung der Cochlea mit Sauerstoff, aber auch mit anderen Nährstoffen angenommen, zum anderen scheinen bei manchen Betroffenen Viren oder Autoimmunprozesse beteiligt zu sein, die das Innenohr angreifen. Stress wird allgemein als begünstigender Faktor für das Auftreten eines Hörsturzes angesehen, obwohl dies wissenschaftlich nicht bewiesen ist. Aus psychosomatischer Sicht wird der Hörsturz als kurzzeitige Abschaltreaktion bewertet, die eintritt, wenn der Betroffene überfordert wird. Früher sprach man vom Hörsturz als typische Managerkrankheit, die aber selbstverständlich auch alle anderen Berufsgruppen treffen kann. Eine mögliche Erklärung, wie Stress einen Hörsturz begünstigen kann, ist die vermehrte Adrenalinausschüttung im Körper. Sie führt dazu, dass sich die Arterien der Endstrombahn verengen und das Innenohr kurzzeitig mit zu wenig Blut versorgt wird.

Die Theorie, dass eine vorübergehende Minderversorgung des Innenohrs mit Blut am Hörsturz beteiligt ist, führte in Deutschland dazu, dass jahrelang durchblutungsfördernde Medikamente in Tablettenform und in Form von Infusionen verabreicht wurden. Damit sollten die Fließeigenschaften des Blutes optimiert werden, um mehr Sauerstoff und Nährstoffe ins Innenohr zu bringen. Man nahm an, dass das die Regeneration angegriffener Haarzellen fördern würde. Obwohl einige Studien und empirische Beobachtungen für eine Wirksamkeit der Infusionstherapie sprachen, bleibt ihre Wirkung bis heute umstritten. In Deutschland werden deshalb derzeit die Kosten für eine Infusionstherapie mit solchen „durchblutungsfördernden" Substanzen von den gesetzlichen Kassen nur in Ausnahmefällen übernommen.

Der zweite therapeutische Ansatz beruht auf der Annahme, dass bei der Schädigung der Haarzellen Entzündungsreaktionen mitwirken. Kortison soll mit seiner entzündungshemmenden Wirkung die Schäden an der Haarzelle verhindern und ihre Erholung fördern. Es kann in Tablettenform gegeben oder in die Vene injiziert werden. In allen deutschsprachigen Ländern werden schwerere Hörstürze mit Kortison behandelt, obwohl nach neuester Studienlage, zumindest in Deutschland, auch die Wirksamkeit der Kortisongabe in Zweifel gezogen wird und nur noch im Einzelfall von der Krankenkasse übernommen wird. In den letzten Jahren wurden mehrere wissenschaftliche Arbeiten über die Behandlung von schweren Hörstürzen veröffentlicht, die eine bessere Wirkung von Kortison bei direktem Einspritzen des Medikaments durch das Trommelfell ins Mittelohr beweisen sollten. Durch die Diffusion des Medikaments über die runde Fenstermembran an der Hörschnecke wird eine höhere Wirkstoffkonzentration im Cortischen Organ erreicht, als durch die intravenöse oder orale Anwendung. Obwohl über positive Resultate berichtet wird, gibt es noch keine einheitliche Meinung über den routinemäßigen Einsatz dieser Methode.

Die Bewertung der verschiedenen Therapieverfahren hat sich in den letzten Jahren immer wieder verändert. Gut die Hälfte der Hörstürze bildet sich spontan vollständig zurück, also ohne weiteres Zutun von außen. Ob in den anderen Fällen eine Verbesserung des Hörvermögens auf die Medikamente zurückzuführen ist oder auch spontan erfolgt wäre, bleibt im Einzelfall unklar. Viele ältere Studien, die die positiven Effekte der Medikamentengabe bei Hörsturz bestätigten, werden heute in Zweifel gezogen. Die Maßstäbe für die Relevanz einer Untersuchung unterliegen mittlerweile sehr viel strengeren Kriterien.

Wenn Sie glauben einen Hörsturz zu haben, sollten Sie möglichst in den folgenden ein bis zwei Tagen einen HNO-Arzt aufsuchen. Er muss andere Ursachen ausschließen und Sie je nach Ausmaß des Hörverlustes beraten, ob für Sie eine Therapie mit Kortison sinnvoll sein kann.

Wenn der Hörabfall alle Frequenzen betrifft und so stark ausgeprägt ist, dass er an eine einseitige Taubheit grenzt, muss besonders schnell gehandelt werden. Es kann in seltenen Fällen eine **Ruptur des runden Fensters** vorliegen. Dies führt zu einem raschen oder auch langsamen kontinuierlichen Verlust der Flüssigkeit des Innenohrs und damit zu einer sofortigen Ertaubung bzw. einer innerhalb von Stunden bis Tagen fortschreitenden Schwerhörigkeit bis zur Ertaubung. Die wichtigsten Hinweise auf eine Ruptur des runden Fensters zieht der HNO-Arzt aus den Angaben des Patienten. Oft erklären sie, sich vorher angestrengt zu haben, zum Beispiel beim Heben schwerer Lasten. Das Ereignis ist fast immer von Schwindel begleitet. Bei Verdacht auf Ruptur der runden Fenstermembran erfolgt die genaue Untersuchung des Mittelohrs in Narkose. Der Arzt überprüft, nach vorsichtigem Auslösen des Trommelfells, die Membran des runden Fensters auf ihre Dichtheit. Mit einem kleinen Bindegewebsstück wird ein mögliches Leck abgedichtet. Der Flüssigkeitsaustritt wird gestoppt und oft kommt es dann in den folgenden Tagen zur teilweisen oder sogar kompletten Hörerholung.

Grundsätzlich gilt die Regel, dass Hörstürze, die den Tieftonbereich betreffen, eine besonders gute Prognose für eine Spontanheilung haben, und dass die Prognose bei leichten Hörstürzen besser ist als bei schweren. Auch das Lebensalter des Betroffenen spielt eine Rolle: Bei jüngeren Menschen kommt es häufiger zu einer spontanen kompletten Rückbildung der Symptome als bei älteren.

Lärmschäden des Gehörs

Man unterscheidet akute und chronische Lärmschäden. Die **akuten Lärmschäden** werden durch einen kurzen Knall mit Schalldruckpegeln von über 125 dB ausgelöst. Durch die starke Flüssigkeitsbewegung im Innenohr knicken die Härchen der Hörsinneszellen ab. Bei anschließender Schonung des Gehörs kann es sich nach Stunden bis Tagen manchmal wieder vollständig erholen. Ob eine medikamentöse Therapie mit Kortison hier unterstützend wirken kann, wird kontrovers diskutiert.

Wenn Lärmbelastungen für längere Zeit, etwa mehrere Stunden täglich, auf das Ohr einwirken, reichen schon geringere Schalldruckpegel (ab 85 dB), um das Gehör zu schädigen. Während früher vor allem Lärmbelastungen am Arbeitsplatz **chronische Lärmschäden** verursachten, ist es heute immer mehr der Lärm im Freizeitbereich. In Arbeitsbereichen, bei denen ein Schalldruckpegel über 85 dB herrscht, sind Lärmschutzmaßnahmen vorgeschrieben.

Die Hälfte der Patienten mit chronischen Lärmschäden des Ohres entwickelt ein chronisches Ohrgeräusch. Häufig fühlen sich die Betroffenen dann deutlich

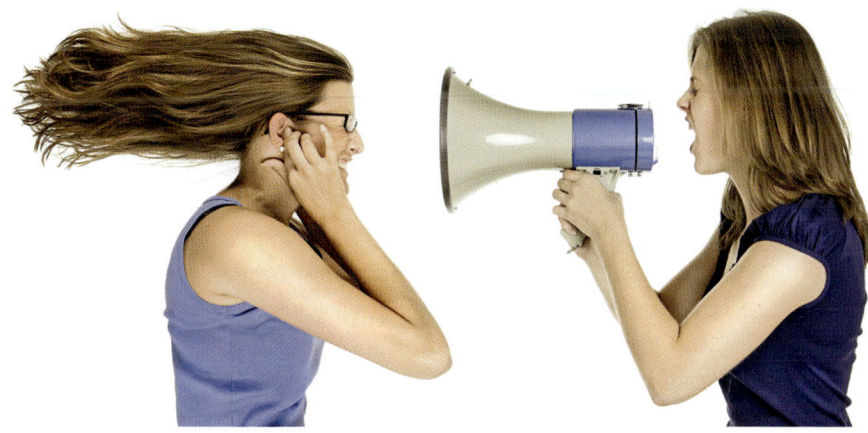

4 Warum man schlecht hört

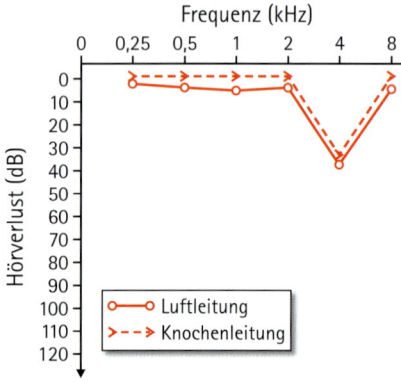

Abb. 4-5 Typischer Befund im Tonschwellenaudiogramm bei einem Lärmschaden des Gehörs (rechtes Ohr): maximaler Hörverlust bei 4 kHz, bei den höheren Frequenzen Wiederanstieg der Hörkurve.

weniger von der Hörminderung als durch den Tinnitus gestört. Im Hörtest zeigt sich die Schädigung der Hörsinneszellen mit einem Abfall bei 4 kHz, da diese Haarzellen an der Basis der Schnecke liegen und deshalb vom Trauma am stärksten betroffen sind (Abb. 4-5). Wenn der Patient einen Tinnitus hat, handelt es sich in der Regel um ein tonales hohes Geräusch im Frequenzbereich des Hörabfalls. Bei chronischen Lärmschäden verändern sich die Messwerte des Hörtests im Laufe der Zeit. Die benachbarten Frequenzen werden ebenfalls von der Lärmschädigung erfasst.

Innenohrschäden durch Viren oder Bakterien

Viren oder Bakterien können Nerven angreifen und sie vorübergehend oder dauerhaft schädigen. Virusinfektionen sind häufiger. Die Viren können auf unterschiedliche Weise in das Innenohr gelangen. Bei einer Mittelohrentzündung können sie die runde Fenstermembran durchwandern (vgl. „Akute Mittelohrentzündung", S. 59) oder bei Mumps, Masern oder Rötelninfektion über das Blut oder das Hirnwasser die Innenohrstrukturen und den Hörnerv infizieren. Durch die routinemäßige Impfung der Kleinkinder gegen Mumps, Masern und Röteln haben sich die Fälle ein- oder beidseitiger Ertaubung im Kindesalter durch virale Schädigungen deutlich reduziert. Am häufigsten tritt heute eine infektionsbedingte Ertaubung bei Kindern noch als Folge einer Gehirnhautentzündung auf.

Relativ häufig sieht der HNO-Arzt die Beteiligungen des Innenohrs als Komplikation einer klassischen Mittelohrentzündung. Hier betreffen die Schädigungen meist den oberen Mittelton- und Hochtonbereich, da die Hörsinneszellen an der Basis der Schnecke nahe am Mittelohr liegen. Bei der sogenannten **Grippeotitis**, bei der das Trommelfell Blutblasen zeigt, ist eine Innenohrbeteiligung besonders häufig. Die Therapie besteht in der Druckentlastung durch einen kleinen Schnitt ins Trommelfell und in der Gabe von Kortison, das die Entzündungsreaktion hemmen soll.

Hörschäden durch Medikamente

Patienten nehmen manchmal an, ein Medikament habe ihr Hörvermögen geschädigt oder ein Ohrgeräusch verursacht. Dies wird viel öfter vermutet, als es tatsächlich der Fall ist. Bleibende Schäden können durch die Einnahme einzelner Malariamittel (Chinolone), Mittel gegen Krebs (Zytostatika) und eine Antibiotika-Gruppe (Aminoglyciside) entstehen, welche heute nur noch bei schweren Lungenentzündungen oder Blutvergiftungen verabreicht wird.

Tatsächlich können Acetylsalicylsäure (Aspirin), bestimmte Diuretika vom Fourosemidtyp (dies ist eine Medikamentengruppe, die zum Senken des Blutdrucks und zum Ausschwemmen von überschüssiger Flüssigkeit angewendet wird) und einige andere Medikamente nachweislich ein Ohrgeräusch erzeugen, aber nur bei deutlicher Überdosierung. Beispielsweise lässt sich durch die einmalige Einnahme von 6 Tabletten à 500 mg Aspirin ein Ohrgeräusch erzeugen. Es verschwindet, wenn in den Folgetagen keine Acetylsalicylsäure mehr eingenommen wird. Nur in Einzelfällen sind Hörverluste durch die Einnahme von Überdosen des Diuretikums vom Fourosemidtyp bekannt. Auch hier bildet sich der Hörverlust nach Absetzen des auslösenden Medikaments zurück.

Morbus Menière

Bei dieser Erkrankung treten anfallartig Drehschwindel und Hörminderung eines Ohrs, begleitet von einem tieffrequenten Ohrenrauschen, auf. Oft besteht vor oder während der Anfälle ein Druckgefühl auf dem betroffenen Ohr. Das Tonschwellenaudiogramm zeigt während des akuten Anfalls einen Tieftonabfall. Der Patient fühlt sich meist mehr durch den Schwindel als durch die Hörminderung beeinträchtigt. Die Schwindelanfälle werden von Übelkeit und Erbrechen begleitet und dauern Stunden bis Tage. Die Abstände zwischen den Anfällen können zwischen Tagen, Wochen und Monaten variieren. Zu Beginn der Erkrankung kommt es nach Abklingen der Symptome zur vollständigen Erholung des Hör- und Gleichgewichtsorgans. Mit der Dauer der Erkrankung kommt es zu allmählich zunehmendem Hörverlust auf dem betroffenen Ohr und zum Ausfall des peripheren Gleichgewichtsorgans. Mit zunehmendem Nachlassen der Gleichgewichtsfunktion der betroffenen Seite schwächen sich die Schwindelsymptome ab. Das funktioniert, weil das Gehirn und andere am Gleichgewicht beteiligte Systeme den Ausfall ausgleichen. Manchmal erkrankt auch das zweite Ohr. Es gibt Medikamente, die eingesetzt werden, um die Häufigkeit der Anfälle zu reduzieren. Bei einem akuten Anfall werden Präparate gegeben, die die Symptome lindern. Wenn mit Medikamenten kein stabilerer Zustand erreicht wird, legt man ein Paukenröhrchen in das Trommelfell ein. Obwohl man nicht genau weiß, warum diese Maßnahme bei vielen Patienten zur Reduktion von Häufigkeit und Intensität der Anfälle führt, gilt die Wirkung als gesichert. In schweren Fällen, in denen sich durch die genannten Verfahren keine Verbesserung erzielen lässt, kann das periphere Gleichgewichtsorgan mit Hilfe des Medikaments Gentamycin ausgeschaltet werden, das über das Paukenröhrchen ins Mittelohr gegeben wird. Wenn auch diese Maßnahme nicht ausreichend gegen die Beschwerden hilft, gibt es aufwendigere operative Verfahren, die jedoch Einzelfällen vorbehalten sind.

Wenn beim Morbus Menière die Schwerhörigkeit zunimmt, kann der HNO-Arzt eine Hörgeräteverordnung erwägen. Da das Hörvermögen jedoch lange Zeit stark schwankt, ist das schwierig und oft nicht befriedigend. Meist ist der Einsatz erst im späteren Erkrankungsstadium sinnvoll, wenn sich das Hören bei einer hochgradigen Schwerhörigkeit stabilisiert hat.

Das Akustikusneurinom

Krankenbericht

Der Schiefe Turm von Pisa und das Akustikusneurinom

Hans K., ein 75-jähriger Mann, kam in meine Praxis, um einen Hörtest anfertigen zu lassen. Schon bei der Begrüßung fiel mir auf, dass sich sein Mund beim Sprechen links kaum bewegte. Etwas war mit seinem linken Gesichtsnerv nicht in Ordnung. Als ich ihn danach fragte, erklärte er mir, dass dies die Folge einer Operation sei, bei der er auch auf einem Ohr ertaubt sei. Er begann seine Geschichte zu erzählen:

Im Sommer 1975 machte er mit seiner Familie Urlaub in Italien. Am letzten Tag stand Pisa auf dem Programm und natürlich der Schiefe Turm. Er wollte gerade seinen Kindern erzählen, dass ein berühmter Gelehrter von diesem

Turm Steine herunterfallen ließ, um die Bewegung fallender Körper zu studieren, da packte ihn ein Schwindelanfall. Er musste sich am Arm seiner Frau festhalten, um nicht zu stürzen. Der Anfall verging, der Schwindel aber kehrte in schwächerer Ausprägung in den nächsten Wochen und Monaten immer wieder, auch ohne den Schiefen Turm. Manchmal konnte Hans K. nicht geradeaus gehen ohne zu taumeln. Die Ärzte daheim untersuchten ihn, machten Röntgenbilder vom Kopf, konnten aber nichts finden. Schließlich tippten sie auf die Menièrsche Krankheit und verschrieben ein Medikament, an das sich der Patient nicht mehr erinnert. Die Anfälle wurden seltener, und schließlich geriet das alles in Vergessenheit. Beim Telefonieren und in größeren Gesprächsrunden merkte Hans K. zwar, dass er mit dem linken Ohr schlechter hörte als mit dem rechten, er machte sich darüber aber keine weiteren Gedanken.

Sechs Jahre später traten bei dem Patienten manchmal farbige Lichterscheinungen auf, die offensichtlich im Auge erzeugt wurden, ähnlich den Bildern, die man wahrnehmen kann, wenn man längere Zeit auf die geschlossenen Augen drückt. Er litt oft an Kopfschmerzen. Nachts schreckte er manchmal hoch, weil er das Gefühl hatte, er könne nicht mehr atmen. Schließlich sah er vertikale gerade Linien, etwa die Stangen eines Geländers, gebogen. Im linken Auge beulten sie sich nach rechts aus, im rechten nach links. Daraufhin schickte ihn der Chef einer Augenklinik zu seinem Kollegen von der Neurologie. Das dort veranlasste Computertomogramm zeigte einen etwa augapfelgroßen Tumor am linken Gleichgewichts- und Hörnerv, ein **Akustikusneurinom**. Aufgrund seiner Lage behinderte es den Abfluss der Gehirnflüssigkeit und verursachte so einen lebensgefährlichen Überdruck im Gehirn. Der Tumor wurde sofort entfernt und alle die Erscheinungen, von der Angst, im Schlaf zu ersticken bis zu den gebogenen Stangen, waren sofort verschwunden. Zurück blieben ein zerschnittener Hörnerv, ein leicht beschädigter Gesichtsnerv und ein lädiertes linkes Gleichgewichtsorgan.

Die Ursache der zunehmenden Innenohrschwerhörigkeit eines Ohres kann auch ein Tumor sein. Fast immer handelt es sich dabei um ein Akustikusneurinom, korrekter als Vestibularisschwannom bezeichnet. Dieser Tumor ist gutartig. Er entwickelt sich aus Teilen des Hör- und Gleichgewichtsnervs, sitzt im inneren

Gehörgang oder im sogenannten Kleinhirnbrückenwinkel (vgl. Kap. 2, S. 32). Da er sehr langsam wächst, führt er manchmal erst nach Monaten oder Jahren zu Funktionsausfällen, die durch Druck auf die benachbarten Strukturen entstehen. Manchmal treten zu Beginn auch einzelne Schwindelanfälle auf. Da die Gleichgewichtsfunktion der betroffenen Seite durch das langsame Tumorwachstum aber ganz allmählich ausfällt, kann das Gehirn einen großen Teil der Schwindelbeschwerden kompensieren. Es gibt deshalb auch Betroffene, die kaum Schwindel bemerken, allenfalls leichte Unsicherheiten im Dunkeln, bei schnellen Kopfbewegungen und in anderen Situationen, die das Gleichgewichtssystem besonders fordern (z. B. beim Betrachten des Schiefen Turms von Pisa). Die Schädigung des Hörnervs zeigt sich meist durch zunehmend schlechteres Hören auf dem betroffenen Ohr. In einigen Fällen treten gerade zu Beginn der Erkrankung auch hörsturzähnliche abrupte Hörverschlechterungen des Ohres auf. Im weiteren Verlauf kommt es zu einem langsam fortschreitenden Hörabfall über alle Frequenzen, der bis zur Taubheit führen kann. Manche Betroffene können durch die entstehende Schwerhörigkeit einen Tinnitus entwickeln, bei anderen fehlt dieses Symptom. Bei größeren Tumoren können im weiteren Verlauf Schädigungen des im inneren Gehörgang parallel verlaufenden Gesichtsnervs (mit Lähmungserscheinungen) auftreten. Auch Gesichtsschmerzen oder Schluckbeschwerden sind bei großen Tumoren durch Beteiligung anderer Hirnnerven möglich. Wenn der Tumor durch seine Größe zu Abflussstörungen von Hirnwasser führt, kommt es zum gefährlichen Anstieg des Hirndrucks. Dieser kann Kopfschmerzen, Sehstörungen, Atemstörungen, Fallneigung, Gangstörungen und andere schwerwiegende Störungen verursachen.

Den Verdacht auf ein Akustikusneurinom erhebt der HNO-Arzt bei der Zusammenschau aller Symptome und Befunde des Patienten. Dazu gehören verschiedene Hörtests (Tonschwellenaudiogramm, Tympanogramm, otoakustische Emissionen, BERA) und die Gleichgewichtsuntersuchung, bei der der Arzt durch seitengetrennte thermische Reizung die Funktion des rechten und linken Gleichgewichtsorgans misst. Im Verdachtsfall oder im Zweifel wird ein Kernspintomogramm des Kopfes veranlasst. Es gilt als die sensibelste Nachweismethode für ein Akustikusneurinom. Bei Patienten, bei denen kein MRT (Magnetresonanztomogramm bzw. Kernspintomogramm) angefertigt werden kann, zum Beispiel bei einem Metallimplantat im Kopf oder wenn der Patient panische Angst vor engen Räumen hat, wird ein hochauflösendes Computertomogramm der Felsenbeinregion gemacht. Während das MRT des Kopfes heute bei Verdachtsfällen zur Routine gehört, um ein Akustikusneurinom sicher auszuschließen, war diese

Untersuchung vor drei Jahrzehnten noch nicht möglich. Damals wurde die Diagnose manchmal erst gestellt, wenn massive Ausfallserscheinungen auftraten (vgl. Krankengeschichte auf S. 76).

Je nach Alter, Allgemeinzustand des Patienten und Wachstumsverhalten des Tumors, kann ein Akustikusneurinom operativ oder durch Bestrahlung behandelt werden. Bei sehr kleinen Tumoren wird zunächst abgewartet. Mit regelmäßigen Hörtests und Beobachtung der Gleichgewichtsfunktion, aber auch mit MRT-Kontrolluntersuchungen, wird das weitere Tumorwachstum beobachtet. Manche dieser Tumoren wachsen so langsam, dass die klinischen Beschwerden auch nach Jahren nicht zunehmen und im Kernspintomogramm keine Größenzunahme zu erkennen ist. Wenn operiert werden muss, entscheiden der genaue Tumorsitz und die Größe über den operativen Zugangsweg. Die Operation wird in spezialisierten HNO-Kliniken oder Neurochirurgischen Kliniken durchgeführt. Oft operieren auch der HNO-Chirurg und der Neurochirurg gemeinsam.

Bestrahlung kommt besonders für sehr große Tumoren in Frage oder für Patienten, denen eine große Operation nicht zugemutet werden kann.

Familiäre Schwerhörigkeit

Die familiäre Schwerhörigkeit ist immer eine beidseitige Hörminderung. Das Hörvermögen des Betroffenen ist schlechter als für sein Alter zu erwarten ware. Während bei den degenerativen Hörschäden (Funktionsverlust durch chronische Schädigung wie Lärmschäden, Infekte, Durchblutungsstörungen) der obere Mittelton- und der Hochtonbereich betroffen sind, finden wir bei genetisch bedingter Schwerhörigkeit häufig alle Frequenzbereiche, manchmal aber auch nur die mittleren oder hohen Frequenzen, beteiligt. Wir kennen heute mehr als 100 Gene oder zumindest ungefähre Genlokalisationen, die bei Veränderung zu verschiedenen angeborenen Hörstörungen führen können. Erst kürzlich entdeckten Forscher eine genetische Störung, die zu einer Veränderung an der Kontaktstelle (Synapse; siehe auch Kap. 2, S. 31 und

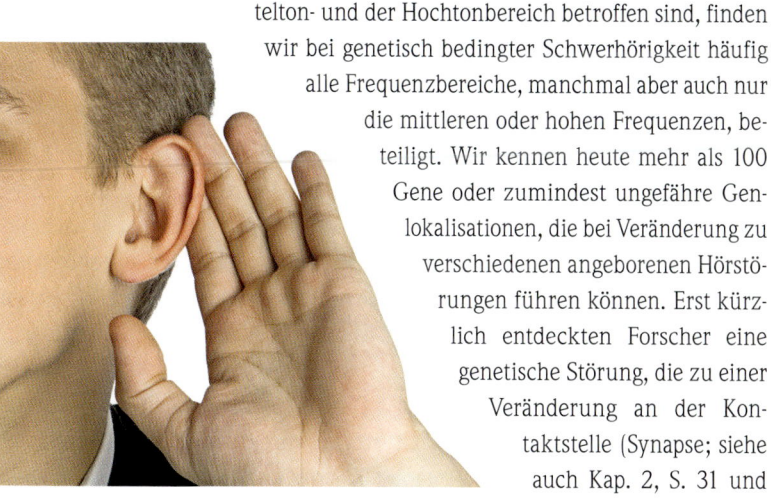

Anhang, S. 184) zwischen Hörsinneszelle und Hörnervenfaser führt. Es resultiert eine hochgradige Schwerhörigkeit. Untersuchungen an Mäusen konnten den molekularen Mechanismus dieser Störung aufzeigen.

Eine genetisch bedingte Schwerhörigkeit kann entweder bereits bei Geburt ausgebildet sein oder sich erst in späteren Lebensjahren ausbilden (vgl. Krankenbericht in Kap. 3, S. 36). Die Wahrscheinlichkeit, mit der eine familiäre Schwerhörigkeit weitervererbt wird, variiert, da die einzelnen Störungen unterschiedlichen Vererbungsregeln folgen. In den meisten Fällen liegen außer der Hörstörung keine weiteren Störungen vor. Etwa ein Fünftel der von familiärer Schwerhörigkeit Betroffenen leidet neben der Hörstörung noch unter anderen organischen Funktionsstörungen.

Leben mit der Schwerhörigkeit

Schwerhörige gehen mit ihrer individuellen Situation unterschiedlich um. Das hängt von ihrer psychischen Grundstruktur, ihrem Selbstbewusstsein und ihrem sozialen Umfeld ab. Auch das Alter, in dem die Hörminderung auftritt, und ihre Stärke spielen eine wichtige Rolle.

Eine besondere Situation besteht, wenn ein Kind schon in sehr jungem Alter schwerhörig ist, vor der Zeit, in der Kinder üblicherweise sprechen lernen. Von Fachleuten wird der Begriff **prälingual schwerhörig** verwendet. Nicht selten liegt in diesen Fällen eine hochgradige Schwerhörigkeit oder gar Gehörlosigkeit vor. Neben dem Problem des Schlechthörens fällt es diesen Kindern aufgrund der verminderten akustischen Information auch schwer, sprechen zu lernen (vgl. Kap. 6, S. 112).

Die meisten Schwerhörigkeiten treten erst nach dem Spracherwerb auf, zum Beispiel die altersbegleitende Schwerhörigkeit, Schwerhörigkeiten durch Lärmschäden oder als Folge eines Hörsturzes, einer Mittelohrentzündung und anderer Ursachen. In all diesen Fällen ist das Sprachvermögen nicht betroffen. Je nach Ausmaß der Schwerhörigkeit ist es das Ziel, mit Hilfe aller apparativen, operativen und therapeutischen Möglichkeiten ein möglichst gutes Sprachverstehen zu erreichen.

Schwerhörigkeit gilt noch immer als Makel. Für die meisten ist ein Hörgerät Symbol der nachlassenden Sinnesfunktionen im Alter – und wer möchte das schon nach außen zeigen? Obwohl das Design von Hörgeräten viel moderner geworden ist, und bei einigen sogar versucht wurde, sie als „Schmuckstücke" zu präsentieren, steigt ihre Akzeptanz nur langsam. Noch immer möchten die meisten Schwerhörigen ihr Handicap nicht öffentlich zeigen, als hörbehindert unentdeckt bleiben und deshalb das Tragen von Hörgeräten zeitlich möglichst weit nach hinten schieben. Der Trend zur Entwicklung von Hörgeräten, die nicht auffallen, spiegelt diese Bedürfnisse der potentiellen Kunden wider.

Wenn sich die Schwerhörigkeit langsam entwickelt, ist sie für den Betroffenen weniger spürbar und wird am Anfang oft verleugnet. Der Hörgeschädigte projiziert die Ursache seiner Hörprobleme auf die Umgebung. Man glaubt, man verstehe schlecht, weil der andere viel zu leise und zu undeutlich spreche. Aus sich daraus entwickelnden Situationen entstehen oft Missverständnisse zwischen den Gesprächspartnern, das beiderseitige Gefühl „nicht verstanden zu werden" löst Ärger und Frustration aus. Wenn immer wieder nachgefragt werden muss und dadurch der Redefluss des anderen unterbrochen wird, wirkt sich das zusätzlich negativ auf die Gesprächssituation aus: Spontanität und Ungezwungenheit gehen verloren. Da bei nachlassendem Gehör die Modulationen der Stimme des Gegenübers und so die mitschwingenden Emotionen nicht mehr erfasst werden, verliert die Konversation an Lebhaftigkeit. Sie wird sachlich und distanziert erlebt. Bei kulturellen Veranstaltungen wie Theater, Kino und in der geselligen Runde versteht der Schwerhörige immer weniger, und deshalb meidet er solche Situationen. Er umgibt sich am liebsten nur noch mit den Menschen, die er so gut kennt, dass er sie ohne viele Worte durch die vertraute Gestik und Mimik versteht. Die Auswirkungen der Schwerhörigkeit auf Beruf und Privatleben werden immer offensichtlicher. Mit zunehmender Schwerhörigkeit, oft aber erst, wenn es bei Gesprächen mit dem direkten Gegenüber schwierig wird, akzeptieren die Betroffenen ihre Hörstörung. Manchmal sind es auch die Angehörigen, denen es zu mühsam wird, alles mehrfach zu wiederholen, die den Betroffenen drängen, der Hörstörung auf den Grund zu gehen. Natürlich nicht immer, aber oft erfolgt eine Hörgeräteversorgung deshalb Jahre bis Jahrzehnte zu spät, um ein optimales Hörergebnis mit Hörgeräten zu erzielen.

Anders verläuft die Akzeptanz der Schwerhörigkeit, wenn sie sich rasch entwickelt oder sogar schlagartig einstellt, zum Beispiel als Folge eines Hörsturzes. Diese Menschen haben oft einen erheblichen Leidensdruck, weil die Kompensationsmechanismen, die sich mit der langsam fortschreitenden Schwerhörigkeit entwickeln, fehlen. Die abrupte Hörveränderung führt zu einer drastischen Veränderung der Wahrnehmung und damit unmittelbar zu Schwierigkeiten im beruflichen und familiären Alltag. Da die Veränderungen einschneidend sind, ist der Betroffene bereit, alle Möglichkeiten, die zur Verbesserung seines Gehörs beitragen können, auszuschöpfen, notfalls auch ein Hörgerät zu tragen.

4 Warum man schlecht hört

Die Probleme des Schwerhörigen sind nicht nur seine reduzierte Hörleistung und die erschwerte Kommunikation. Leiden entwickelt sich häufig auch aus dem Gefühl heraus, nicht mehr alles zu schaffen, nicht mehr so leistungsfähig zu sein und der Wahrnehmung, dass man durch das Handicap in seiner Selbstentfaltung eingeschränkt ist. Viele Betroffene stehen unter ständiger Anspannung, beim Hören genug zu verstehen, um ihren Aufgaben trotzdem gewachsen zu sein. Dies führt zu Erschöpfung, und wenn man realisiert, dass doch einiges oder vieles durch die Schwerhörigkeit nicht mehr möglich ist, zu Trauer und Resignation. In manchen Fällen brauchen Patienten psychologische Hilfe, um mit der veränderten Lebenssituation klarzukommen.

Oft hilft der Kontakt mit einer Selbsthilfegruppe, um sich mit anderen Betroffenen auszutauschen, die durch ihre Erfahrungen nützliche Hilfestellungen geben können. In den Fällen, in denen die Kommunikation auch mit Hörgeräten nicht ausreichend gelingt, können Kurse zur Förderung der Hör- und Kommunikationskompetenz helfen. Diese Kurse umfassen bei Hörgeräteträgern die Schulung des Lippenabsehens und der Hörtaktik. Die Absehschulung fördert die Zuhilfenahme der visuellen Information, also der Mundbewegungen und der begleitenden Sprechmimik, zum besseren Verstehen. Hörtaktik vermittelt dem Hörgeräteträger Techniken und Tricks, um schwierige Hörsituationen besser bewältigen zu können. Bei gravierenden Schwerhörigkeiten, bei denen auch mit leistungsstärksten Hörgeräten kein Sprachverstehen möglich ist, werden neben dem Absehen auch die Körpersprache und verschiedene manuelle Zeichensysteme für die Kommunikation genutzt (vgl. auch Kap. 6, S. 121). Kontaktadressen erhält man über verschiedene Selbsthilfeverbände (s. S. 189). Bei hochgradig Schwerhörigen, die kein ausreichendes Hören mit Hörgerä-

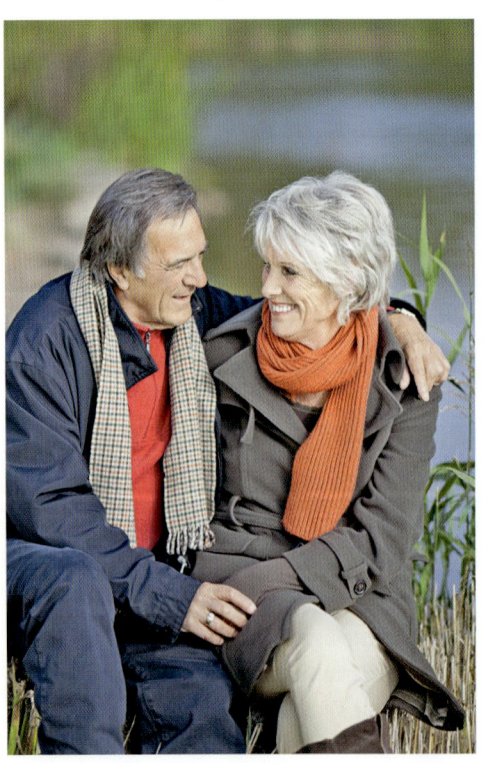

ten erreichen, kann aber auch eine Operation die Situation verbessern. Siehe hierzu auch „Wenn Hörgeräte nicht reichen" in Kapitel 5 (S. 100).

Aber es ist nicht nur die Aufgabe des Schwerhörigen, an seiner sozialen Wiedereingliederung zu arbeiten, auch die Hörenden, die mit ihm zu tun haben, müssen ihren Beitrag leisten. Gehörlosigkeit ist dem Hörenden unbekannt. Wie man Blindsein erlebt, können wir erahnen, wenn wir die Augen schließen, aber die Ohren bleiben auf Empfang und selbst in scheinbarer Ruhe sind wir von leisen Geräuschen umgeben. Diese Umstände erschweren dem Hörenden, sich in die Situation des Schwerhörigen oder gar Gehörlosen einzufühlen und sich auf ihn einzustellen. Oft werden Regeln zur besseren Verständigung mit Schwerhörigen einfach aus Unwissenheit missachtet. Dazu gehört, den anderen beim Sprechen anzusehen, klar zu artikulieren, den Mund nicht zu verdecken, langsam und deutlich, aber auch nicht übertrieben laut zu sprechen. Sinnvoll ist es auch nachzufragen, ob man in der gesprochenen Lautstärke für den anderen gut zu verstehen ist. Alle Personen, die im privaten oder beruflichen Umfeld mit Hörgeschädigten zu tun haben, sollten sich bemühen, günstige Kommunikationsbedingungen zu schaffen. Dazu gehört auch, Störgeräusche auszuschalten, sich günstig zu platzieren und Lichtquellen zu beachten, durch die Schatten auf den Mund des Sprechers fällt. Der mittel- oder hochgradig Schwerhörige muss in Beratungs- und Informationsgesprächen über seine sozialrechtliche Situation informiert werden (Schwerbehindertenausweis, Feststellung des Grades der Behinderung, Schwerbehindertengesetz, Kündigungsschutz und vieles anderes). Er muss auch über das Hörgerät hinausgehende technische Hilfen wie Lichtwecker oder Lichtklingelanlagen kennen und erfahren, welche Möglichkeiten der beruflichen Rehabilitation es gibt. Oft ist es günstig, wenn ein nahe stehendes Familienmitglied bei den Informationsgesprächen dabei ist, um den Hörgeschädigten in seinen weiteren Aktivitäten und Bemühungen gezielt unterstützen zu können. Die Adressen verschiedener Internetseiten, auf denen Sie Hinweise auf Kursveranstaltungen und Selbsthilfegruppen in Ihrer Nähe finden, haben wir für Sie im Anhang zusammengestellt (s. S. 189).

5 Mit High Tech gegen Schwerhörigkeit

„Mit der neuen Brille höre ich sehr viel besser", sagte kürzlich ein Patient zu mir – und er hatte Recht.

Krankenbericht

Hans A. und sein Hörgerät

Fast wäre es zu einem saftigen Ehekrach gekommen: Die Frau von Hans A. drängt ihn schon seit Wochen, sein Gehör untersuchen zu lassen. Jetzt endlich gibt er nach, sucht einen HNO-Arzt auf und erklärt ihm, dass seine Frau der Meinung sei, sein Gehör hätte in letzter Zeit nachgelassen, und er solle doch endlich seine Ohren überprüfen lassen. Er selbst glaube aber, er höre gut genug. Zwar verstehe er von Zeit zu Zeit nicht, was seine Frau sagt, aber sie spreche von Natur aus leise. Sie würde „hören wie ein Luchs" und beschwere sich auch oft am Abend, wenn er den Fernseher etwas lauter stelle.

Der Arzt untersucht beide Ohren, macht einen Hörtest und diagnostiziert eine beidseitige mittelgradige Innenohrschwerhörigkeit. Er empfiehlt dem Patienten eine Hörgeräteversorgung. Doch der winkt kopfschüttelnd ab. So schlimm sei es ja wohl noch nicht und manchmal sei es auch gar nicht schlecht, nicht alles zu hören. Seine Mutter habe in hohem Alter ein Hörgerät getragen. Daher wisse er, dass solche Dinger oft gar nichts bringen. Sie habe ihn damit auch nicht besser verstanden, und das Hörgerät habe ständig laut „gepiept". Schließlich landete es in ihrer Nachttischschublade.

Statistiken aus Deutschland, Österreich und der Schweiz zeigen: Etwa jeder Fünfte hört schlecht. Mehr als der Hälfte dieser Hörgeschädigten könnte mit Hörgeräten geholfen werden, aber weniger als die Hälfte der Betroffenen, denen damit geholfen werden könnte, trägt eines. Viele kommen damit einfach nicht zurecht. Tatsächlich kostet es besonders am Anfang einige Mühe, die Vorteile der Hörgeräte zu nutzen, doch wer nichts hört, verlernt das Hören. Der Teil unseres Gehirns, der für die Hörerinnerung zuständig ist, vergisst wie sich die Geräusche, Töne und Klänge anhören. Alles wird entsprechend dem Hörverlust leiser und mit einem anderen Klang wahrgenommen. Unser Hörzentrum prägt sich diesen verfälschten Klang ein. Wer lange Zeit schlecht gehört hat und dann ein Hörsystem testet, hört am Anfang eine Flut neuer Geräusche und Klänge. Auch ist der Schall, der von einem Gerät ins hörgeschädigte Ohr geblasen und vom Hörnerv ins Gehirn gebracht wird, nicht derselbe, wie der, der von einem gesunden Hörorgan in den Nerv gespeist wird. Viele sagen: „So habe ich mir das Hören mit den Hörgeräten aber nicht vorgestellt." Hörgeräte verändern die vertraute Hörsituation. Es benötigt viel Übung, Geduld und Zeit, damit der gewohnte Höreindruck durch den neuen, besseren Höreindruck korrigiert wird. Damit die Hörgeräteversorgung ein Erfolg wird, benötigt der Patient Anleitung und Hilfe vom HNO-Arzt und vom Hörgeräteakustiker.

Denkt man an Schwerhörigkeit, haben die meisten von uns das Bild eines älteren Menschen vor Augen, dabei sind auch jüngere Erwachsene und Kinder betroffen (s. auch Kap. 3, „Hörschäden bei Jung und Alt", S. 38). Bei Säuglingen und Kleinkindern wirkt sich eine Hörminderung auf die Sprachentwicklung aus. Die Hörbahn im Gehirn entwickelt sich im ersten Lebensjahr mit Hilfe der über das Gehör aufgenommenen akustischen Signale aus der Umwelt. Eine bis dahin versäumte Anpassung von Hörgeräten kann bei einer ausgeprägten Schwerhörigkeit durch die fehlende akustische Stimulation im Gehirn zu Beeinträchtigungen führen, die später nicht mehr behoben werden können. Das gilt auch für Erwachsene: Je früher Schwerhörige ein Hörgerät benutzen, umso besser lernen sie, damit umzugehen.[1]

Hörgeräte können nicht nur ein Hördefizit ausgleichen, sie können auch dazu beitragen, ein vorhandenes Ohrgeräusch zu dämpfen. Im deutschsprachigen Raum entscheiden sich die meisten Patienten immer noch Jahre zu spät für ein Hörgerät, oft erst wenn der Hörverlust im alltäglichen Leben schon zu stärkeren Beeinträchtigungen geführt hat. Wenn Sie im Fragebogen auf Seite 41 mehr als zwei Fragen mit ja beantwortet haben, sind Sie wahrscheinlich schwerhörig. Der HNO-Arzt kann mit verschiedenen Hörtests die Art und das Ausmaß der Schwerhörigkeit feststellen und Sie beraten.

---

1   Vgl. auch: Petra Speth: Hörtraining zur Unterstützung bei der Hörsystemeanpassung. Hörfibel-Verlag GmbH: Essen 2008.

Hörhilfen

Erinnern wir uns: Die Ohrmuschel sammelt möglichst viel Energie der ankommenden Schallwellen, um diese dann durch den äußeren Gehörgang zum Trommelfell und über die Gehörknöchelchen in die Hörschnecke zu führen. Eigentlich müssten abstehende Ohren diese Aufgabe besser erfüllen. Viele Tiere können ihre Ohren bewegen, der Hase stellt seine Löffel auf, Hund und Katze „spitzen" die Ohren. Rhesusaffen können die Ohrmuscheln seitlich ausklappen. Beim Menschen ist diese Fähigkeit verkümmert. Einige können zwar mit den Ohren wackeln, aber nur so wenig, dass es auf das Hörvermögen keinen Einfluss hat. Dafür behelfen wir uns anders. Wer genauer hören will, legt die hohle Hand an die Ohrmuschel und vergrößert damit die Auffangfläche.[2] Wann hat der Mensch das gelernt? Hat bereits der Neandertaler die hohle Hand ans Ohr gelegt, um Schreie zu deuten, die vom anderen Ufer des Flusses zu hören waren?

Hörrohre, die mehr Schallenergie aufsammeln als die Ohrmuschel, gab es schon in der Antike und im Mittelalter. Aber erst ab der Zeit des Dreißigjährigen Krieges wurden sie serienmäßig hergestellt. Die Abbildung 5-1 zeigt einige von Beethovens Hörgeräten, die sein Akustiker Mälzel[3] angefertigt hat.

Das einfache Hörrohr verstärkt den Ton im ganzen Hörbereich. Was aber macht der alternde Konzertliebhaber, dessen Gehör im Bereich der hohen Töne nachlässt? Wenn er in der Oper sitzt, hört er zwar den Bassisten, aber wenn die Sopranistin ihre Stimme erhebt, hört er sie nur ganz leise, fast gar nicht. Wenn er ein stärkeres Hörrohr nimmt, das mit seiner größeren Auffangfläche mehr Schallenergie auffängt, hört er die Sopranistin zwar besser, dafür aber wird der Gesang des Basses zum unerträglichen Brüllen. Der Betroffene braucht eigentlich ein Hörrohr, das nur die hohen Töne verstärkt, nicht aber die tiefen.

---

2   Warum benutzen eigentlich Tiere diese Möglichkeit nicht? Affen zum Beispiel haben Hände wie wir, doch sie halten nie eine Hand ans Ohr, um besser zu hören.
3   Johann Nepomuk Mälzel (1772–1838) erfand das für die Musik so wichtige Metronom. Beethoven, der den Erfinder sehr schätzte, widmete ihm einen Kanon, dessen Melodie er später im 2. Satz seiner 8. Sinfonie (op. 93) erklingen ließ. Mälzel wurde weltberühmt, als er mit dem von Wolfgang von Kempelen gebauten „Schachtürken" um die Welt reiste. Dieser Automat konnte offensichtlich die stärksten Schachspieler besiegen. Doch bei einer Amerikatournee wurde in Boston bekannt, dass im Inneren des Automaten Mälzels Assistent versteckt war.

Hörhilfen

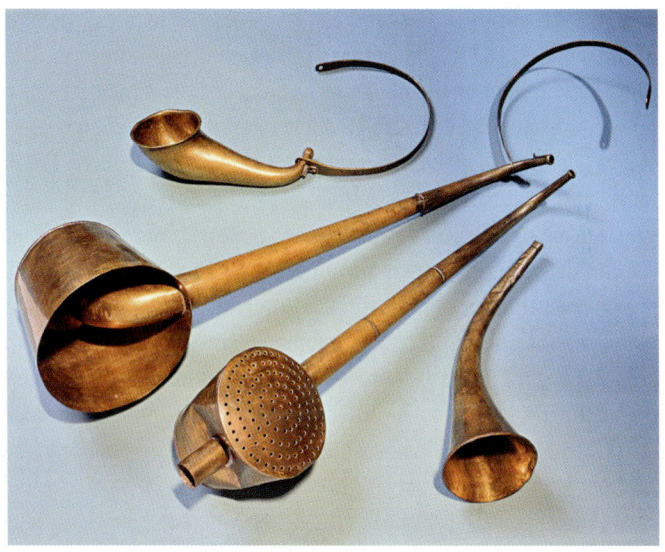

Abb. 5-1 Im Beethovenhaus in Bonn ausgestellte Hörrohre.

Aber nicht nur die typische Hochtonschwerhörigkeit des älteren Menschen bedarf der besonderen Verstärkung in einem bestimmten Frequenzbereich. Alle Schwerhorigen, bei denen das Gehör nur in einem gewissen Tonhöhenbereich eingeschränkt ist, profitieren von der Möglichkeit nur Teilbereiche des Frequenzspektrums zu verstärken. Die findigen Hörrohrbauer versuchten sich zu helfen, indem sie den Schall an einem Hohlraum (Resonator) vorbeistreichen ließen, dessen Luft bei einer bestimmten Tonhöhe mitschwingt („in Resonanz gerät"). Das verstärkt die Töne dieser Höhe mehr als andere. Es war der Beginn der frequenzabhängigen Verstärkung und der Anpassung unserer modernen Hörgeräte an das Gehör des Patienten.

Erst als die Elektrizität in die Technik der Hörgeräte Einzug hielt und man lernte, Schall elektrisch zu verstärken, konnte die Aufgabe, verschiedene Tonhöhen verschieden stark anzuheben, befriedigend gelöst werden. Bei den analog arbeitenden Hörgeräten wird die Verstärkung nicht, wie beim alten Hörrohr, durch Auffangen auf einer großen Fläche und Weiterleiten in einem Tubus mit sich verjüngendem Querschnitt erreicht, sondern durch elektrische Verstärkung. Das Prinzip ist einfach: Ein Mikrofon nimmt den Schall auf und wandelt ihn in einen Strom wechselnder Stärke um, der im Rhythmus der ankommenden Schall-

5 Mit High Tech gegen Schwerhörigkeit

energie schwankt. Ein elektrischer Verstärker vergrößert die Schwankungen und ein Lautsprecher gibt den nunmehr verstärkten Schall wieder ab. Der große Vorteil der Umwandlung in ein elektrisches Signal ist, dass man Strom, der den Druckschwingungen des Schalls folgt, filtern kann. Die Filter sind elektrische Schaltungen, die man so einstellen kann, dass sie unterschiedliche Frequenzen verschieden stark durchlassen.

Wenn das Audiogramm des Patienten zeigt, dass er ohne Hilfsmittel einen Bass, also die tiefen Töne, normal hört, die hohen Töne einer Sopranistin aber nur schwach wahrnimmt, dann wird das Hörgerät so eingestellt, dass das aus dem Filter für hohe Frequenzen herauskommende Signal mehr verstärkt wird als das vom Filter für die Bässe (Abb. 5-2). Danach werden beide Ströme wieder zusammengeführt und im Lautsprecher zurück in Schall umgewandelt. Durch die Verstärkung der hohen Töne gegenüber den tiefen hört der Hörgeräteträger Bass und Sopran gleich gut.

Als man Ende des 19. Jahrhunderts die ersten Verstärkergeräte baute, musste man noch Rundfunkröhren verwenden, die eine große Batterie als Stromquelle brauchten oder an eine Steckdose angeschlossen werden mussten. Man konnte die Geräte nicht auf Reisen mit sich führen. Erst nach dem Zweiten Weltkrieg

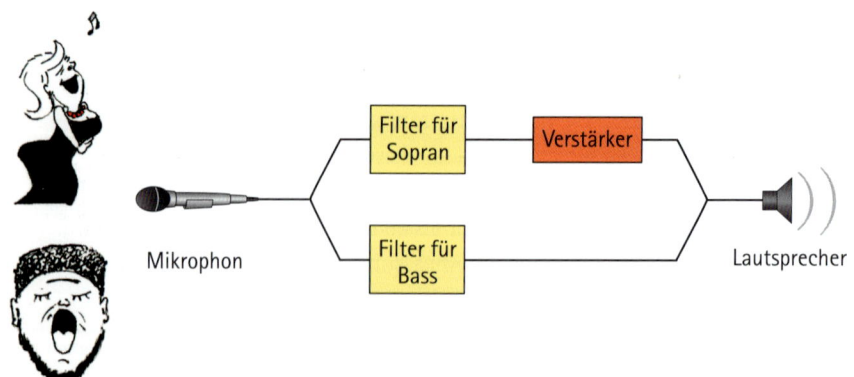

Abb. 5-2 Verstärkung der hohen Töne: Der Schall von Sopran und Bass wird von einem Mikrofon aufgenommen und an zwei Filter geleitet, von denen eines nur den Bass, das andere nur den Sopran durchlässt. Der Sopran wird verstärkt und mit dem unverstärkten Bass wieder zusammengeführt. Der Lautsprecher gibt dann die Sopranistin so verstärkt wieder, dass der Patient trotz eines Hörschadens im Bereich der hohen Töne den insgesamt empfangenen Schall normal empfindet.

gelang es, kleinere Hörgeräte zu bauen. Und erst nachdem der Transistor erfunden war, brachte eine Firma in New York das erste Hörgerät in der Größe einer Zigarettenschachtel heraus. Heute, nach dem Einzug der Digitaltechnik in unser Leben, sind sie so klein, dass sie hinter der Ohrmuschel verschwinden oder in das äußere Ende des Gehörgangs passen.

Anders als bei unserem in der Abbildung 5-2 angedeuteten Schema wird die Gesamtheit aller Töne nicht in zwei, sondern in bis zu 20 Kanälen getrennt behandelt. Je nach Hörvermögen in der entsprechenden Tonhöhe kann das Gerät dem durch ein Audiogramm vermessenen Hörvermögen angepasst werden. Trotzdem darf man sich nicht der Illusion hingeben, mit einem gut angepassten Hörgerät könne das verlorengegangene natürliche Hörvermögen vollständig wiederhergestellt werden.

Allgemeines über Hörgeräte

Auf dem deutschsprachigen Markt werden mehr als 1 000 Hörgeräte verschiedener Bauart angeboten. Sie funktionieren alle nach dem gleichen Prinzip und bestehen im Wesentlichen aus einem Mikrofon, einem Verstärker und einem Lautsprecher. Der ankommende Schall wird in einen elektrischen Strom schwankender Stärke umgewandelt, elektrisch verstärkt und einem Lautsprecher zugeführt, dessen Schall das Trommelfell zum Schwingen bringt. Welche Gerätetypen für einen Schwerhörigen gut und welche für ihn weniger geeignet sind, hängt von vielen Faktoren ab. Dazu gehört der Bau des äußeren Ohrs, die Art und der Grad der Schwerhörigkeit, die Fingerfertigkeit des Patienten und andere Umstände.

Unabhängig davon haben verschiedene Gerätetypen unterschiedliche Vor- und Nachteile, mit denen sich der Betroffene auseinandersetzen sollte, bevor er sich für ein Hörgerät entscheidet. Zunächst muss geklärt werden, wie der verstärkte Schall an das Trommelfell kommen soll. Grundsätzlich gibt es **Hinter-dem-Ohr** getragene **Geräte** (HdO-Geräte) und **Im-Ohr** getragene **Geräte** (IO-Geräte).

Bei den **HdO-Geräten** gibt es verschiedene Modelle. Beim klassischen Gerät sitzen Mikrofon, Verstärker und Lautsprecher in einem Gehäuse hinter dem Ohr und leiten den Schall über einen kleinen Schlauch durch den äußeren Gehörgang zum Trommelfell. Das Ohrpassstück ist eine sogenannte Maßotoplastik, die in der Ohrmuschel und im Gehörgang sitzt (Abb. 5-3). Es soll verhindern, dass Schall vom Ohr nach außen gelangt und eventuell vom Mikrofon aufgefangen wird und eine störende Rückkopplung erzeugt (s. S. 92).

5 Mit High Tech gegen Schwerhörigkeit

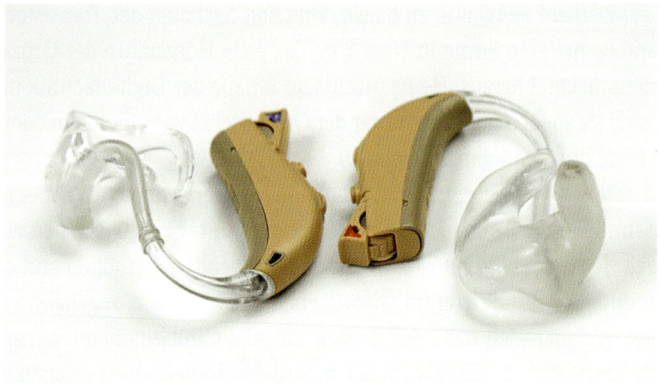

Abb. 5-3 HdO-Geräte für das rechte und linke Ohr mit Maßotoplastik.

Seit einiger Zeit geht der Trend weg vom klassischen HdO-Gerät zur **offenen Versorgung**. Wie der Name schon verrät, lassen diese Geräte den Gehörgang nahezu offen. Bei einem Teil dieser Hörsysteme liegen, wie beim klassischen HdO-Gerät, Mikrofon, Verstärker und Lautsprecher außerhalb des Ohrs und die Zuleitung des Schalls in den Gehörgang erfolgt über einen Miniaturschlauch. Zur besseren Fixierung im Gehörgang ist das Endstück des Schlauchs mit einem kleinen Silikonschirmchen versehen (Abb. 5-4). Von einer anderen Bauart sind offene HdO-Geräte, bei denen der Lautsprecher nicht mehr in das Gehäuse hinter dem Ohr integriert ist, sondern in den Gehörgang ausgelagert wurde. Man spricht von HdO-Geräten mit externem Hörer (Abb. 5-5). Die Verbindung zum Verstärker verläuft über ein kleines Kabel, welches im Miniaturschlauch vom Geräteteil hinter dem Ohr zum externen Hörer verläuft. Diese Geräte können stärkere Schwerhörigkeiten als die anderen offenen Modelle ausgleichen. Weil die neu entwickelten Typen optisch unauffälliger als das klassische HdO-Gerät sind und kaum stören, wenn sie getragen werden, wird heute die offene Versorgung von den meisten Hörgeräteträgern bevorzugt.

Bei den **Im-Ohr-Geräten**, die kosmetisch genauso oder sogar noch unauffälliger als die HdO-Geräte mit offener Versorgung sind, muss man sich entscheiden, ob die ganze Apparatur in der Ohrmuschel (Concha-Gerät) oder teilweise oder vollständig im äußeren Gehörgang sitzt (Gehörgangsgeräte; Abb. 5-6).
Vorteil dieser Hörsysteme ist, dass die natürliche Richtwirkung der Ohrmuschel durch den Sitz des Mikrofons im Gehörgangseingang erhalten bleibt, und das Ge-

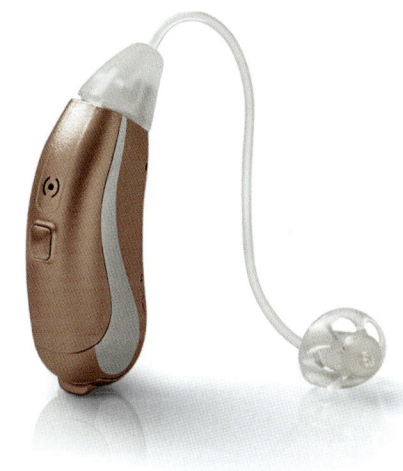

Abb. 5-4 HdO-Gerät mit Miniaturschlauch (Foto: Widex Hörgeräte GmbH).

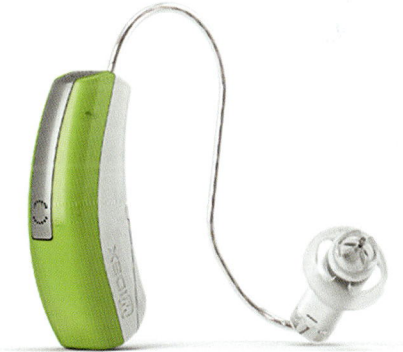

Abb. 5-5 HdO-Gerät mit ausgelagertem Hörer (Foto: Hansaton Akustik GmbH).

rät nicht stört, wenn man eine Brille trägt. Sitzen die Geräte beispielsweise tief im Gehörgang, klagen Träger selten über zu starke Übertragung der Windgeräusche, die bei HdO-Geräten oft als störend empfunden werden. Bei den größeren IO-Geräten halten die Batterien wie beim HdO-Gerät 7 bis 10 Tage, bei den ganz kleinen Geräten müssen sie alle 3 bis 4 Tage gewechselt werden. Die Anforderungen an die feinmotorischen Fähigkeiten des IO-Geräteträgers haben sich durch Lautstärkeautomatiken und die Möglichkeit, die Geräte mit Fernbedienung zu verstellen, verringert. Das Sauberhalten der Geräte ist schwieriger, die Reparaturanfälligkeit höher, besonders bei Menschen mit stärkerer Ohrschmalzproduktion. Außerdem

5 Mit High Tech gegen Schwerhörigkeit

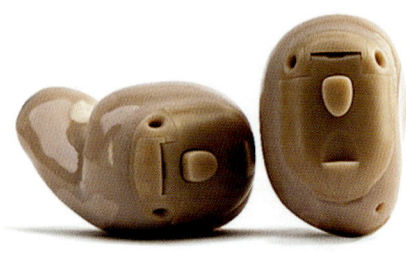

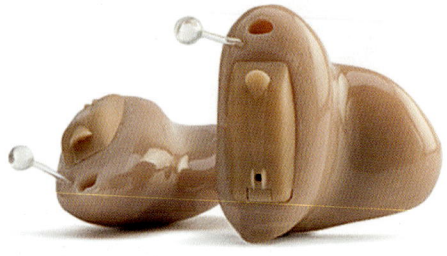

Abb. 5-6 Im-Ohr-Geräte: **a)** Gehörgangsgerät. **b)** Gehörgangsgerät mit verstärktem Nylonfaden zur leichteren Entfernung aus dem Gehörgang. (Fotos: Widex Hörgeräte GmbH)

reicht bei hochgradiger Schwerhörigkeit die Leistung der IO-Hörgeräte oft nicht aus. Der verschlossene Gehörgang kann auch zu Hautreizungen und unangenehmen Höreffekten, wie zum Beispiel einer sehr lauten und unnatürlich klingenden eigenen Stimme, führen. Da die IO-Geräte kaum sichtbar sind, erfreuten sie sich in den 90er Jahren zunächst großer Beliebtheit. Durch die Weiterentwicklung der Hinter-dem-Ohr-Geräte haben sie inzwischen an Bedeutung verloren. Die Hinter-dem-Ohr-Geräte machen heutzutage etwa 90% des Hörgerätemarktes aus. Aber ob im Ohr oder dahinter, alle Hörgeräte neigen dazu, einen hässlichen und störenden Pfeifton zu erzeugen, der alle anderen Geräusche übertönen kann.

Rückkopplung

Bei allen Hörgeräten besteht die Gefahr der Rückkopplung. Wir kennen das Problem von Vorträgen, bei denen plötzlich ein Pfeifen aus dem Lautsprecher ertönt. Es rührt daher, dass ein Teil des Schalls, der aus dem Lautsprecher tönt, wieder vom Mikrofon aufgenommen, über den Verstärker verstärkt und erneut vom Lautsprecher abgegeben wird. Diesen sich immer wiederholenden Vorgang nennt man Rückkopplung. Man beseitigt das Pfeifen, indem man entweder die Verstärkung herabsetzt oder das Mikrofon vor dem Schall des Lautsprechers schützt. Möglicherweise kann der Vortragende das Mikrofon vom Lautsprecher wegdrehen und so die Rückkopplung beseitigen. Dieses Problem darf bei Mikrofon und Lautsprecher eines Hörgerätes nicht auftreten. Das Rückkopplungspfeifen liegt je nach Bau des Gerätes bei verschiedenen Tonhöhen. Die Rückkopplungsanfälligkeit hängt davon ab, wie viel Schall vom Lautsprecher zurück in das Hörgerätemikrofon gelangt. Ist der Weg länger, wie zum Beispiel beim Tragen eines Hinter-dem-Ohr-Gerätes, kommt es nicht so häufig zu diesem lästigen Pfeifen wie beim Tragen eines Im-Ohr-Gerätes, bei dem Mikrofon und Hörer dicht beieinander liegen. Technische Raffinessen der modernen Elektronik helfen, einer möglichen Rückkopplung entgegenzuwirken: Der digitale Chip in den meisten Hörgeräten erkennt den Schall der Rückkopplung und kann ihn bis zu einem bestimmten Grad auslöschen.

Bei hoher Verstärkerleistung des HdO-Gerätes erreicht bei offener Versorgung immer noch ein Teil des am Trommelfell reflektierten Schalls das Mikrofon. Rückkopplung mit Pfeifen ist die Folge. Deshalb muss bei höherer Verstärkung der äußere Gehörgang möglichst schalldicht verschlossen sein. Der Akustiker fertigt dafür eine individuell angepasste **Otoplastik** (Maßotoplastik) an. Mit Hilfe einer weichen Abdruckmasse wird ein Ohrabdruck gemacht und nach dem Aushärten daraus ein Ohrpassstück hergestellt, das den Gehörgang nach außen verschließt. In dieses Ohrpassstück wird ein Loch gebohrt, durch das ein dünner Schlauch den Schall des Lautsprechers in den Gehörgang leitet. Die Schale muss den Gehörgang nach außen so abschließen, dass das Mikrofon keinen oder möglichst wenig Schall des Lautsprechers empfängt. Die Otoplastik kann Probleme bereiten, wenn sie den Gehörgang luftdicht verschließt, denn bei dieser sogenannten **geschlossenen Versorgung** wird der äußere Gehörgang nicht belüftet, und Druckänderungen werden nur schlecht ausgeglichen. Die eigene Stimme hört der Träger unnatürlich laut und tief, das Kaugeräusch wird zur Tortur – manche Patienten sagen, es klinge als würden sie Cracker kauen. Der Schall der eigenen Stimme wird auch über die Knochenleitung transportiert und trifft mit dem Schall aus dem Hörgerät zusammen. Der Hörgeräteakustiker bohrt deswegen ein zweites Loch in die Otoplastik, das einen Teil des Schalls ableitet. Dann aber kann Schall, der über das Ohrpassstück ins Ohr geleitet wird, entweichen und eine Rückkopplung erzeugen. Es ist deshalb wichtig, dass der Akustiker den perfekten Durchmesser dieses Bohrlochs ermittelt: nicht zu klein, um den Körperschall hinaus zu lassen, aber nicht zu groß, um Rückkopplung zu vermeiden.

5 Mit High Tech gegen Schwerhörigkeit

Der Weg zum Hörgerät

Wenn der HNO-Arzt eine Schwerhörigkeit feststellt, bei der der Betroffene von einem konventionellen Hörsystem profitieren würde, klärt er ihn über den weiteren Ablauf auf. Bei diesem ersten Gespräch erfährt der Patient auch, ob Besonderheiten seines Hörorgans oder Hörvermögens möglicherweise die eine oder andere Art der Versorgung empfehlenswerter machen. Da meist beide Ohren von der Schwerhörigkeit betroffen sind, ist es sinnvoll, Hörgeräte auch beidseitig anzupassen. Wird nur ein Ohr versorgt, kann der Betroffene die Richtung nicht mehr erkennen, aus der der Schall kommt und den räumlichen Klang beispielsweise einer Stereoanlage nicht mehr wahrnehmen. Trotz aller Verbesserungen auf dem Hörgerätesektor ist es nicht möglich, das authentische Hören wieder vollständig herzustellen. Das Hörgerät, mit dem der Patient so hört wie mit einem gesunden Ohr, ist noch nicht erfunden. Darauf sollte der Arzt hinweisen, um unrealistischen Erwartungen entgegenzuwirken.

Der Patient erhält vom Arzt eine **Hörgeräteverordnung** samt Hörtestergebnissen, Gehörgangs- und Trommelfellbefunden. Damit stellt er sich beim Hörgeräteakustiker vor, der weitere Hörtests durchführt. In der folgenden Phase der Anpassung und des Probetragens sollte besonders darauf geachtet werden, dass eine Hörverbesserung auch in den Situationen spürbar ist, die ohne Gerät unbefriedigend waren.

Verschiedene Hörsysteme haben verschiedene Preise. Bei einfachen Geräten liegen die Kosten im Zuzahlungsbereich der Krankenkassen. Bei Mittelklassegeräten betragen die Zuzahlungen mehrere hundert oft sogar über tausend Euro. Geräte, die noch mehr leisten, kosten meist mehrere tausend Euro. Sie sind aber nur selten notwendig. Für Patienten mit besonderen Anforderungen an das Gehör, wie z. B. Lehrer, Manager, Musiker, Schauspieler oder Dirigenten, können sie aber unverzichtbar sein.

Nach Auswahl der Bauart (HdO- oder IO-Gerät, offene oder geschlossene Versorgung) passt der Akustiker das Gerät an die Hörsituation des Patienten an und weist ihn in den Gebrauch ein. Der Patient muss nun schrittweise an das Hörgerät gewöhnt werden.

Das Gerät wird dazu leiser eingestellt als es der Hörverlust eigentlich verlangen würde. Durch mehrstündiges tägliches Tragen kann sich das Gehirn an die neue Geräuschkulisse und den neuen Klang durch das Hörgerät gewöhnen. In den folgenden Wochen wird die Lautstärke der höheren Töne schrittweise angehoben. Gleichzeitig wird die sogenannte Kompressionseinstellung verändert und auf den eingeschränkten Dynamikbereich des Hörorgans abgestimmt. Dies bedeutet, dass leise Geräusche in ihrer Lautstärke angehoben werden, um für den Patienten in den hörbaren Bereich zu kommen, dass aber gleichzeitig laute Geräusche weniger oder gar nicht verstärkt werden. Dadurch werden laute Geräusche für den Patienten erträglicher.

Die Kompressionseinstellung und die allmähliche Anpassung des Hörgeräts (Lautstärke und Tonhöhe) sind erforderlich, weil die Patienten meist zum Zeitpunkt der Hörgeräteeinstellung bereits so schwerhörig sind, dass sie viele Umgebungsgeräusche seit Jahren nicht mehr gehört haben. Sie sind dann „hörentwöhnt". Würde man das Hörgerät sofort so laut stellen, dass es den Hörverlust weitgehend ausgleicht, würde der Patient viele Geräusche als völlig fremd und zu laut empfinden. Erst die schrittweise Erhöhung der Lautstärke, die Anpassung der Frequenz und die Optimierung der Kompressionseinstellung ermöglichen es, dem Patienten allmählich zu einem optimalen und auch angenehmen Hörergebnis mit Hörgerät zu verhelfen. Meist werden in den ersten Wochen der Hörgeräteanpassung verschiedene Geräte zur Probe getragen, um im Vergleich herauszufinden, mit welchem Gerät der Schwerhörige am besten zurechtkommt. Der Akustiker weist den Patienten in die Handhabung des Gerätes ein. Dazu gehören auch die Pflege und Reinigung und der Batteriewechsel.

Hat sich der Patient für ein Hörgerätemodell entschieden, geht er mit dem Gerät und den beim Akustiker ermittelten Anpasswerten zum HNO-Arzt zurück. Dieser überprüft den Sitz des Gerätes, die Hautverträglichkeit des Materials und den Hörgewinn mit einer sogenannten Freifeldmessung.

Sprechstunde

Wer zahlt?

Hat sich der HNO-Arzt vom Hörgewinn des Patienten durch das Gerät überzeugt und die Passform und Materialverträglichkeit der Otoplastik überprüft, unterzeichnet er die Verordnung, die in Deutschland anschließend bei der Krankenkasse eingereicht wird. Sind bestimmte Kriterien im Hörtest erfüllt (s. Kap. 2, S. 45 und 48) übernimmt die Krankenkasse den entsprechenden Festbetrag, der 2005 noch für jedes Ohr 420 Euro betrug. Seit 2009 variieren die Festbeträge je nach Krankenkasse. Beim Gerät für das zweite Ohr wird außerdem ein Abschlag von 20% wirksam. Wenn ein neues Hörgerät notwendig wird, kann nach Ablauf von 5 oder 6 Jahren je nach Krankenkasse ein neuer Antrag auf Kostenübernahme (Festbetrag) gestellt werden. In besonderen Fällen, zum

Beispiel bei ausgeprägter Verschlechterung des Gehörs, kann auch vor Ablauf der jeweiligen Frist ein entsprechender Antrag bei der Krankenkasse eingereicht werden. In Österreich ist die Situation ähnlich wie in Deutschland.

In der Schweiz gibt es nur bei einigen Krankenkassen eine finanzielle Beteiligung an einer Hörgeräteversorgung. In diesem Fall muss der Patient eine Krankenkassenzusatzversicherung abgeschlossen haben. Die Krankenkassengrundversicherung übernimmt keine Kosten für eine Hörgeräteversorgung.

Die Invalidenversicherung (IV) übernimmt nach gesundheitlicher und sozialer Abklärung die Kosten für Hörgeräte. Die Invalidenversicherung erstattet üblicherweise bei schwerhörigen Kindern und Jugendlichen die vollen Kosten, sofern sich diese Geräte auf der BSV-Liste der zuzahlungsfreien Hörgeräte befinden. Die Höhe der erstatteten Kosten richtet sich unter anderem nach dem Grad der Schwerhörigkeit und danach, ob das Kind noch andere Behinderungen, wie zum Beispiel ein Entwicklungsdefizit, eine Verhaltensstörung oder eine Stimm- und Sprachstörung hat. Beim Erwachsenen erfolgt die Zuzahlung nach Indikationsstufen. Diese Indikationsstufen werden anhand eines Punktesystems beim HNO-Arzt (Expertenarzt) ermittelt. Die Punktzahl wird mit Hilfe der Ergebnisse verschiedener Hörprüfungen, dem ermittelten sozial-emotionalen Handicap und den beruflichen Anforderungen des Schwerhörigen berechnet. Die Indikationsstufe entscheidet über die Berechtigung für eine Versorgung mit einem einfachen Hörsystem, einem komplexen oder sehr komplexen Hörsystem. Die Invalidenversicherung bezahlt nur die einfache zweckmäßige Versorgung und leistet dafür ihre Zahlung für die einseitige oder beidseitige Hörsystemanpassung. Möchte der Patient ein hochwertigeres Gerät, muss er die Zusatzkosten selbst übernehmen. Wenn der Schwerhörige erstmalig im Pensionsalter (bei Frauen ab dem 64. Lebensjahr und bei Männern ab dem 65. Lebensjahr) mit Hörsystemen versorgt wird, ist die Alters- und Hinterbliebenenversicherung (AHV) zuständig. Die AHV bezahlt immer nur die Hörgeräteversorgung für ein Ohr und grundsätzlich nur 75% der Vergütung der Invalidenversicherung. Wie oben erwähnt, gibt es aber einige Krankenkassenzusatzversicherungen, die auch anteilig Kosten vom Hörgeräte-Eigenanteil übernehmen.

Seit dem 1.7.2011 gibt es in der Schweiz ein neues Vergütungssystem für Hörgeräte, die sogenannte Hörgeräte-Pauschalvergütung durch die Invaliden- und die Alters- und Hinterbliebenenversicherung. Die entsprechenden Verordnungsänderungen wurden am 25.5.2011 vom Eidgenössischen Departement des Innern (EDI) verabschiedet.

Besser hören mit dem Laptop

In neuerer Zeit werden den Patienten dank der modernen Computertechnik Verbesserungen bei der Anpassung von Hörgeräten zuteil, die Beethovens Akustiker nicht einmal im Traum eingefallen wären. Um die Tonqualität zu verbessern, werden die von einem Mikrofon in elektrische Signale umgewandelten Schallwellen in einem sogenannten A/D-Wandler digitalisiert, das heißt, in eine Folge von Stromstößen zerlegt und dann in einzelne Frequenzbereiche (Kanäle) aufgeteilt. Auf den ersten Blick erscheint das unmöglich. Die wunderbare Stimme von Anna Netrebko als Violetta in „La Traviata" hat doch nichts mit einer Salve von Stromstößen, mit Bits und Bytes zu tun, könnte man meinen. Aber auch die Musik, die Sie von einer CD oder DVD hören – wie gefühlvoll sie auch klingen mag –, entsteht aus Folgen von Stromstößen.

Warum der Umweg über das komplizierte Digitalisieren? Der in Stromstöße umgewandelte Schall ist leicht zu bearbeiten. Der **Signalprozessor** im Hörgerät ist ein winziger Computer, in den sich ganze Programme einfüttern lassen. Dazu muss man ihn nur an einen Computer anschließen, etwa an einen Laptop. Mit speziellen Programmen wird in jedem Kanal das Signal so lange verändert, das heißt verstärkt oder abgeschwächt, bis es für den Patienten angenehm ist. Der

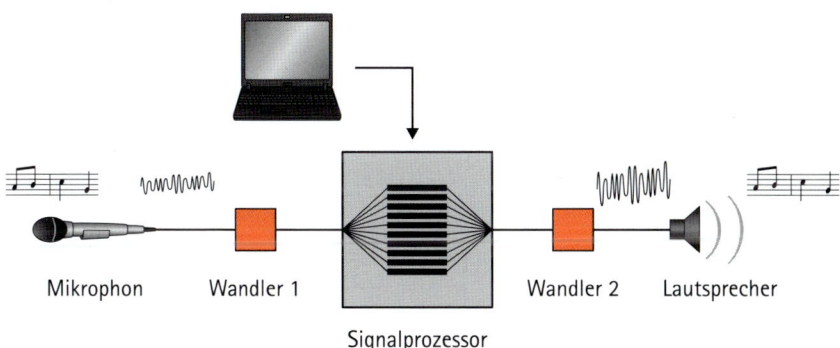

Abb. 5-7 Schema eines modernen Hörgerätes: Der durch das Mikrofon aufgenommene Schall wird als Wechselstrom in den Wandler 1 geleitet und dort digitalisiert. Dann wird er in verschiedene (im Bild 10) Frequenzbereiche (Tonhöhen) aufgeteilt, die im Signalprozessor einzeln verstärkt werden. Das vom Prozessor ausgehende bearbeitete Signal wird im Wandler 2 wieder zu Wechselstrom, der den Lautsprecher ansteuert. Der Signalprozessor kann während der Anpassung mit einem externen Laptop verbunden werden, der Programme in den Prozessor eingeben und dort vorhandene Programme ändern kann.

Akustiker geht der Reihe nach die einzelnen Tonhöhen durch und lässt sich vom Patienten sagen, wie dieser den Ton empfindet.

Danach wird das digitalisierte und je nach Frequenzbereich verstärkte oder abgeschwächte Signal in einem zweiten Wandler wieder in einen Strom schwankender Spannungen zurückverwandelt, der im Lautsprecher als Schall in den Raum strahlt. So kann der Patient am Schluss ein individuell auf sein Hörvermögen und seine Hörempfindung abgestimmtes Hörgerät erhalten. In der Abbildung 5-7 ist das schematisch für den Fall einer Aufteilung in 10 Kanäle gezeigt.

Hören mit Hörprogrammen

Am Bahnhof wird ein wichtiger Hinweis im Lautsprecher durchgegeben. Gleichzeitig fährt ein Zug mit solchem Lärm ein, dass Sie die Ankündigung nicht verstehen. In der Sprache der Akustiker ist die Ansage der **Nutzschall**, der Lärm des Zuges der **Störschall**. Die junge Frau, die im Festzelt in fröhlicher Runde sitzt, hört das Sprechen, Kreischen und Singen der Menschen im Zelt, deshalb kann sie vor lauter Störschall den im Nutzschall ihres Gegenübers verborgenen Heiratsantrag nicht verstehen. Wer schlecht hört, leidet noch sehr viel stärker unter dem Störschall.

Hintergrundgeräusche, zum Beispiel der Lärm im Bierzelt, haben andere Eigenschaften als die Stimme einer einzelnen Person. Wenn sich im Hintergrund etliche Stimmen überlagern, vermischen sich in jedem Augenblick viele Vokale und Zischlaute. Im Gegensatz dazu kommen bei einer Unterhaltung die Laute des Gesprächspartners geordnet, der Reihe nach im Ohr an. Der Computer im Hörgerät kann eine reine Geräuschkulisse von der Stimme Ihres Gesprächspartners unterscheiden und den Störschall abschwächen. Auf diese Weise kann dem Schwerhörigen geholfen werden, der sich sonst in großer Gesellschaft nicht am Gespräch beteiligen kann, weil das gleichzeitige Reden mehrerer Personen ihn hindert, auch nur eine davon zu verstehen.

Hörgeräte können auch so programmiert werden, dass sie aus der Blickrichtung des Patienten kommenden Schall hervorheben. Dazu sind zwei einzelne Mikrofone nötig, so wie wir zwei Ohren brauchen, um die Richtung des ankommenden Schalls zu erkennen. Die beiden Mikrofone sind hintereinander angebracht und der Schall wird von beiden Mikrofonen aufgenommen. Das in Blickrichtung vorne liegende Mikrofon empfängt den Schall etwas früher als das hintere. Das würde schon ausreichen, um die ungefähre Richtung zu erkennen, aus der der Schall kommt. Jetzt braucht der Computer im Gerät nur noch die

Schallwellen vom hinteren Mikrofon elektronisch zu verzögern, und schon kann der Patient den Gesprächspartner, dem er sich zugewandt hat, deutlicher verstehen als seinen Sitznachbarn, der dazwischenquasselt. Zusätzlich kann der Computer im Hörgerät die Lautstärke der Störgeräusche absenken und der Hörgeräteträger kann dank des abgeschwächten Hintergrundgeräuschs besser verstehen.

Die Computer moderner Hörgeräte verfügen über verschiedene Programme: etwa eines für Sprache in ruhiger Umgebung, eines für Sprache mit Hintergrundlärm, ein anderes für Musikempfang und manche auch eines zum Telefonieren. Bei einigen Geräten kann der Patient mit einem Schalter von einem Programm zum anderen umschalten. Bei anderen geschieht die Umschaltung automatisch, denn der Computer im Ohr erkennt am ankommenden Schall, ob es sich um Musik, Wörter oder Lärm handelt.

Andere Hörgeräte

Im ersten Kapitel dieses Buches wird beschrieben, dass der Mensch nicht nur über das Trommelfell, sondern auch über die Schädelknochen Schall aufnimmt (s. Kap. 2, S. 28). Das ist für Patienten wichtig, bei denen der Gehörgang chronisch erkrankt ist, zum Beispiel durch ein schweres Gehörgangsekzem oder durch ständige Entzündungen, die allen Therapieversuchen trotzen. In solchen Fällen können Hörgeräte helfen, die auf den beiden Bügelenden einer Brille sitzen und so am Schädel aufliegen, dass der Schall über den Knochen in das Innenohr und damit an die Hörschnecke geleitet wird. Das Motto am Anfang dieses Kapitels bezieht sich darauf – manchmal hört man mit Brille besser! Der Vorteil ist, dass die Gehörgänge keinen Kontakt mit Teilen des Hörgeräts haben und frei bleiben. Ein Nachteil ist, dass die Brillenbügel das Gerät recht fest an den Kopf drücken müssen und deshalb Kopfschmerzen und Hautirritationen die Folge sein können. Vor allem aber reicht die mit angedrückten Hörgeräten erreichbare Verstärkung oft nicht aus. Inzwischen werden deshalb in solchen Fällen knochenverankerte Hörgeräte eingesetzt (s. S. 101).

Hören mit dem tauben Ohr

Wer auf einem Ohr taub ist, kann die Richtung, aus der der Schall kommt, nicht erkennen. Er hat außerdem Schwierigkeiten, Sprache – besonders in Verbindung mit Umweltgeräuschen – deutlich zu verstehen. Trotzdem kommen viele einseitig Taube bei normalem Hörvermögen des Gegenohrs sehr gut zurecht. Dies beobachtet man besonders bei einseitig taub Geborenen oder in jungen Jahren einseitig Ertaubten. Andere einseitig Gehörlose fühlen sich sehr stark beeinträchtigt, besonders dann, wenn auch das Hörvermögen des zweiten Ohres nachlässt.

Ob sich für den Betroffenen eine Verbesserung der Hörsituation durch ein Hörgerät erreichen lässt, muss im Einzelfall ausprobiert werden. Hörhilfen können das taube Ohr natürlich nicht ersetzen. Das Prinzip ist, Schall mit einem Mikrofon am tauben Ohr einzufangen und dann in das gesunde Ohr zu leiten. Ein Mikrofon kann zum Beispiel am Brillenbügel der tauben Seite sitzen. Seine Signale werden, nach Verstärkung, über einen am oder im Brillengestell laufenden dünnen Draht dem Lautsprecher zugeführt, der am Brillenbügel auf der hörenden Seite sitzt. Ein kurzer Hörschlauch führt den Schall in den Gehörgang des gesunden Ohres, man nennt dies auch **CROS-Versorgung** (CROS = Contralateral Routing of Signals). Der Gehörgang des gesunden Ohrs ist offen, Rückkopplung ist unwahrscheinlich, da das Mikrofon auf der tauben, der Lautsprecher aber auf der gesunden Seite liegt. Auf den ersten Blick scheint es, als wäre damit nichts gewonnen, denn das gesunde Ohr, das den Schall auf diese Weise erhält, hätte ihn ja auch ohne Hörgerät empfangen. Doch jetzt kann der Patient auch jemanden verstehen, der ihn von seiner tauben Seite her anspricht. Diese Art der Versorgung durch Mikrofon und Verstärker auf der einen, Lautsprecher auf der anderen Seite des Kopfes kann variiert werden. Statt der Übertragung des Signals von der einen Seite zur anderen durch einen Draht, kann man es auch über Knochenleitung von der tauben Seite auf die hörende bringen. Hierfür eignet sich ein implantierbares Hörgerät (ein sogenanntes BAHA). Bei einigen Patienten kann auch ein Cochlea-Implantat eine Verbesserung bringen (s. S. 105).

Wenn Hörgeräte nicht reichen

Es gibt Schwerhörige, bei denen mit konventionellen Hörgeräten kein zufriedenstellendes Hörvermögen erreicht wird: Hierzu gehören Patienten, die im Tief- und Mitteltonbereich noch recht gut hören, aber in den hohen Tönen einen sehr starken Hörverlust haben. Aus physikalischen Gründen ist eine beliebige Verstärkung bei den hohen Frequenzen nicht möglich und führt außerdem zu unangenehmen Begleiteffekten wie Verzerrung des Klangs und möglichen Rückkopplungen. Einigen Betroffenen bringt deshalb ein konventionelles Hörgerät keinen ausreichenden Hörgewinn.

Manche Schwerhörigen können keine Hörgeräte tragen, zum Beispiel weil ihre Gehörgänge chronisch entzündet sind oder weil der äußere Gehörgang durch eine angeborene Fehlbildung verschlossen ist. Auch Folgeerscheinungen vorausgegangener Mittelohroperationen oder Entzündungen können den Gebrauch konventioneller Hörgeräte unmöglich machen. Bei an Taubheit grenzender Schwerhörigkeit sind selbst die Leistungen von sogenannten Hochleistungshörgeräten nicht ausreichend und bei angeborener oder später erworbener Gehörlosigkeit sind Hörgeräte nutzlos.

Für viele dieser speziellen Fälle gibt es heute andere Möglichkeiten der Hörverbesserung. Sie bedürfen jedoch einer Operation bei der verschiedene „technische Hilfsmittel" in den Kopf und in das Ohr eingesetzt werden (Implantate). Wir unterscheiden:

- die knochenverankerten Hörgeräte,
- sogenannte aktive Mittelohrimplantate,
- die Cochlea-Implantate (CI, Innenohrimplantate),
- die Implantate für die kombinierte elektrisch akustische Stimulation (EAS) und
- die Hirnstammimplantate.

Knochenverankerte Hörgeräte

Seit mehr als 20 Jahren werden knochenverankerte Hörgeräte, sogenannte **BAHA** (bone-anchored-hearing-aid) eingesetzt. Das System ist für Patienten mit angeborenem und operativ nicht zu behebendem Verschluss des Gehörgangs geeignet. Es wird auch bei Patienten eingesetzt, die zum Beispiel als Folge von vielen vorangegangenen Mittelohroperationen oder chronischen Entzündungen unter chronischem Ohrfluss leiden und wegen des feuchten Gehörgangs kein konventionelles Hörgerät tragen können. Außerdem findet es Anwendung bei einseitiger Ertaubung als Alternative zur CROS-Versorgung. Das BAHA wird auf der tauben Seite eingesetzt und überträgt den Körperschall dann über den Knochen auf die andere Seite. Das Hören im Störlärm und das Sprachverständnis wird wie beim CROS-Gerät verbessert. Es gibt aber auch einseitig ertaubte Patienten, die wenig Verbesserung mit dem BAHA empfinden. Um dies vor einer Operation zu prüfen, simuliert man die spätere Situation zunächst nur und lässt den Patienten ein BAHA-System mittels Stirnband einige Tage am Kopf tragen.

Bei der Operation wird dem Patienten zunächst eine Titanschraube in den Schädelknochen eingesetzt. Es wird Titan verwendet, weil der Körper dieses

Material gut verträgt. Nach Wochen der Einheilung wird auf die Schraube der externe Teil des Systems aufgesetzt. Dieser besteht aus dem Mikrofon, der Batterie, dem Verstärker und dem Knochenleitungshörer. Das externe Gerät bringt über die Titanschraube den Schädelknochen in Schwingungen, schüttelt über Knochenleitung auch die Hörschnecke im Rhythmus des Schalls und lässt die Hörsinneszellen ihre Signale an den Hörnerv abgeben.

Aktive Mittelohrimplantate

Im deutschsprachigen Raum werden bei den aktiven Mittelohrimplantaten seit mehreren Jahren verschiedene Systeme eingesetzt. Bei den meisten erhältlichen Geräten werden Teile des Systems operativ in das Mittelohr und in den Schädelknochen eingesetzt (implantiert), Mikrofon, Batterie und Klangprozessor werden außen getragen. Diese Systeme heißen **teilimplantierte aktive Mittelohrimplantate** (Abb. 5-8). Im Gegensatz zu den konventionellen Hörgeräten wandelt das aktive Mittelohrimplantat die verstärkten elektrischen Signale nicht in Luftschwingungen sondern in Vibrationen um, die auf die Gehörknöchelchen oder

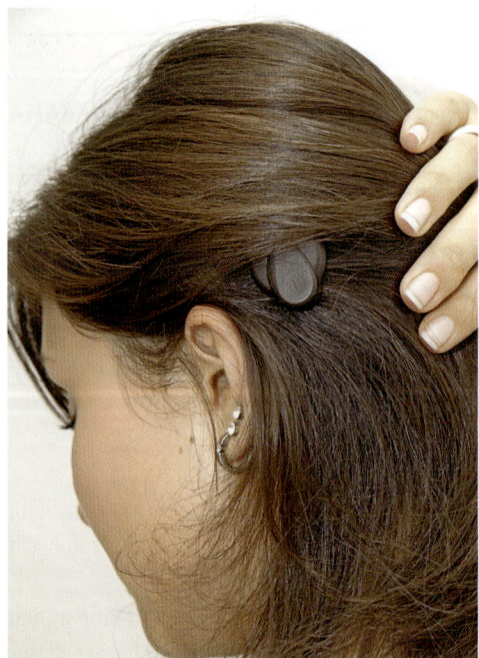

Abb. 5-8 Von außen sichtbarer Teil der Vibrant Soundbridge® mit Magnet, Klangprozessor und Akku (Foto: MED-EL).

das runde Fenster übertragen werden. Die dadurch entstehende Flüssigkeitsbewegung in der Hörschnecke bewirkt, dass die Hörsinneszellen angeregt werden. Diese leiten die elektrischen Impulse an den Hörnerv weiter.

Es gilt als gesichert, dass mit den aktiven Mittelohrimplantaten eine bessere Spracherkennung und Klangqualität als mit konventionellen Hörgeräten erreicht werden kann. Schon wegen der hohen Kosten (pro Seite ca. 12 000 Euro) und des erforderlichen Operationsaufwandes und Risikos kommen sie aber für einen Patienten nur in Frage, wenn konventionelle Systeme versagen und auch durch eine einfache Operation am Mittelohr keine Verbesserung zu erwarten ist.

Im Folgenden wird das Prinzip an einem der am häufigsten in Europa eingesetzten Systeme erklärt.

Vibrant Soundbridge®

Das System war ursprünglich für Patienten mit reinen Innenohrschwerhörigkeiten vorgesehen. Inzwischen gilt es aber auch bei Patienten mit reiner Schallleitungsstörung oder kombinierter Hörstörung (Schallempfindungsstörung und Schallleitungsstörung) als geeignet und effektiv. Der externe Teil der Vibrant Soundbridge®, der einen Magneten enthält, sitzt hinter dem Ohr am Kopf des Patienten (Abb. 5-8). Er wird durch einen zweiten Magneten fixiert, der zu dem implantierten internen Systemanteil gehört (Abb. 5-9). Der Klangprozessor im

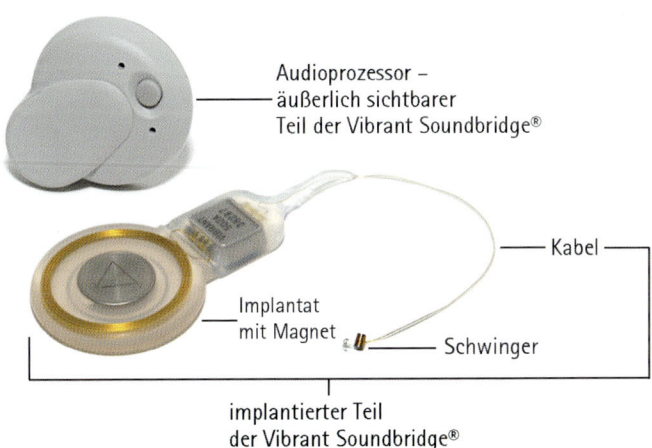

Abb. 5-9 Komponenten des Mittelohr-Implantatsystems Vibrant Soundbridge® (Foto: MED-EL).

äußeren Implantatteil wandelt die Schallwellen in elektrische Signale um, verstärkt sie und überträgt sie induktiv auf den inneren Implantatteil. Dieser innere Empfänger leitet die elektrischen Signale zu einem elektrischen Wandler weiter, der aus dem schwankenden Strom mechanische Vibrationen macht. Sie werden mit dem sogenannten Schwinger auf eines der Gehörknöchelchen oder direkt auf das runde Fenster der Hörschnecke übertragen (Abb. 5-10).

Es gibt auch vollimplantierbare Systeme, die allerdings in Deutschland bisher nur in Einzelfällen Anwendung finden. Ein Grund für das Einsetzen eines vollimplantierbaren Systems kann sein, dass der Schwerhörige in einer sehr feuchten oder staubigen Umgebung arbeitet. Hier könnte ein teilimplantierbares System beschädigt werden. Ein Vollimplantat ist von außen nicht sichtbar, hat aber auch den Nachteil, nicht ohne Weiteres erreichbar zu sein. Da die Stromversorgung über einen Akku im Implantat unter der Haut erfolgt, muss dieser über eine spezielle Ladeeinrichtung täglich ein bis zwei Stunden induktiv aufgeladen werden. Wenn der Akku nach maximal 9 bis 12 Jahren ausgetauscht werden muss, muss der Patient für den Zugang zum Implantat wieder unters Messer.

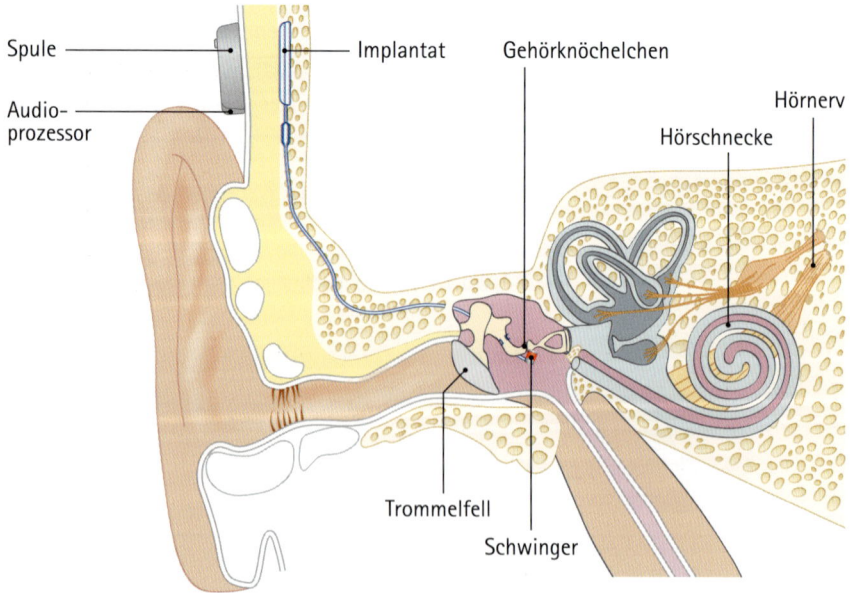

Abb. 5-10 Sitz des Vibrant-Soundbridge®-Systems (teilimplantiertes aktives Mittelohr-Implantat) nach Implantation.

Cochlea-Implantat (Innenohrimplantat)

Das Cochlea-Implantat, abgekürzt CI, gilt als bahnbrechende technische Entwicklung der letzten Jahrzehnte für die apparative Hörverbesserung von Gehörlosen und hochgradig Schwerhörigen. Mit der Entwicklung des CI wurde eine neue Tür aufgestoßen, denn es ersetzt die nicht funktionierenden Hörsinneszellen. Das elektrische Signal geht direkt zum Hörnerv! Damit können hochgradige Innenohrschwerhörigkeiten und Taubheit operativ behandelt werden. Ertaubte können wieder hören, taub geborene Kinder können sprechen lernen. Von allen implantierbaren Systemen ist deshalb das CI das Wichtigste und am häufigsten angewendete.

Das Prinzip des Cochlea-Implantats ist, dass Schall in elektrische Impulse umgewandelt wird und diese an verschiedenen Stellen der Hörschnecke die Hörnervenfasern anregen. Der so entstehende Höreindruck ist zwar anders als der des Normalhörenden, erlaubt aber, verschiedene akustische Muster bestimmten Handlungen und Geschehnissen zuzuordnen. Auch Sprache hat einen anderen Klang. Im Vergleich zur Cochlea mit ihren vielen tausend Sinneszellen hat das CI nur eine geringe Frequenzauflösung, die nur einen kleinen Bereich des natürlichen Hörspektrums wiedergeben kann.

Nicht alle Gehörlosen können mit Hilfe eines Cochlea-Implantats hören. Voraussetzung dafür ist, dass der Hörnerv funktioniert und die Hörschnecke nicht verknöchert ist. Dies wird in verschiedenen Voruntersuchungen überprüft.

Das Risiko bei einer Cochlea-Implantation ist dank der modernen mikrochirurgischen Operationstechniken relativ gering. Doch Gleichgewichtsorgan und Hörorgan liegen räumlich nahe beieinander, und auch der Gesichtsnerv (Facialis) und der Geschmacksnerv liegen in der Nähe des Operationsbereiches und können, wenn auch nur in seltenen Fällen, beschädigt werden.

Da das Cochlea-Implantat immer noch die innovativste Entwicklung im Bereich der hörverbessernden Operationen von hochgradig Schwerhörigen und Gehörlosen darstellt, verdient es, dass wir uns mit den technischen und praktischen Details einer Cochlea-Implantation näher befassen (s. auch Abb. 5-11 und 5-12).

Bei der Operation wird ein Teil des Implantats in die Hörschnecke, die Cochlea, eingesetzt – daher der Name Cochlea-Implantat. Der außen getragene Teil, der sogenannte **Audioprozessor**, nimmt den Schall auf und wandelt ihn in elektrische Impulse um. Er verarbeitet sie weiter, regelt die Lautstärke und sendet sie an eine flache, auf der Haut hinter dem Ohr sitzende **Spule**. Mittels Induktion werden die elektrischen Impulse durch die Haut auf den Empfänger

5 Mit High Tech gegen Schwerhörigkeit

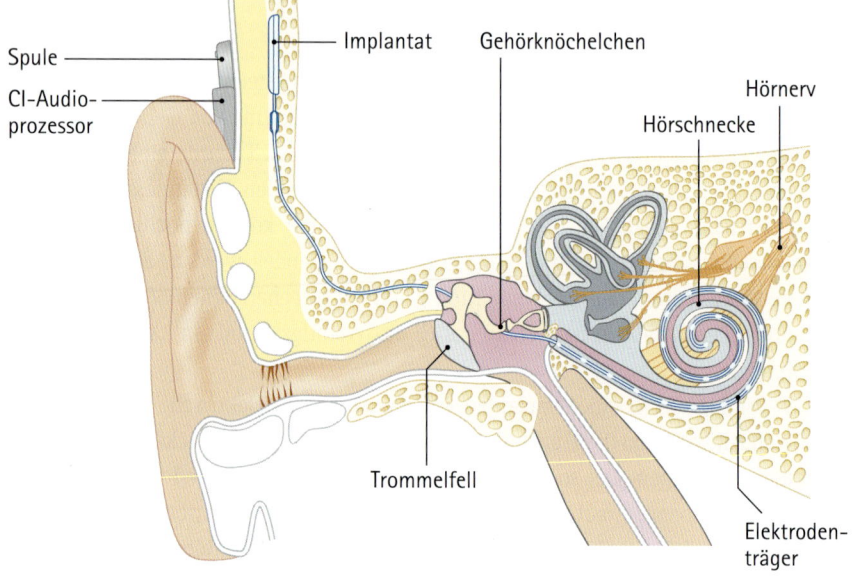

Abb. 5-11 Sitz des Cochlea-Implantats.

des implantierten Teils übertragen. Für die genaue Lage der Spule gegenüber dem implantierten Empfänger sorgen zwei Magnete, der eine außen an der Spule, der andere am implantierten Empfangsteil. Im Implantat werden die Impulsmuster entschlüsselt und, wie bei allen modernen Hörgeräten, in verschiedene Tonhöhenbereiche – Kanäle – aufgeteilt, die in einem Bündel von leitenden Fasern zum runden Fenster der Schnecke geführt werden. Dort öffnet sich das Bündel. Die einzelnen Fasern, die jede zu einer bestimmten Tonhöhe gehören, reichen jeweils gerade bis zu der Stelle in der Schnecke, an der diese Tonhöhe wahrgenommen wird (vgl. hierzu Abb. 2-6, S. 28). Der Kontakt am Ende jeder Faser gibt elektrische Impulse an die Flüssigkeit. Der Hörnerv wird an der Stelle der Schnecke angeregt, an der ihn auch die zu dieser Tonhöhe gehörenden Haarzellen anregen würden. Nach einiger Gewöhnung registriert das Gehirn diese Reizung als Schall dieser Tonhöhe.

Wenn nach etwa vier Wochen die Operationswunde verheilt ist und die Schwellungen an der Stelle hinter der Ohrmuschel, wo die implantierte Empfängerspule sitzt, abgeklungen sind, wird das Implantat erstmalig in Betrieb genommen. Dabei wird zunächst geprüft, ob die Signale vom Außenteil des CI

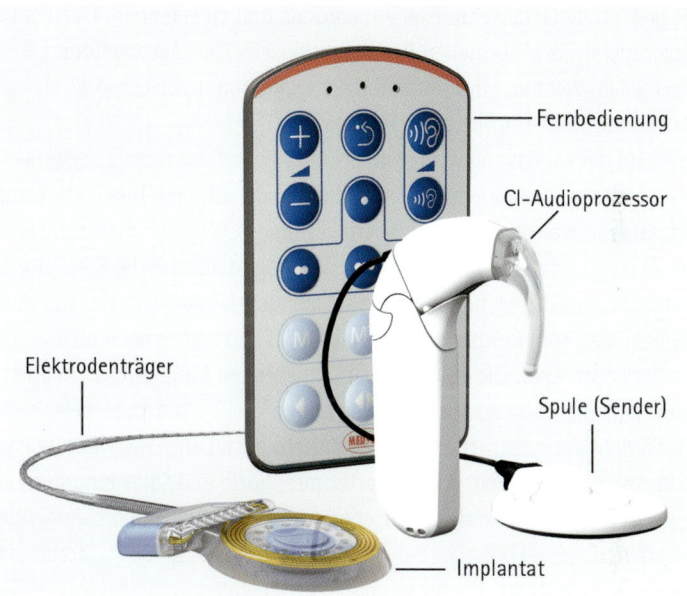

Abb. 5-12 Modell eines Cochlea-Implantatsystems (Foto: MED-EL).

auf den implantierten Teil übertragen werden. Wenn das der Fall ist, nimmt der Patient das erste Signal wahr. Nun muss er dem Akustiker mitteilen, ob er den Ton als zu laut, zu leise oder als angenehm empfindet. So wird schrittweise der Bereich aller hörbaren Tonhöhen getestet: Der Patient teilt dem Akustiker die Schallstärke mit, ob der Ton „richtig" ist oder verzerrt klingt, und der Techniker passt die Elektronik an die Hörempfindungen des Patienten an. Danach bestimmen Patient und Techniker für jede Tonhöhe die Schallstärke, bei der der Patient das Signal gerade noch wahrnimmt. Aber ob laut oder leise, das Signal, das der Hörnerv von einem CI erhält, ist ein anderes, als das, was das gesunde Ohr vernimmt. Die Hörsinneszellen reizen den Hörnerv eben anders als die elektrischen Kontakte des Implantats.

Meist kann der Patient aus dem wahrgenommenen Schall vorerst keine Wörter erkennen. Er nimmt nur ein fremdartiges Geräusch wahr. Erwachsene berichten oft, dass sie von den ersten einzelnen Worten, die das Implantat in ihr Gehirn schickte, nur mehrfaches Piepen gehört hätten.

Genauso wichtig wie das Einsetzen eines CI ist deshalb die nachträgliche individuelle Anpassung des Systems an den Patienten und die Schulung des Patienten, bestimmte Geräuschmuster zuzuordnen und zu erkennen. Dazu muss der CI-Träger nicht nur in speziellen Rehabilitationseinrichtungen gefördert werden, auch seine Umwelt muss ihn unterstützen. Operation und Nachsorge erfolgen in spezialisierten HNO-Kliniken und Zentren.

In der Phase der Anpassung wird trainiert, die neuen Geräusche zu erkennen und zu interpretieren. Die Patienten müssen lernen, die aus dem Implantat kommenden Impulse so wahrzunehmen wie ein gesundes Ohr den Schall wahrnehmen würde. Dazu muss das Gehirn umlernen. Wichtig ist deshalb die Schulung durch Hör- und Sprachpädagogen, Logopäden und Sprachtherapeuten. Erst durch sie ist es möglich, dass zum Beispiel ein ertaubtes Kind, das vorher noch nicht sprechen konnte, sprechen lernt. Die den CI-Träger umgebenden Mitmenschen können dem Cochlea-Implantat-Patienten beim „Hören lernen" helfen, indem sie beispielsweise möglichst deutlich sprechen und gegebenenfalls auch Dinge mehrfach wiederholen, damit sich der Höreindruck für bestimmte Worte und Sätze einprägen kann. Hilfreich ist es auch, wenn sie Geräusche verbal beschreiben und kommentieren: „Das Geräusch, das du hörst, ist der laufende Wasserhahn im Bad", „draußen fährt gerade ein Auto vorbei", „ich hacke gerade Zwiebeln" …

Die Erfolge mit einem Cochlea-Implantat sind besonders gut bei sogenannten **postlingual Ertaubten**. Das bedeutet, dass der Betroffene ertaubte, nachdem er bereits sprechen gelernt hatte. Aber auch Menschen, die im Kindheitsalter die gesprochene Sprache nicht erlernen konnten (sogenannte **prälingual Ertaubte**), können viel von einem CI profitieren. Günstig ist, wenn sie noch ein Restgehör hatten und schon früh mit einem konventionellen Hörgerät versorgt wurden. Bei erfolgreicher Implantation in jungen Jahren wird das normale Sprechen erlernt,

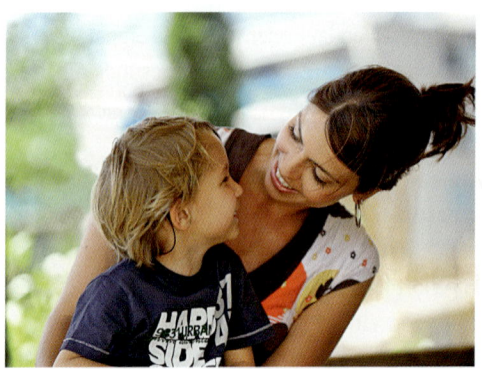

Abb. 5-13 Kind mit Cochlea-Implantat. Je früher die Implantation erfolgt, desto besser sind die Ergebnisse, zum Beispiel im Hinblick auf die Sprachentwicklung bei Kindern (Foto: MED-EL).

auch wenn hierfür die weitere Förderung durch gezielte Nachsorge und durch die Anregung der Umwelt erfolgen muss. Wie gut das Hören und die Sprachentwicklung mit Cochlea-Implantat gelingen, hängt stark vom Alter des Patienten bei der Implantation ab. Grundsätzlich gilt: Je früher implantiert wird, desto besser ist das Ergebnis (Abb. 5-13).

Inzwischen wird ein Cochlea Implantat manchmal auch bei einseitiger Ertaubung eingesetzt. Wenn auf der tauben Seite ein lautes Ohrgeräusch empfunden wird, kann es bei einigen dieser Patienten durch die Cochlea-Implantation abgeschwächt werden. Wie bei der Versorgung mit knochenverankerten Hörgeräten scheint auch die einseitige CI-Versorgung zu einem besseren Verstehen im Störlärm und einem besseren Sprachverständnis beizutragen.

Elektrisch-akustische Stimulation (EAS)

Bei der elektrisch-akustischen Stimulation (EAS) werden die Prinzipien des Cochlea-Implantats und eines Hörgerätes kombiniert. Dies kann zum Beispiel bei einem Patienten mit hochgradiger, an Taubheit grenzender Schwerhörigkeit im Hochtonbereich und geringerer, aber vorhandener Schwerhörigkeit im Tief- und Mitteltonbereich nötig sein. Voraussetzung für den Einsatz der Methode ist auch hier, dass konventionelle Hörgeräte keinen ausreichenden Hörgewinn erzielen konnten (Abb. 5-14).

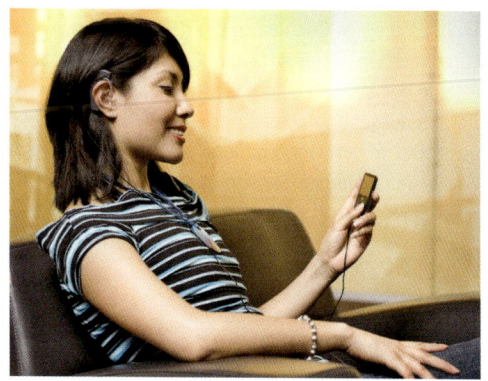

Abb. 5-14 Die EAS eignet sich optimal für Patienten, die im Hochtonbereich hochgradig schwerhörig sind, bei denen die Probleme im Mittel- und Tieftonbereich jedoch nicht so ausgeprägt sind (Foto: MED-EL).

5 Mit High Tech gegen Schwerhörigkeit

Bei der EAS implantiert man ein CI, das den Hörnerv nur an der Hörschneckenbasis stimuliert. Damit werden die fehlenden hohen Frequenzen wieder hörbar. Der Hörverlust im Mittel- und im Tieftonbereich wird mit einem konventionellen Hörgerät ausgeglichen (Abb. 5-15). Da bei diesen Frequenzen keine hochgradige Schwerhörigkeit vorliegt, ist das Hörergebnis hier mit einem klassischen Hörgerät besser. Die Kombination von CI und Hörgerät liefert das optimale Hörergebnis.

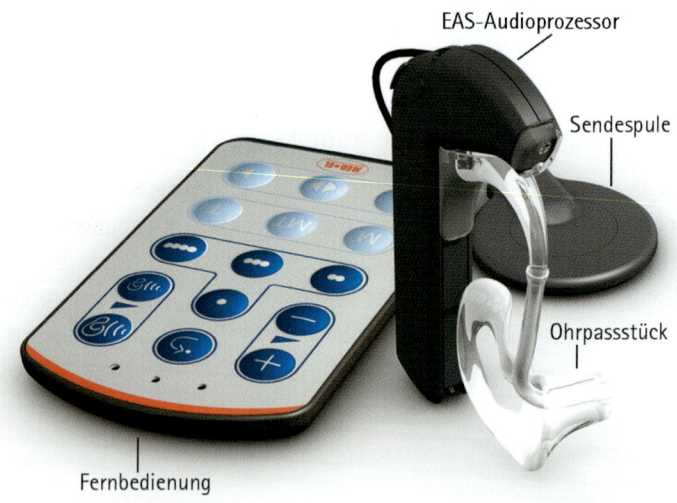

Abb. 5-15 Von außen sichtbare Komponenten des EAS-Systems. Bei der EAS wird die Technologie des Cochlea-Implantates mit einem konventionellen digitalen Hörsystem kombiniert. Im Gegensatz zum Cochlea-Implantat wird die Elektrode nur in die basalen Anteile der Schnecke vorgeschoben. Der Audioprozessor verstärkt den tieffrequenten Teil des aufgenommenen Schalls wie ein digitales Hörgerät und leitet ihn über das Ohrpassstück in den Gehörgang. Hohe Töne leitet der Audioprozessor an die Sendespule. Wie beim CI werden sie von dort an das Implantat unter der Haut übertragen (Foto: MED-EL).

Hirnstammimplantat

Hier erfolgt die elektrische Reizung der zentralen Hörbahn im Bereich des Hirnstamms mit Hilfe eines CI-ähnlichen Implantats. Die Hörschnecke und der Hörnerv werden umgangen. Da auch im Bereich des Hirnstamms und im Bereich der zentralen Hörbahn verschiedene Frequenzbereiche an verschiedenen Stellen angeordnet sind, können wie beim Cochlea-Implantat verschiedene Frequenzbereiche unabhängig voneinander stimuliert werden. Allerdings gelingt das viel weniger selektiv als beim Cochlea-Implantat. Theoretisch verhelfen Hirnstammimplantate Menschen zum Hören, bei denen der Hörnerv zerstört ist, zum Beispiel durch eine Operation oder als Folge eines Akustikusneurinoms. Es liegt an dem höheren operativen Risiko des Eingriffs am Gehirn und an den deutlich schlechteren Hörergebnissen im Vergleich zum Cochlea-Implantat, dass sie trotzdem nur in Einzelfällen Anwendung finden,

In einer Zeit, in der die Zahl der Menschen, die mit Hilfe eines Implantats hören, ständig wächst, hat das auch soziale Konsequenzen. Wir werden im nächsten Kapitel sehen, dass das nicht ganz ohne Probleme abläuft.

6 Die Welt der Stille

„Hören ist nicht nur wunderbar. Es ist ein Wunder." Fiona Bollag[1]

„Die Gebärdensprache ist meine Muttersprache." Peter Hepp[2]

Fremdsprachen erlernen wir als Kinder leicht, sogar akzentfrei. Diese Fähigkeit verlieren wir mit zunehmendem Alter. Noch früher erlernen wir die Muttersprache. Das Hörvermögen eines gesunden Kindes bildet sich bereits im Embryonalstadium, nach dem vierten Schwangerschaftsmonat hat sich die Hörschnecke schon voll entwickelt und bei der Geburt kann ein Kind normalerweise hören.

Durch die akustischen Signale, die im Mutterleib und in den ersten Lebensmonaten auf den Embryo und Säugling einwirken, reifen die schallverarbeitenden Strukturen im Gehirn. Das ist die Voraussetzung, damit ein Kind ein gutes Sprachverständnis und die Lautsprache entwickeln kann. Das Hören der eigenen und der mütterlichen (oder auch väterlichen) Stimme ist in den ersten Jahren für die Sprachentwicklung von großer Bedeutung. Schon eine leichte Schwerhörigkeit kann deshalb eine verzögerte Sprachentwicklung zur Folge haben. Der Säugling beginnt in den ersten Lebensmonaten zu lallen, zuerst um Laute zu erzeugen. Die Laute aus der Umgebung regen das Kleinkind später an, sie nachzuahmen und so selbst sprechen zu lernen. Auch wenn das Kind gehörlos ist, beginnt es zu lallen, doch da es keinen Schall wahrnimmt, verkümmert diese Fähigkeit und die normalerweise folgenden Entwicklungsphasen der Sprachentwicklung bleiben aus.

Bei hochgradig schwerhörigen oder gehörlosen Säuglingen und Kleinkindern wird deshalb versucht, dem Kind durch Hochleistungshörgeräte oder ein Cochlea-Implantat ausreichend akustische Information zuzuführen, damit es sprechen lernen kann.

---

1   Fiona Bollag ist CI-Trägerin. Im Jahr 2006 erschien „Das Mädchen, das aus der Stille kam". In diesem Buch beschreibt sie ihre Erfahrung mit dem Cochlea-Implantat.
2   Peter Hepp, „Die Welt in meinen Händen", List Verlag 2005.

Es gibt natürlich auch Jugendliche und Erwachsene, die hochgradig schwerhörig werden oder ertauben, nachdem sie sprechen gelernt haben. Sie haben den Vorteil, dass ihnen Geräusche und der Klang der Sprachlaute bereits bekannt sind und ihre Sprache entwickelt ist. Sie profitieren von Hochleistungshörgeräten oder einem Cochlea-Implantat vor allem im Hinblick auf die verbesserte Hörleistung.

Aber auch diejenigen Gehörlosen, für die aus verschiedenen Gründen ein Cochlea-Implantat nicht in Frage kommt oder die es ablehnen, gibt es verschiedene Möglichkeiten, wie sie sich untereinander und mit Hörenden verständigen können. Mit welcher Methode der Einzelne am besten zurechtkommt, ist unterschiedlich und hängt von zusätzlichen Gegebenheiten ab.

Alle Gehörlosen müssen lernen, wie sie trotz ihres „Andersseins" in der Gesellschaft zurechtkommen. Sie müssen in die Welt der Hörenden eingeführt und integriert werden, aber natürlich auch die Möglichkeit haben, ihre „Andersartigkeit" zu bewahren und zu kultivieren.

Dass Ärzte schon früher versucht haben, Taubheit oder starke Schwerhörigkeit zu behandeln, zeigen Rezepte, die Ärzte im Altertum und Mittelalter verschrieben. Da ihre Anweisungen aus einer Zeit stammen, als noch niemand wusste, wie das Ohr gebaut ist, sind sie wenig hilfreich und erscheinen uns heutzutage geradezu absurd. Was hilft dem Gehörlosen schon das Hirn des Löwen als Medizin, wie Razes, ein Arzt aus dem Orient, riet? Oder das Fett eines grünen Laubfrosches zu verspeisen, wie es der Mailänder Chirurg Lanfranchini gegen Ende des 13. Jahrhunderts empfahl? Erst langsam und in dem Maße, in dem die Anatomie des Ohres bekannt wurde, lernte man einige Ursachen für hochgradige Schwerhörigkeit oder gar Taubheit verstehen, konnte sie aber auch dann nur in harmlosen Fällen (z. B. bei Schleimansammlungen hinter dem Trommelfell) mit Medikamenten oder einer Operation behandeln.

Die Ärzte der damaligen Zeit verstanden noch nicht, dass der Taube die Sprache nicht erlernen kann, weil er dazu auch hören muss. Erst der Leipziger Professor Johannes Bohn (1640–1718) räumte mit dem damals vorherrschenden Glauben auf, dass das gleichzeitige Auftreten von Taubheit und der Unfähigkeit zu sprechen (die „Taubstummheit"[3]) auf eine Verbindung von Hörnerv und dem Gesichtsnerv oder dem Nerv des Kehlkopfes hinweise.

---

3   Der Begriff „taubstumm" ist irreführend und hat in unserer Sprache leider einen etwas abwertenden Beigeschmack. Diese Menschen sind gehörlos, aber nicht stumm. Sie haben ein gesundes Sprechorgan, hatten aber in dem Alter, in dem der Mensch

6 Die Welt der Stille

In den ersten Jahrhunderten nach Christus gab man sich keine Mühe, Gehörlose zu fördern. Daran hatte damals auch die Kirche Schuld. Sie vertrat die Auffassung, dass die Sprache den Unterschied zwischen Mensch und Tier zeige. Wer nicht sprechen konnte, wurde nicht als Mensch betrachtet. Der Kirchenvater Augustinus (354–429) wird folgendermaßen zitiert: „Wer nicht hören kann, kann daher auch nicht glauben." Tatsächlich durften Gehörlose erst im 11. Jahrhundert kirchlich getraut werden, im 13. Jahrhundert durften sie beichten und 300 Jahre später das Mönchsgelübde ablegen. In den kirchlichen Kreisen waren es später zunächst die Mönche, die anfingen Gehörlose ernst zu nehmen und mit ihnen über Gebärden zu kommunizieren. Mönche, die ein Schweigegelübde abgelegt hatten, kommunizierten im Kloster untereinander durch Gebärden, mit denen sie sich auch mit Hörbehinderten verständigen konnten.

Der spanische Benediktinermönch Pedro Ponce de León (1520–1548) wurde von einem Adligen beauftragt, zwei seiner insgesamt drei tauben Söhne zu unterrichten. Da Gehörlose, die nicht sprechen konnten, juristisch nicht als Personen galten, musste der Adelige befürchten, dass seine Söhne als Erben seines Besitzes und Vermögens nicht anerkannt wurden. Pedro Ponce de León lehrte seine Schüler zuerst das Schreiben und das Lesen, indem er etwa das Wort „Blume" an die Tafel schrieb und dann eine Blume zeigte. Dann sprach er das Wort langsam und zeigte die Stellung von Lippen und Zunge bei den einzelnen Buchstaben. So lernten die Schüler, Sprache durch Mundstellung auszudrücken und durch das Ablesen der Lippen die Wörter der anderen zu erkennen.

Der Schweizer Arzt Johann Conrad Ammann (1669–1724) brachte seine Schüler noch einen Schritt weiter. Er ließ sie neben der Beobachtung der Lippenstellung auch den Kehlkopf des Sprechenden berühren und so den Unterschied der Vibrationen bei verschiedenen Lauten fühlen. Das erleichterte den Schülern, die Laute beim Ausatmen der Luft nachzuahmen. Schon nach zwei Jahren hatte Ammann einen so großen Erfolg, dass er im Jahre 1692 seine erste Schrift *Surdus loquens* („Der sprechende Taube") herausbrachte, die in mehrere Sprachen übersetzt wurde und im Ausland Aufsehen erregte.

---

normalerweise sprechen lernt, keine Möglichkeit gehörte Laute anderer nachzuahmen und ihre Sprechwerkzeuge zu schulen. So weit ich nicht andere Autoren zitiere, werde ich das Wort *taubstumm* und daraus hergeleitete Wörter immer in Anführungszeichen setzen. Der korrekte Ausdruck für diese Patienten ist *prälingual Ertaubte* (= vor dem Spracherwerb Ertaubte).

Der deutsche Pädagoge Samuel Heinicke (1727–1790) gründete in Leipzig das „Chursächsische Institut für Stumme und andere mit Sprachgebrechen behaftete Personen", die erste „Taubstummenanstalt", die er bis zu seinem Tode leitete. Seine Unterrichtsmethoden lehnten sich an Ammanns Methode an und zielten besonders darauf ab, das Lippenlesen und die Lautsprache der Schüler zu fördern.

Einen anderen Weg wählte der Franzose Charles Michel de l'Epée (1712–1789), auch bekannt als Abbé de l'Epée. Er lehrte, in der von ihm Mitte des 18. Jahrhunderts gegründeten *Institution de Sourds-Muets de Paris* (Institut für Taubstumme in Paris), seine Schüler Gebärdensprache und ein Fingeralphabet (s. auch unter „Gebärden und Lormen", S. 121). Er war damit sehr erfolgreich.

Bis heute haben sich verschiedene Gebärden- und Zeichensprachen für die Kommunikation Gehörloser untereinander und mit Hörenden entwickelt. Auch für die lautsprachliche Förderung Gehörloser gibt es verschiedene Konzepte. Im folgenden Text möchte ich einige beeindruckende Lebensgeschichten gehörloser Menschen erzählen. Sie haben mit Hilfe unterschiedlicher Kommunikationsformen ihr Leben gemeistert.

Helen Keller: Tastalphabet und Blindenschrift

Besonders hart traf es vor etwa 130 Jahren die Tochter des Südstaatenarmee-Captains Arthur H. Keller. Helen wurde 1880 geboren[4]. Im Alter von 19 Monaten erkrankte sie, wahrscheinlich an Scharlach oder Meningitis. Nach der Genesung war sie taub und blind. Die Mutter suchte Hilfe bei Experten, kam auch mit Alexander Graham Bell in Verbindung, britischer Sprachlehrer und einer der Erfinder des Telefons. Wir begegneten ihm schon, nach ihm ist die Lautstärkeeinheit bel (vgl. Kap. 1, S. 9) benannt. Bell empfahl der Mutter eine Schule für Blinde im Süden Bostons. Der Direktor dieses Instituts brachte das Kind mit der Studentin Annie Sullivan (1866–1936) zusammen, die selbst als Kind nahezu erblindet war. Im Jahre 1887 kam Annie in das Haus der Kellers und begann sofort mit dem Unterricht. Dabei war sie sehr einfallsreich, denn es gab zwar Methoden, Blinden das Lesen beizubringen (Blindenschrift), und man hatte auch schon Erfahrung

---

[4] Helen E. Waite. Öffne mir das Tor zur Welt: Das Leben der taubblinden Helen Keller und ihrer Lehrerin Anne Sullivan. Stuttgart: Freies Geistesleben 2010.

6 Die Welt der Stille

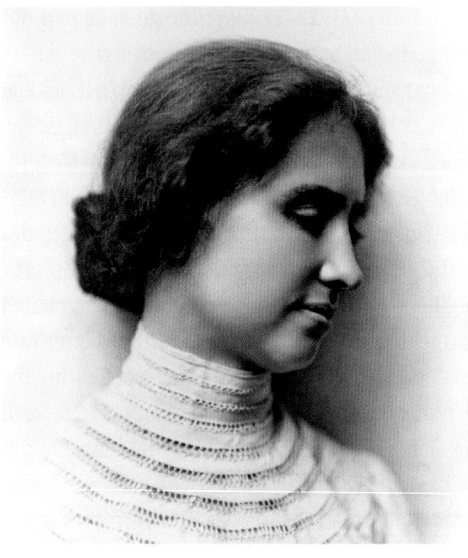

Abb. 6-1 Helen Keller im Jahre 1905 (© Library of Congress).

darin, wie man tauben Kindern später das Sprechen beibringen konnte, doch da bei Helen Auge *und* Ohr ausgefallen waren, musste Annie improvisieren.

So begannen die beiden mit einem „Alphabet", dessen „Buchstaben" darin bestanden, dass Annie Helens rechte Hand auf verschiede Weise betastete[5]. Als sie fünf solcher Buchstaben in einer bestimmten Reihenfolge in die Hand ihrer Schülerin getastet hatte, goss Annie auf Helens linke Hand Wasser. Das wiederholte sie mehrere Male, bis Helen begriff, dass die fünf Buchstaben in dieser Reihenfolge „water" (Wasser) bedeuteten. Wenn auf diese oder ähnliche Weise für viele Objekte eine Beziehung zwischen Folge von „Buchstaben" und Objekt hergestellt wurde, musste nur noch die Beziehung zwischen „Buchstaben" und gesprochenen Lauten hergestellt werden. Die fünf Buchstaben W, A, T, E und R für „water" mussten gesprochen werden. Das aber war ein Problem, das die

---

[5] Aus dieser Zeit stammen zwei Versuche mittels Tastalphabeten mit gehörlosen Blinden zu kommunizieren. Im Jahre 1860 schuf der Priester und Lyriker Johann Martin Schleyer (1831–1912) ein Tastalphabet. Er war übrigens der Urgroßonkel des 1977 von RAF-Terroristen ermordeten Arbeitgeberpräsidenten Hanns Martin Schleyer. Auch der Schriftsteller Heinrich Landesmann (1821–1902) mit dem Pseudonym Hieronymus Lorm, erfand, nachdem er erblindete, ein Tastalphabet, das aber erst nach seinem Tod veröffentlicht worden ist.

Lehrer für sehende Gehörlose schon gelöst hatten. So konnte zum Beispiel die Methode von Ammann angewandt werden, der seine Schüler den Kehlkopf des Sprechenden betasten ließ, damit sie die Vibrationen beim Sprechen nachahmen konnten (s. S. 114). Außerdem lässt sich durch Betasten der Lippen die Mundstellung erfassen und kann dann nachgeahmt werden.

Helen bestand im Alter von 24 Jahren die Prüfung zum Bachelor of Arts am Radcliffe College, das heute der Harvard-Universität angeschlossen ist. Das Stipendium für das College hatte ihr übrigens ein enger Freund verschafft: Mark Twain, der Schöpfer von Tom Sawyer und Huckleberry Finn. Helen wurde eine angesehene Schriftstellerin und eine kämpferische Frauenrechtlerin. Sie starb im Jahre 1968.

Helen Keller kommunizierte mit einem Tastalphabet und der Blindenschrift. Aber sie las auch Worte durch das Ertasten der Mund- und Kehlkopfstellung des Sprechers ab.

Hanna Weber: auditiv-verbale Erziehung und Cochlea-Implantat

Hanna Weber kam 1986 als Kind hörender Eltern zur Welt. In den ersten Lebensmonaten wurde weder von den Eltern noch vom behandelnden Kinderarzt eine Hörstörung bemerkt. Zu Beginn des 2. Lebensjahrs fiel den Eltern zunehmend häufiger auf, dass Hanna auf Geräusche oder Stimmen kaum reagierte. Beunruhigt suchten sie den Arzt auf, der jetzt weitere Untersuchungen zur Prüfung des Gehörs veranlasste. Bei Hanna wurde eine hochgradige, an Taubheit grenzende Hörminderung auf beiden Ohren festgestellt und das Mädchen beidseitig mit Hochleistungshörgeräten versorgt.

Hannas Mutter gab sich von Anfang an große Mühe, das Restgehör des Kindes und seine Sprachentwicklung zu fördern. Sie sprach viel mit ihrer Tochter und motivierte sie zur Lautbildung und zum Sprechen. Die Eltern hörten von einem besonderen Hör- und Sprachförderungsprogramm bei einer bekannten Gehörlosenpädagogin in Meggen in der Schweiz. Es handelte sich um Susanna Schmid-Giovannini, die zu den ersten Verfechtern der auditiv-verbalen Erziehung in Europa zählte. Schwerpunkt dieser Methode ist die Schulung und Förderung des vorhandenen Restgehörs und das Erlernen der Lautsprache über die Hörwahrnehmung ohne visuelle Unterstützung (s. S. 124). Hannas Eltern überzeugte diese Form der Förderung und sie versuchten, die auditiv-verbale Erziehung in ihrem

Umgang mit dem Kind zu Hause umzusetzen. Einmal im Jahr fuhr die Familie in die Schweiz, um sich Anregungen und Hilfestellungen für die entwicklungsgerechte Förderung der Hör- und Sprachfähigkeit zu holen. Hanna wurde zusätzlich durch Logopädie und Ergotherapie in Deutschland unterstützt.

Als Hanna 10 Jahre alt war, empfahl Frau Schmid-Giovannini den Eltern, sich mit der Frage einer Cochlea-Implantation (CI) auseinanderzusetzen. Nach einiger Bedenkzeit entschieden sich Hannas Eltern dafür. In ihrem 11. Lebensjahr erhielt Hanna in Hannover ihr erstes CI. Wenn sie sich heute an die ersten Höreindrücke mit dem Implantat erinnert, schildert sie, dass sie vor allem über die vielen Umgebungsgeräusche erstaunt war, die sie bis dahin nicht gehört hatte. Dazu gehörte das Zwitschern der Vögel genauso wie ein tropfender Wasserhahn. Stimmen hatte sie auch mit den Hochleistungshörgeräten gehört, aber sie hörten sich jetzt anders an und sie konnte Gesprochenes deutlicher verstehen. Mit dem CI konnte sie erstmalig telefonieren. Sie musste es aber mühsam erlernen. Hanna besuchte eine normale Grundschule, und auch die Oberschule war eine Regelschule. Die ersten Schuljahre empfand sie weniger problematisch, weil beim Spielen in den Pausen die verbale Kommunikation keine so große Rolle spielte. Schwieriger wurde es in der Mittel- und Oberstufe, in der im Unterricht, aber auch in der Freizeit oft heftig und mit schnellen Wortwechseln diskutiert wurde. Hier hatte sie häufig Probleme den Diskussionen zu folgen. Sie überlegte, nach der 10. Klasse auf ein Gymnasium für Schwerhörige zu wechseln. Nachdem sie dort einige Tage hospitiert hatte, entschied sie sich doch für ihre alte Schule, machte dort Abitur und begann anschließend eine Ausbildung als Physiotherapeutin. Nach ihrer Ausbildung, mit 23 Jahren, entschloss sie sich, auch auf der linken Seite ein Cochlea-Implantat einsetzen zu lassen. Die Implantation erfolgte 2009 in Hannover. Mit dem zweiten Implantat ist das Sprachverstehen noch besser. Beim Richtungshören merkt sie noch keine deutliche Verbesserung zur vorherigen Situation. Sie hofft, dass sich das mit der Zeit noch verbessert, wenn sie sich noch mehr an das zweite Implantat gewöhnt hat. Hanna Weber ist eine sehr aktive junge Frau. Sie lebt heute in Berlin, spielt Volleyball, geht schnorcheln, arbeitet gern in ihrem Beruf und trifft sich oft mit Freunden. Früher ging sie oft in Diskotheken, heute nur noch gelegentlich. Besonders gut hat ihr damals die Musikrichtung Hip-Hop gefallen, weil sie diese Musik wegen der vibrierenden Bässe intensiver wahrnimmt. Ihr Freundeskreis besteht aus Hörenden und Schwerhörigen.

Die Gebärdensprache spielt bei ihrer Kommunikation keine Rolle. Durch ihre frühzeitige Versorgung mit Hochleistungshörgeräten und den Cochlea-Implantaten kann Hanna Weber hören und sprechen.

Weitere interessante Berichte und Erfahrungen von Menschen mit einem Cochlea-Implantat und auditiv-verbaler Förderung finden Sie im Internet unter www.lkhd.de.

Peter Hepp: Gebärdensprache und Lormen

Peter wurde im Sommer 1961 geboren und galt in der Familie als sprechfaul. Doch ein Arzt, der die Familie aus einem anderen Grund besuchte, schöpfte Verdacht. Der Junge war gehörlos.

Zunächst mit einem Privatlehrer und dann in einem Internat für Hörgeschädigte lernte er die Gebärdensprache. Peter Hepp lernte die Lautsprache nie, in seinem Buch „Die Welt in meinen Händen" sagt er: „Die Gebärdensprache ist meine Muttersprache."

Im Alter von etwa 12 Jahren begegnete er gehörlosen Personen, die gleichzeitig blind waren, und erfuhr, dass sie mit ihrer Umwelt auf eine ganz andere Weise kommunizieren. Er lernte das Tastalphabet von Hieronymus Lorm kennen (s. auch Fußnote auf S. 116 und S. 123). Da er selbst zunehmend schlechter sehen konnte und sich deshalb Sorgen machte, erlernte er das „Lormen", wie diese Verständigungsmöglichkeit mit Taubblinden genannt wird.

Im Alter von 29 Jahren merkte er, dass die Verschlechterung seiner Augen unaufhaltsam fortschritt. Nun ließ er sich zu einem Cochlea-Implantat überreden. Doch bei der Anpassung machte er keine Fortschritte. War er zu ungeduldig? War es für die Adaption an das CI in seinem Alter bereits zu spät? Er legte den Außenteil seines Implantats zur Seite und kommunizierte vor allem durch Lormen mit seiner Umwelt. Während des Klinikaufenthalts bei seiner CI-Implantation hatte er eine junge Frau kennen gelernt, die von nun an seiner Seite stand. Er kam in dieser Zeit auch in engen Kontakt mit der Kirche und wurde zum gläubigen Katholiken. Nach einigen Versuchen, in einem Beruf Fuß zu fassen – was für einen Taubblinden sehr schwer ist –, freundete er sich mit dem Gedanken an, für die Kirche zu arbeiten. Auch das ging nicht ohne Schwierigkeiten, doch er wurde schließlich als Diakon Seelsorger für taubblinde Menschen. Er hat seine Freundin geheiratet, die inzwischen Logopädin ist. Die beiden haben zwei Kinder. Peter Hepp kommunizierte mit Gebärdensprache, bis er auch sein Sehvermögen verlor. Informationen werden ihm jetzt über das Tastalphabet in der Hand vermittelt, seine Antworten gebärdet er. Von seinem spät implantierten Cochlea-Implantat profitierte er wenig.

Zufällig sah ich kurz vor der Fertigstellung meines Buchmanuskripts Herrn Hepp und seine Frau in einer Talk-Show im Fernsehen[6]. Sie berichteten eindrucksvoll aus ihrem Leben. Frau Hepp übersetzte dabei für ihren Mann, indem sie in blitzartiger Geschwindigkeit in die Hand ihres Mannes lormte, für den Moderator, indem sie die Antworten ihres Mannes aus der Gebärdensprache übersetzte.

Robert Wirth: die Kunst des Lippenlesens

In dem Buch „Augenblicke für das Ohr" von Susanne Wagner und Thomas Spillmann[7], wird die Lebensgeschichte von Robert Wirth, dem Generaldirektor und Besitzer eines Luxushotels in Rom, beschrieben. Mit einem Jahr wurde bei ihm Gehörlosigkeit diagnostiziert. Mit fünf Jahren besuchte er die Gehörlosenschule in Mailand. Obwohl er sich dort unter den anderen gehörlosen Kindern sehr wohl fühlte und mit ihnen in Gebärdensprache kommunizierte, wechselte er auf eine Schule für Hörende, da er mit dem Schulstoff in der Gehörlosenschule unterfordert war. Als er mit 12 Jahren auf die neue Schule kam, merkte er erst, wie wichtig hier das Sprechen war und wie viel Mühe es ihn kostete, die oft viel zu schnell redenden Klassenkameraden durch Lippenlesen zu verstehen. Dies nahm er als Ansporn dafür, im Sprechen und Lippenablesen noch besser zu werden. Er besuchte später mit Hörenden die Hotelfachschule, dann die Gehörlosenschule in West Harford im US-Bundesstaat Connecticut, die Gallaudet-Universität für Gehörlose in Washington D. C. und wechselte danach an die Technische Hochschule in Rochester. Nach dem Studium absolvierte er als einziger Gehörloser unter Hörenden eine Hotelmanagement-Ausbildung im Bundesstaat New York. Später arbeitete er zunächst als Assistent im familieneigenen Hotel in Rom und übernahm 1982 dessen Leitung.

Robert Wirth sagt, er fühle sich unter Hörenden und Gehörlosen gleichermaßen zu Hause. Er gebärdet, verfügt über ein sehr gutes Sprachvermögen und er spricht nicht nur seine Muttersprache, sondern auch mehrere Fremdsprachen. Er liest perfekt von den Lippen und der Mimik seiner Gesprächspartner ab.

---

6 „Markus Lanz", ZDF, Ausstrahlung am 30.10.2010.
7 Susanne Wagner, Thomas Spillmann. Augenblicke für das Ohr. Zürich: Rüffer & Rub 2004.

Gebärden und Lormen

Gehörlose Menschen haben wahrscheinlich schon immer durch Gebärden – und sei es nur das Hinweisen mit dem Finger oder der Gesichtsausdruck – versucht, anderen etwas mitzuteilen. Doch es bildete sich lange keine einheitliche Zeichensprache aus.

Die erste Gehörlosenschule wurde Mitte des 18. Jahrhunderts in Frankreich gegründet. Es handelte sich um die bereits erwähnte *Institution de Sourds-Muets de Paris* (s. S. 115). Ihr Gründer, der Abbé de l'Epée, hatte beobachtet, wie sich Gehörlose miteinander durch Gebärden verständigten und war der Ansicht, dass gehörlose Kinder diese „Sprache" lernen sollten. In seiner Schule lehrte er eine Gebärdensprache, die sich an die französische Grammatik anlehnte. Sie wurde dadurch um ein Vielfaches komplizierter.

Der anglikanische Geistliche Thomas Hopkins Gallaudet reiste Anfang des 19. Jahrhunderts aus den USA nach Europa, um dort Unterrichtsmethoden für Gehörlose zu studieren. Er traf auf den tauben, gebärdenden Lehrer Laurent Clerc, einen ehemaligen Schüler der vom Abbé de l'Epée in Paris gegründeten Schule. Gallaudet überredete Clerk mit ihm in die USA zu reisen und dort eine Gehörlosenschule zu gründen. Aus der von Laurent Clerc eingeführten und bis dahin unter Gebärdenden in Amerika entstandenen Gebärdensprache, entwickelte sich die American Sign Language (ASL). Die einzige Universität für Gehörlose in den USA trägt den Namen Gallaudet. Sie entwickelte sich aus einem College für Gehörlose, dass 1894 in Gedenken an die Verdienste von Thomas Hopkins Gallaudet seinen Namen erhielt.

Die Verbreitung der Gebärdensprache wurde aber auch behindert, als sich im 19. Jahrhundert der Gedanke durchsetzte, man müsse die gehörlosen Kinder zum Sprechen zwingen. Zu diesen sogenannten **Oralisten** zählte auch Alexander Graham Bell, der Erfinder des Telefons und hilfreiche Berater von Helen Keller, die ihm ihre Lebenserinnerungen gewidmet hat.

Gehörlose Kinder zum Sprechen zu zwingen erinnert an die Zeit, als man bis ins vorige Jahrhundert linkshändige Schüler trimmen wollte, unbedingt mit der rechten Hand zu schreiben. Auf dem 1880 abgehaltenen Mailänder Kongress der Taubstummenlehrer wurde mit großer Mehrheit beschlossen, die lautsprachliche Erziehung der gebärdensprachlichen Methode vorzuziehen. Gehörlose Lehrer waren zu diesem Kongress nicht eingeladen worden. Als Folge der Resolutionen wurden in Europa in den folgenden Jahren alle gehörlosen Lehrer entlassen und die Gebärdensprache im Unterricht verboten. In Frankreich wurde das Gebärdenverbot in Schulen für taube Kinder erst 1991 per Gesetz aufgehoben.

Reden mit Händen und Gesicht

Körpersprache und Mimik helfen allen Schwerhörigen und Gehörlosen, den Gesprächspartner besser zu verstehen. Insofern haben es Schwerhörige leichter, die in Ländern leben, in denen sehr viel und selbstverständlich gestikuliert wird, zum Beispiel in Italien.

Sprache, die allein auf Gebärden beruht, nennen wir **Gebärdensprache (GS)**. Sie ist vor allem die Sprache von prälingual Ertaubten. Für viele dieser Menschen ist es ganz selbstverständlich und entspannend, sich in Gebärdensprache zu unterhalten. Gebärden sind bewusst vorgenommene Bewegungen des Körpers, besonders der Arme und Hände. Sie beinhalten Gestik, Mimik und Mundbewegungen. Ein großer Teil der Zeichen, besonders der Handzeichen, sind willkürlich und haben keinen Bezug zu dem, was sie bezeichnen, auch wenn sie manchmal daran erinnern. Bei den Gebärden gibt es gewisse grammatikalische Regeln, die sich besonders durch den veränderten Satzbau von unserer Laut- und Schriftsprache unterscheiden. Zum Beispiel steht die Zeitangabe immer am Anfang des Satzes.

Die Frage „Besuchst du mich morgen?" wird so gebärdet:
- „morgen" (rechte Hand, Finger geschlossen, Daumen nach oben abstehend. Hand so drehen, dass der Daumen vom Gebärdenden weg weist)
- „du" (mit dem Finger auf Gegenüber zeigen)
- „mich besuchen" (linke Hand mit geschlossenen Fingern an der eigenen Brust, rechte Hand von vorne hinter die linke Hand führen)
- Dass es sich um eine Frage handelt, muss der Sprechende mit seiner Mimik ausdrücken. Das Mienenspiel ist ein wichtiger Bestandteil der Gebärdensprache.

Wie gebärdet wird, kann man auf mehreren Fernsehsendern sehen. Beispielsweise bietet der deutsche Sender Phoenix Nachrichtensendungen an, bei denen ein Bild mit einer Person, die den Nachrichtentext gebärdet, eingeblendet wird, während der Sprecher ihn vorliest.

Die Gebärdensprache ist oft ein wesentlicher Teil der Identität Gehörloser. Leider hat bei der Erfindung der Gebärdensprache niemand versucht, sie international zu gestalten. So haben wir heute in den USA die Sprache ASL (American

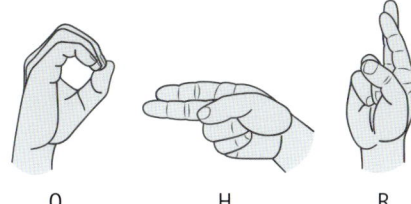

Abb. 6-2 O-H-R im Fingeralphabet.   O   H   R

Sign Language), in Frankreich LSF (Langue de Signes Français), in Österreich die Österreichische Gebärdensprache ÖGS, die Deutschschweizer haben DSGS und die Deutschen DGS. Dennoch können sich die Gehörlosen aller Länder mit Gebärdensprache relativ gut verständigen. Neuerdings versucht man eine künstliche internationale Gebärdensprache zu schaffen.

Es gibt auch Gebärden, die lautsprachbegleitend eingesetzt werden (LBG = lautsprachbegleitende Gebärden). Sie können vom Spätertaubten leichter erlernt werden, weil sie sich hinsichtlich Grammatik und Satzbau an der Lautsprache orientieren.

Zur Darstellung einzelner Worte oder Begriffe eignet sich auch das **Fingeralphabet** (FA; Abb. 6-2). Einzelne Buchstaben, etwa zum Buchstabieren unbekannter Wörter, werden mit einer Hand dargestellt. Die Fingerstellungen erinnern meist an den Druckbuchstaben. So sind beim L Daumen und Zeigefinger so ausgestreckt, dass sie den Druckbuchstaben L bilden. V sind zwei, W drei nach oben gestreckte Finger.

Die Tastsprache

Taubblinden hilft die Gebärdensprache nicht. Wie Helen Keller können sie nur durch den Tastsinn von außen Information erhalten, und wenn sie nicht sprechen oder gebärden gelernt haben, können sie nur durch Tasten Information an ihre Umgebung weitergeben. Anders als die Gebärdensprache übersetzt die von Hieronymus Lorm erfundene Tastsprache nur Buchstaben. Es ist nicht ganz klar, mit welchem Tastalphabet Annie Sullivan ihre Schülerin Helen Keller unterrichtete. Das Lormalphabet war zu dieser Zeit noch nicht veröffentlicht. Tastete sie mit dem Alphabet von Schleyer oder hatte sie sich selbst eines ausgedacht? Die Abbildung 6-3 zeigt an vier Beispielen, wie das Lormalphabet funktioniert.

Manche taubblinde Menschen kommunizieren mit der Umwelt auch über **taktile Gebärden**. Dabei werden die Gebärden so gemacht, dass sie mit den

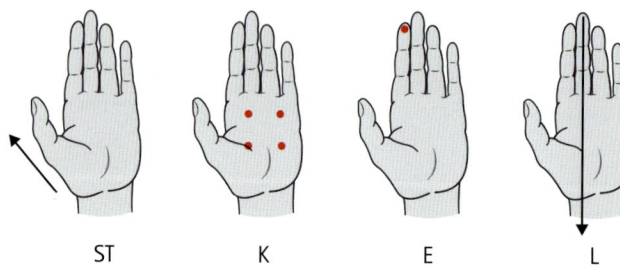

Abb. 6-3 Wie man beim Lormen drückt und streicht. ST: Strich an der Außenseite des Daumens nach oben; K: vier Fingerspitzen drücken auf den Handteller; E: Druck auf die Spitze des Zeigefingers; L: Strich von der Spitze des Mittelfingers zum Handgelenk. Daneben können noch Finger leicht zusammen gedrückt werden, zum Beispiel für F Zeige- und Mittelfinger, für SCH alle vier Finger. Für das R wird auf dem Handteller getrommelt.

Händen gefühlt werden können. Der Taubblinde legt dabei seine Hände auf die der gebärdenden Person.

Auditiv-verbale Erziehung

Unterschiedlichen Literaturquellen zufolge wurde die Methode der **auditiv-verbalen Therapie (AVT)** zur Lautsprachentwicklung hochgradig schwerhöriger oder gehörloser Kinder in den 1950er Jahren entweder in den USA und Kanada oder in Großbritannien entwickelt. In Europa etablierte sie Susanna Schmid-Giovannini, die zu diesem Thema zahlreiche Schriften und Bücher veröffentlicht hat.

Beim hörgeschädigten Kind wird das noch vorhandene Restgehör maximal gefördert, und über das Gehör die Lautsprache so weit entwickelt, dass mit ihr die Verständigung mit der Familie und der Umgebung erfolgt. Dabei wird auf visuelle Hilfen wie das Mundabsehen und die Zuhilfenahme gebärdensprachlicher Zeichen verzichtet. Größere Erfolge konnte die auditiv-verbale Erziehung erst erreichen, als in den 1960er Jahren zunehmend leistungsstarke Hörgeräte entwickelt wurden, die bei hochgradiger Schwerhörigkeit eine ausreichende Hörverbesserung für die auditive und lautsprachliche Förderung erzielten. Heute wachsen auch gehörlose Kinder mit der auditiv-verbalen Erziehung auf, nachdem sie ein Cochlea-Implantat erhalten haben.

Wenn den Eltern die auditiv-verbale Methode durch einen Audiopädagogen vermittelt wurde, werden die Entwicklungsschritte des Kindes beim Hören und

Sprechen in regelmäßigen Abständen geprüft. Auf dieser Grundlage werden weitere Anregungen für entwicklungs- und altersgerechte Übungen gegeben. Um Erfolg zu haben, muss das soziale Umfeld, vor allem die Eltern, das hör- und sprachfördernde Verhalten konsequent anwenden. Wichtig ist ein enges Vertrauensverhältnis zwischen Therapeut und Familie. Eltern und Kind müssen immer wieder für neue Aufgaben motiviert werden. Die Förderung des Kindes erfolgt heute oft spielerisch und hat die „Strenge" verloren, die der auditiv-verbalen Therapie früher nachgesagt wurde.

Der Protest der Gehörlosen

Unser Bild von der medizinischen Forschung ist einfach: Da macht einer eine Entdeckung, wie vor mehr als einem Jahrhundert der Würzburger Professor Wilhelm Conrad Röntgen. Die Welt horcht auf, er bekommt den Nobelpreis, an den Häusern, in denen er gelebt hat, werden Schilder angebracht, die auf den Gelehrten hinweisen, und alle Menschen, denen mit Hilfe seiner Entdeckung geholfen wird, sind glücklich. Ähnlich ging es auch Emil von Behring, dem wir die Impfung gegen Diphtherie verdanken. Er erhielt als erster den Nobelpreis für Medizin und alle Menschen sind ihm dankbar. Die Erfinder der Cochlea-Implantate dagegen, die gehörlose Menschen das Zwitschern der Vögel und den Donner eines Gewitters vernehmen ließen, wurden nicht von allen mit Freuden begrüßt.

Erst als ich mich näher mit dem Thema Gehörlosigkeit beschäftigt hatte, wurde mir bewusst, dass gehörlose Menschen, die mit anderen nur schriftlich oder über die Zeichensprache kommunizieren können, eine selbstbewusste Gemeinschaft sind. In Deutschland leben etwa 80 000 Menschen, die taub geboren wurden oder kurz nach der Geburt ertaubten. Bei einer Bevölkerung von 80 Millionen bedeutet das, dass unter 1 000 Menschen im Mittel einer gehörlos ist. Wahrscheinlich sind die Zahlen in den anderen europäischen Ländern nicht viel anders. Das würde bedeuten, dass in Berlin etwa 3 400 früh ertaubte Menschen leben, in Wien ca. 1 700 und in Zürich ungefähr 380. Selbst kleinere Städte wie Bamberg (statistisch 70 Frühertaubte) und Göttingen (120) oder St. Gallen (70) haben noch genügend Frühertaubte, dass sie einander treffen, sich zu Interessengemeinschaften und Vereinen zusammenschließen und all den Neigungen nachgehen können, denen auch Normalhörende frönen. Da gibt es Sportvereine, Literaturclubs und Schauspielgruppen. Es gibt Vortragsveranstaltungen, natürlich in Gebärdensprache, und Dichterlesungen, denn auch die Poesie ist in die Gebärdensprache eingedrungen. Gedichte werden gebärdet und auch Theaterszenen lassen sich in der Gebärdensprache ausdrücken.

Alle vier Jahre finden die *Deaflympics* statt, Olympische Spiele für Hörgeschädigte. Die letzten Sommerspiele waren in Taipeh, das nächste Mal werden sie 2013 in Athen stattfinden. Wer auf dem besseren Ohr mindestens 55 dB Hörverlust hat, darf mitmachen. Bei diesen sportlichen Wettkämpfen sind Hörgeräte und Cochlea-Implantate verboten.

So bilden die Gehörlosen, die meist in der Gebärdensprache miteinander verkehren, zwar eine Minderheit in der Bevölkerung, sie bewahren aber ihre eigene Identität und entwickelten eine eigene Kultur. Ihr Zusammengehörigkeitsgefühl wird dadurch gestärkt, dass Schwerhörigkeit in manchen Fällen vererbt wird und jede Gruppe auch durch ihren eigenen Nachwuchs Zuwachs erhält.

In diese Welt stößt nun die Erfindung der Cochlea-Implantate. Natürlich wurde ihre Technik entwickelt, um Gehörlosen das Leben zu erleichtern. Doch gleichzeitig reduziert sie den „Nachwuchs" der Gehörlosen, denn Kinder, die von früh auf mit einem CI aufwachsen, können sprechen lernen. Die Gebärdensprache wird von Kindern mit CI, zumindest wenn sie hörende Eltern haben, gar nicht oder nur teilweise erlernt und nicht mehr regelmäßig angewendet. Aber selbst wenn ein Kind mit CI durch den Umgang mit gehörlosen Eltern von klein auf gebärdet, kann es Probleme geben. Manche Eltern befürchten den Bezug zu ihrem Kind zu verlieren, denn es wird sich möglicherweise mehr der Welt der Hörenden als der Welt der Gebärdenden zuwenden.

Trotzdem scheint es zunächst ein guter Kompromiss zu sein, dass kleine Kinder, die ein CI erhalten, nicht nur Hör-und Sprachförderung zuteil wird, sondern sie gleichzeitig intensiv gebärdensprachlich unterrichtet werden. So könnten beide Formen der Kommunikation angewendet werden und das betroffene Kind entscheidet später, was es bevorzugt. Dieses sogenannte **bilinguale Konzept** wurde in einigen Gehörlosenschulen praktiziert. Die Hör- und Sprachentwicklung dieser Kinder blieb allerdings deutlich hinter der gleichaltriger rein hör- und lautsprachlich geförderter Kinder zurück. Da die Entwicklung und Reifung der zentralen Hörwahrnehmung und damit auch die Entwicklung der Lautsprache an zeitliche Grenzen gebunden ist, muss in dieser Zeit eine maximale Anregung des Hörens und Sprechens erfolgen, um ein optimales Ergebnis für die Hörwahrnehmung und die Entwicklung der Lautsprache zu erreichen. Idealerweise wird die Förderung der Hörwahrnehmung ständig in den Alltag integriert (s. auch „Auditiv-verbale Erziehung", S. 124). Das bilinguale Konzept wird dieser Tatsache nicht gerecht. Eine weitere Schwierigkeit für die bilingual geförderten Kinder sind die Unterschiede in Satzbau und Grammatik zwischen der Deutschen Gebärdensprache (DGS) und der Lautsprache. Lautsprachbegleitende Gebärden (LGS), die den gleichen Satzbau wie die Lautsprache haben, können durch unterschiedliches Tempo und den unterschiedlichen Rhythmus der Gebärden- und Sprechmotorik das Hören erschweren und damit die Ausnutzung von Hörresten behindern. Auch auf das Sprechen können sie sich negativ auswirken, weil es seinen normalen Rhythmus verliert. Das bilinguale Konzept ist deshalb inzwischen weitgehend verlassen worden.

Die Vertreter der Cochlea-Implantate preisen die Technik damit an, dass mit ihr taube Kinder Sprache erlernen können. Das impliziert, dass Hörende die Gebärdensprache nicht als gleichwertig zur Lautsprache anerkennen. Dies wiederum verletzt gebärdende Gehörlose, denn sie wollen nicht als Menschen zweiter Klasse betrachtet werden. Sie sind eine Minderheit mit einer eigenen Sprache, der Gebärdensprache, was der deutsche Gesetzgeber schon 2002, der österreichische 2005 anerkannt hat. In der Schweiz ist die Gebärdensprache nur im Kanton Zürich als Amtssprache zugelassen.

Im Internet entdeckte ich einen Brief, den zwei Dozenten der Philosophischen Fakultät IV der Berliner Humboldt-Universität im Mai 2008 an den Vorsitzenden der Deutschen Cochlear Implant Gesellschaft geschrieben haben. Er macht deutlich, dass die Minderheit der Gehörlosen in unserer Gesellschaft die Gebärdensprache und die Kultur, die sich in dieser Gesellschaftsschicht gebildet hat, gefährdet sieht.

Werden die Implantate die Kultur der Gehörlosen verdrängen? Schließlich haben moderne Diktiergeräte auch die Kunst der Stenografie und die digitale Datenübertragung das gute alte, von Hand getippte Morsealphabet abgelöst.

Für die Cochlea-Implantate spricht, dass mit Hilfe der auditiv-verbalen Erziehung bei früher Förderung, guten Therapeuten und aktiv mitwirkendem Umfeld einem resthörigen oder gehörlosen Kind, das ein CI erhält, eine fast völlig normale soziale, persönliche und schulische Entwicklung ermöglicht wird. Das belegen inzwischen zahlreiche Beispiele. Es gelingt jedoch nicht in jedem Fall, und hängt stark von der Unterstützung des betroffenen Kindes durch sein häusliches Umfeld und den behandelnden Therapeuten ab.

Eltern, die in den ersten Lebensmonaten ihres Kindes erfahren, dass es hochgradig schwerhörig oder gehörlos ist, sind in einer gefühlsmäßig angespannten Situation. Um zu entscheiden, wie das Kind in Zukunft gefördert werden soll, müssen sie umfassend über die Fördermöglichkeiten des Kindes aufgeklärt werden.

Sie müssen sich mit der auditiv-verbalen Erziehung vertraut machen und mit Kindern oder Erwachsenen sprechen, die diese durchlaufen haben. Aber auch mit der Gebärdensprache und der Kultur Gehörloser sollten sie sich auseinandersetzen. Nur wenn die Eltern beide Seiten kennen, können sie nach bestem Wissen und Gewissen eine Entscheidung für ihr Kind treffen.

Es gibt gehörlose Kinder und Erwachsene, die von einem CI nicht profitieren können. Eine weitere Gruppe lehnt eine Cochlea-Implantation sowie hör- und lautsprachliche Förderung grundsätzlich ab. Sie kommunizieren oft ausschließlich gebärdensprachlich.

Wünschenswert ist, dass die Entscheidungen und Gegebenheiten des Einzelnen akzeptiert werden, und die vorwiegend Gebärdenden wie auch die lautsprachlich kommunizierenden Gehörlosen, die mit Hochleistungshörgeräten oder einem Cochlea-Implantat versorgt sind, eine optimale Förderung ihrer Fähigkeiten erfahren.

7 Der Lärm im Ohr

„Ich höre was, was Du nicht hörst."

Motto der Deutschen Tinnitus-Liga

Krankenbericht

Tinnitus nach Trommelworkshop

Christina F., eine 23-jährige Studentin, stellte sich in meiner HNO-Praxis vor und berichtete, sie habe vor zwei Tagen im Rahmen einer pädagogischen Ausbildung an einem Trommelworkshop mit großen afrikanischen Trommeln teilgenommen. Dieser fand ausnahmsweise in einem kleineren Raum statt, in dem die Teilnehmer mit ihren Trommeln sehr eng zusammen saßen. Schon während des Kurses empfand Frau F. die Trommeln als sehr laut und unangenehm. Danach hatte sie ein etwas dumpfes Hörgefühl, aber noch störender empfand sie einen hohen Pfeifton auf beiden Ohren. Auch zwei andere Teilnehmer des Workshops bemerkten ein leises Piepen im Ohr. Die junge Frau hoffte, das Ohrgeräusch würde in den nächsten Stunden verschwinden, aber am nächsten Morgen hörte sie es immer noch. Bei der Untersuchung zeigten sich der Gehörgang und das Trommelfell auf beiden Seiten unauffällig. Im Tonschwellenaudiogramm des rechten und linken Ohres fand sich bei der Frequenz 4 Kilohertz ein Hörabfall von 30 Dezibel (s. auch „Lärmschäden des Gehörs", Kap. 4, S. 73). Die Frequenz des Tinnitus wurde von der Patientin bei 4 kHz angegeben, also genau bei der Tonhöhe, bei der sie den Hörabfall hatte. Frau F. er-

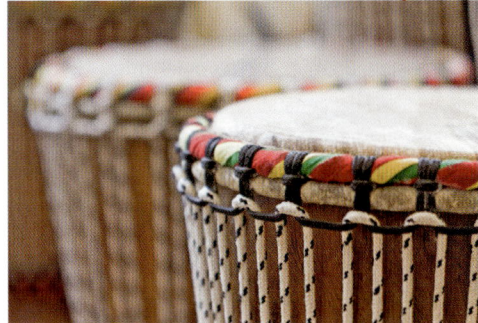

> hielt drei Tage lang täglich Kortison in die Vene gespritzt. Sie wurde dazu angehalten, das Ohr in den nächsten Tagen keinem Lärm mehr auszusetzen. Am vierten Tag war das Ohrgeräusch verschwunden und das Gehör hatte sich vollständig erholt.

„Frau Müller", sagte der Chef zur Sekretärin „Gestern Nachmittag müssen Ihnen die Ohren geklungen haben, wir sprachen in der Sitzung mit den Abteilungsleitern über Sie." „Hoffentlich nur Gutes", gab sie zurück.

Ob gut oder schlecht, viele kennen das leise Klingen im Ohr, das plötzlich auftaucht und nach Sekunden langsam abklingt. Es ist die völlig harmlose Version eines schweren Leidens, das Menschen aus Verzweiflung sogar in den Tod treiben kann. Das „Klingen im Ohr" könnte man „Sekunden-Tinnitus" nennen.

Die Liste der berühmten Menschen, die unter schwerem Tinnitus leiden oder litten, ist lang. Der tschechische Komponist Bedřich (Friedrich) Smetana lässt in seinem Violinkonzert „Aus meinem Leben" an zwei Stellen ein hohes C ertönen, das an den Ton erinnern soll, der ihn ständig begleitete. Der römische Kaiser Titus, während dessen Regierungszeit der Vesuv die Städte Pompeji und Herculaneum unter seiner Asche begrub, war Tinnitus-Patient. Weitere berühmte Menschen, von deren Tinnitusleiden wir wissen, sind der spanische Maler Francisco de Goya, Martin Luther und der Göttinger Philosoph und Physiker Georg Christian Lichtenberg. Auch der Philosoph und Pädagoge Jean-Jaques Rousseau litt nach einem Hörsturz an Tinnitus. Charles Darwin, der amerikanische Präsident Ronald Reagan, der Schauspieler Sylvester Stallone wie auch seine Kollegin Barbra Streisand blieben nicht verschont. Im „Raumschiff Enterprise" der amerikanischen Fernsehserie wütete der Tinnitus besonders: Sowohl der Schauspieler William Shatner (Captain Kirk) wie auch Leonard Nimoy (Commander Spock) litten daran. Wenn man all die berühmten Tinnitus-Patienten Revue passieren lässt, fragt man sich, ob man auch ohne Tinnitus berühmt werden kann.

Die genaue Ursache des Geräusches ist unbekannt. Häufig spielt eine zusätzliche Hörminderung bei der Entstehung des Geräusches eine Rolle. Es gibt Hinweise darauf, dass Stress das Auftreten von Ohrgeräuschen fördert. Als gesichert gilt, dass Stress den Betroffenen ein bestehendes Ohrgeräusch lauter hören lässt. Chronische Ohrgeräusche kommen in der westlichen Welt häufiger vor als in den Entwicklungsländern, was man wahrscheinlich auf die stärkeren Lärmbelastungen in den Industrienationen zurückführen kann. Wir wissen, dass in

Deutschland knapp 3 Millionen Menschen, also etwa 4% der Bevölkerung, an chronischem Tinnitus leiden.

Tinnitus gab es schon immer

Im alten Ägypten, also vor etwa 4000 Jahren, litten vermutlich bereits Menschen unter Ohrgeräuschen, aber die Aufzeichnungen aus dieser Zeit lassen zwischen Tinnitus und anderen Leiden des Ohrs nicht sicher unterscheiden. Erst zur Zeit des Königreichs der Ptolemäer, also erst nach der Gründung der Stadt Alexandria durch Alexander den Großen im Jahre 331 v. Chr., wurden Ohrgeräusche in einzelnen Schriften erwähnt und beschrieben, wie man vom „Sturm im Ohr" geheilt werden kann: Man leite durch einen Schilfhalm verschiedene Kräuter, Säfte und Öle in den Gehörgang. Eine weitere Empfehlung, was bei Tinnitus zu tun sei, lautete: „Wenn die Hand des Geistes einen Mann ergreift und seine Ohren singen, sollst du Myrrhe zerreiben, in Wolle einrollen, mit Zedernblut besprenkeln und darauf den dafür nötigen Zauberspruch zitieren." Wie man damals vom Tinnitus befallene Frauen behandelte, ist nicht überliefert.

Wenig Hoffnung machte den Tinnitus-Patienten das Ayurveda, das wahrscheinlich 5000 Jahre alte Werk, das die alte indische Medizin zusammenfasst: Wer nicht existierende Töne hört, aber wirklichen Schall andersartig oder gar nicht wahrnimmt, und wer sich an Misstönen erfreut, sich über angenehme Töne aber aufregt, wird nach ärztlicher Voraussicht bald hingerafft werden.

Erste Ansätze, die in die richtige Richtung gehen, sind aus dem antiken Griechenland überliefert. Der griechische Arzt Hippokrates führte den pulsierenden Tinnitus auf das rhythmische Fließen des Blutes zurück. Zur Zeit des griechischen Philosophen Aristoteles merkte man, dass das Summen im Ohr aufhört, wenn ein anderes Geräusch auftritt und so „das größere Geräusch das kleinere vertreibt". Insgesamt stand die Medizin der Herausforderung, den Tinnitus in den Griff zu bekommen, jedoch sehr lange hilflos gegenüber.

Der wissenschaftliche Name des Tinnitus ist *Tinnitus aurium*, was übersetzt „das Klingeln im Ohr" bedeutet. Im 11. und 13. Jahrhundert schrieben Mediziner Arbeiten mit Titeln wie *De sonitus et tinnitus aurium* (Über den Krach und das Klingeln im Ohr) und *De sibilo et tinnitu* (Über das Pfeifen und Klingeln).

Sehr viel später erkannte Paracelsus (1493–1541), dass starker Lärm Schwerhörigkeit und Tinnitus hervorrufen kann. Sinnvolle Therapieansätze für Tinnitus entwickelten sich aber erst in der zweiten Hälfte des 20. Jahrhunderts.

Was ist Tinnitus?

Menschen, die unter Tinnitus leiden, nehmen einfache Geräusche wahr, die von keiner äußeren Schallquelle stammen. Manchmal ist es ein Piepton, ein Zischen oder ein gleichmäßiges Rauschen. Einige Patienten haben Ohrgeräusche im Rhythmus des Pulsschlages. Diese Hörwahrnehmungen können durch verschiedene Mechanismen zustande kommen. Ärzte unterscheiden den subjektiven und den objektiven Tinnitus.

Der **subjektive Tinnitus** wird von anderen Personen nicht wahrgenommen und kann nicht direkt gemessen werden. Wie man trotzdem etwas über seine Lautstärke erfahren kann, wird weiter unten unter „Bestimmung der Tinnituslautheit" beschrieben (s. S. 138). Über 95% aller vom Tinnitus Betroffenen leiden unter dieser Art des Ohrgeräusches. Aus der Tatsache, dass man die Geräusche nicht objektiv feststellen kann, darf man aber nicht folgern, dass sie nur eingebildet sind. Der Patient nimmt sie ebenso wahr wie andere Geräusche, sie werden nur nicht vom Außenohr über den Hörnerv als elektrische Signale ins Gehirn transportiert, sondern werden im Innenohr selbst oder im Gehirn erzeugt.

Der **objektive Tinnitus** tritt bei weniger als 5% aller Patienten mit chronischen Ohrgeräuschen auf. Er ist viel weniger rätselhaft als der subjektive Tinnitus. Der Schall existiert wirklich und entsteht im Kopf. Das Blut strömt durch die Adern und rauscht, oft im Rhythmus des Pulsschlags. Eine weitere Quelle für ein Ohrgeräusch kann die Anspannung oder der Krampf eines kleinen Mittelohrmuskels, des Musculus tensor tympani, sein. Üblicherweise dient er dazu, die Spannung des Trommelfells zu erhöhen, um das Innenohr vor zu lautem Schall zu schützen. Wenn er sich krampfhaft zusammenzieht, hört man ein vibrierendes, manchmal klackendes Ohrgeräusch. Um die „Krampfbereitschaft" des Muskels zu senken, wird vom Arzt manchmal ein Magnesiumpräparat verordnet.

Auch das sogenannte **Nonnensausen** ist ein objektiver Tinnitus. Damit bezeichnet man Strömungsgeräusche des Blutes, die durch veränderte Strömungsverhältnisse bei einer Anämie (zu wenig rote Blutkörperchen) hörbar werden. Sie sollen früher oft bei Nonnen aufgetreten sein, die sich besonders fleischlos und eisenarm ernährt haben, daher wohl der Name.

Für Ohrgeräusche, die sich wie der eigene Pulsschlag anhören, kann auch ein erhöhter Blutdruck verantwortlich sein. Manchmal ist die Einengung eines großen Blutgefäßes des Halses für das Geräusch verantwortlich, indem sie den Blutstrom dort so verändert, dass er gehört wird. Der Internist oder Neurologe kann die Strömungsgeschwindigkeit des Blutes in den großen Halsgefäßen mit der Doppler-Methode[1] messen und eine solche Verengung feststellen oder ausschließen. Manchmal, wenn auch selten, findet der Arzt ein im Mittelohr verlaufendes Blutgefäß oder einen gefäßreichen Tumor, die das pulsierende Ohrgeräusch erzeugen.

Tinnitus ist keine Krankheit, sondern ein Anzeichen einer Veränderung im hörverarbeitenden System. So können Veränderungen im Bereich des Außenohrs, wie ein vergessener Lärmschutzstopfen, aber auch Veränderungen des Mittelohrs, des Innenohrs oder der zentralen Hörbahn einen Tinnitus hervorrufen. Während Ohrgeräusche im Mittelohr oder im Gehörgang nach Beseitigung oder Ausheilung der zugrunde liegenden Störung meist verschwinden, können Störungen oder Schädigungen in der Hörschnecke oder am Hörnerv ein chronisches Ohrgeräusch erzeugen. Alle unten in der Sprechstunde aufgezählten Symptome können Hinweise für eine akute Innenohrschädigung sein und sollten vom HNO-Arzt untersucht und gegebenenfalls behandelt werden (s. auch „Therapie des akuten Tinnitus", S. 140 und Kap. 4, „Hörsturz", S. 69).

Sprechstunde

Wann muss ich den HNO-Arzt aufsuchen?

Bei folgenden Anzeichen sollten Sie auf jeden Fall einen HNO-Arzt zu Rate ziehen:
- Wenn ein Ohrgeräusch neu auftritt und mehrere Stunden oder Tage anhält.
- Wenn ein Ohrgeräusch nach einem akuten Lärmereignis (Rockkonzert, Knall) auftritt und länger als einige Stunden anhält.
- Wenn bei einer akuten Mittelohrentzündung ein dauerhaftes Piepen oder Rauschen auftritt.

---

1 Der nach dem österreichischen Physiker Christian Doppler (1803–1853) benannte Effekt beruht darauf, dass Schallwellen, die von einer bewegten Schallquelle ausgesandt werden, von einem Empfänger mit höherer Frequenz wahrgenommen werden, wenn sich die Quelle auf ihn zu bewegt, mit niedrigerer, wenn sie sich von ihm entfernt. Das Martinshorn des Rettungswagens klingt höher, wenn es sich nähert, und wird dann tiefer, wenn der Rettungswagen sich wieder entfernt. In der Medizin wird ein Ton bestimmter Frequenz auf ein Blutgefäß gerichtet und das von den Teilchen des Blutes reflektierte Signal empfangen. Der Frequenzunterschied zwischen ausgesandtem und empfangenem Schall gibt Aufschluss über die Fließgeschwindigkeit.

- Wenn ein Ohrgeräusch von einer akuten Hörminderung begleitet wird.
- Wenn gleichzeitig mit einem Ohrgeräusch Schwindel auftritt.

Tinnitus als Folge von Krankheiten des Ohres

Der vom Außenohr aufgenommene Schall trifft auf das Trommelfell und wird von dort über die Gehörknöchelchen in das Innenohr geleitet. Je schwächer er in der Schnecke ankommt, desto spärlicher entstehen elektrische Signale, die von dort an den Hörnerv geleitet werden. Kommen die Signale zu selten oder gar nicht, können in den Nervenfasern spontane Entladungen stattfinden, die der Patient als Geräusch wahrnimmt. So erklärt man sich, dass in einem Versuch, bei dem hörgesunde Studenten in einen schallisolierten Raum gesetzt wurden, mehr als 90% angaben, nach einigen Minuten Ohrgeräusche wahrzunehmen. Wenn das Gehirn absolut keine Hörsignale empfängt, erzeugt es sie eben selbst. Ohrgeräusche können also allein durch das verminderte Eintreffen oder das Fehlen von akustischen Signalen entstehen. Das erklärt, warum bei allen Veränderungen und Krankheiten, die mit einer Verschlechterung des Gehörs einhergehen, ein Tinnitus auftreten kann. Vom harmlosen verstopften Ohr bis zur schweren Innenohrhörstörung (z. B. durch einen Hörsturz oder eine altersbegleitende Schwerhörigkeit) – alle können sie Geräusche im Ohr erzeugen. Dem Patienten, der nach einer plausiblen Erklärung für sein Ohrgeräusch sucht, leuchtet es jedoch oft nicht ein, dass er mehr hört (nämlich sein Tinnitusgeräusch), weil er weniger hört. Mehr als 90% der chronischen Tinnitus-Patienten sind schwerhörig. Umgekehrt gilt dies allerdings nicht: Denn nicht immer regt Schwerhörigkeit das Gehirn zur Erzeugung von Tinnitusgeräuschen an. Viele Schwerhörige haben keinen Tinnitus. Da Schwerhörige dazu neigen, ihr Leiden zu bagatellisieren (vgl. Kap. 4 und 5), und weil es Schwerhörige ohne Tinnitus gibt, lassen Schwerhörige mit Tinnitus ihre Hörminderung oft nicht als Grund für ihr Ohrgeräusch gelten.

Was Halswirbelsäule, Kiefergelenk und Psyche beitragen

Auch Störungen an Stellen, die weitab vom Hörorgan und seinen Nervenleitungen liegen, wie die obere Halswirbelsäule oder das Kiefergelenk, können einen Tinnitus erzeugen. Obwohl diese Fälle selten sind, werden Halswirbelsäulenprobleme von Tinnitus-Betroffenen häufig als Auslöser ihrer Beschwerden angesehen. Wenn die Ursache für ein Ohrgeräusch wirklich eine Störung im Bereich der Kopf-Halsgelenke ist (z. B. durch ein Schleudertrauma nach einem Auffahrunfall), hört der Patient ein Geräusch niedriger Frequenz (Brummen, tiefes Rauschen), oft kombiniert mit einem einseitigem Abfall der Hörkurve bei den tiefen Tönen im Tonschwellenaudiogramm. Nicht selten tritt zusätzlich Schwindel auf. Auch wenn diese

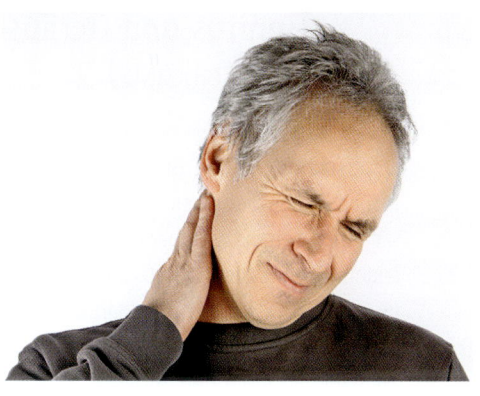

charakteristischen Merkmale fehlen, sind Tinnitus-Patienten oft von Störungen der Halswirbelsäule als Ursache ihres Ohrgeräusches überzeugt. Dies liegt zum einen daran, dass sie für den Laien gleichbedeutend mit Verspannungen im Schulter-Nackenbereich sind, unter denen wir in unserer zivilisierten Welt mit zunehmend weniger Bewegung fast alle leiden, zum anderen daran, dass Verspannungen im Schulter-Nackenbereich den Tinnitus zwar nicht auslösen, aber seine Wahrnehmung verstärken können.

Ähnliches gilt für das Kiefergelenk. So finden sich bei Tinnitus-Patienten gehäuft Menschen mit Kiefergelenksproblemen, ohne dass diese direkt an der Tinnitusentstehung beteiligt sind. Vielmehr führt bei Menschen, die unter Tinnitus leiden, die seelische Anspannung durch das Ohrgeräusch zu nächtlichem Zähneknirschen, was Kiefergelenksüberlastungen zur Folge haben kann.

Welche wichtige Rolle die eigene „seelische Verfassung" zum Zeitpunkt der Geräuschentstehung spielt, wird im Gegensatz zur Rolle der Halswirbelsäule von Betroffenen meist unterschätzt. Nach heutigem Wissen ist die psychische Situation bei Personen, die keine begleitende Hörminderung aufweisen, wesentlich an der Entstehung des Tinnitus und seiner Wahrnehmung beteiligt. So finden sich besonders unter den von Tinnitus Betroffenen ohne Hörminderung viele Menschen mit psychischen Erschöpfungszuständen oder Depressionen. Bei chronischem Tinnitus spielt die psychische Verfassung für die Empfindung seiner Lautheit ebenfalls eine wichtige Rolle. Bei vielen Patienten, die unter chronischem Tinnitus leiden, finden sich psychische Begleitstörungen (vgl. auch Kap. 8, S. 157).

Tinnitus und Geräuschüberempfindlichkeit (Hyperakusis)

Untersuchungen und Befragungen in der bekannten deutschen Tinnitus-Klinik in Bad Arolsen ergaben, dass von den dort behandelten Patienten fast 30% unter einer behandlungsbedürftigen Geräuschüberempfindlichkeit (Hyperakusis) leiden. Schon Alltagsgeräusche wie Geschirrklappern oder Straßenlärm werden quälend, zum Teil schmerzhaft empfunden. Viele von Tinnitus und Geräuschüberempfindlichkeit Geplagte geben an, unter der Hyperakusis weitaus stärker zu leiden als unter den Ohrgeräuschen.

Um Betroffene richtig zu beraten und zu behandeln, müssen verschiedene Formen der Hyperakusis unterschieden werden:
- die Hyperakusis mit fehlendem Lautheitsausgleich,
- die allgemeine Hyperakusis bei Normalhörigkeit und
- die Phonophobie (Angst vor Geräuschen).

Menschen mit einer beginnenden mittelgradigen Schwerhörigkeit sind oft von **Hyperakusis mit fehlendem Lautheitsausgleich** betroffen. Die äußeren Hörsinneszellen sind geschädigt, vorzugsweise betrifft die Schwerhörigkeit die tieferen Frequenzen. Normalerweise werden durch die äußeren Haarzellen leise Geräusche verstärkt und zu laute Geräusche abgeschwächt. Da dieser Regulationsmechanismus fehlt, wird Leises weniger gehört, gleichzeitig lautere Geräusche zu laut empfunden. Der Schallpegelbereich, in dem Geräusche gehört und angenehm empfunden werden, ist gegenüber dem Normalhörenden eingeschränkt. Jeder kennt dieses Phänomen aus dem Alltag, wenn sich der Schwerhörige beschwert, dass zu leise gesprochen wird, dann aber zusammenzuckt, wenn der Gesprächspartner lauter spricht. Üblicherweise schwächt sich diese Art der Geräuschüberempfindlichkeit mit Dauer und Zunahme der Schwerhörigkeit ab.

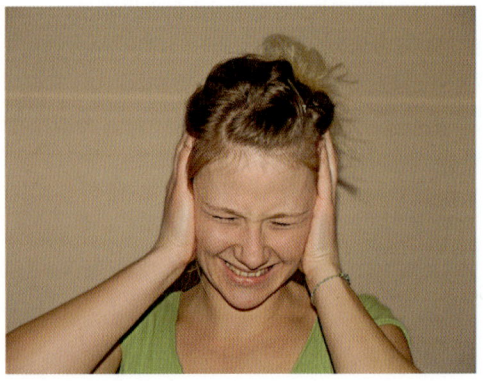

Bei der **allgemeinen Hyperakusis** besteht bei normalem Hörvermögen eine Geräuschüberempfindlichkeit gegenüber Geräuschen aller Frequenzen, in normalerweise gut tolerierter Lautstärke. Alltagsgeräusche werden subjektiv als unangenehm laut empfunden, laute Geräusche um 95 Dezibel lösen Schmerzempfindungen und Begleitreaktionen wie Schweißausbrüche und eine Beschleunigung der Herzfrequenz aus. Ein vorhandener Tinnitus wird nach diesen Reaktionen meist für Stunden oder gar Tage verstärkt wahrgenommen. Aus Angst vor lauten Geräuschen und aus Angst, das Ohr durch die zu laut empfundenen Geräusche zu schädigen, werden von den Betroffenen oft Ohrstöpsel verwendet und Situationen gemieden, bei denen es eventuell lauter werden könnte. Durch die Hörentwöhnung kommt es mit der Zeit zu einer weiteren Steigerung der Geräuschüberempfindlichkeit, die das Vermeidungsverhalten und den sozialen Rückzug weiter verstärkt (s. Krankenbericht in Kap. 8, S. 160).

Manche Menschen entwickeln eine Hyperakusis mit körperlichen Begleitsymptomen oder Angstzuständen, die nur bei Geräuschen auftritt, die für sie eine individuelle Bedeutung haben. Ein typisches Beispiel wäre eine Erzieherin, bei der sich die Hyperakusis nur auf Kinderstimmen beschränkt. Andere Geräusche der gleichen Frequenz oder Lautstärke werden normal erlebt. In diesen Fällen liegt eine sogenannte **Phonophobie** vor.

Außer den genannten Formen der Hyperakusis gibt es neurologische Erkrankungen, die mit einer Geräuschüberempfindlichkeit einhergehen können. Dazu gehören Migräne, Epilepsie und Multiple Sklerose. Eine andere Ursache kann, neben der oben genannten Schwerhörigkeit mit fehlendem Lautheitsausgleich, die fehlende Funktion des Musculus stapedius im Mittelohr sein. Der Muskel zieht sich normalerweise bei zu lauten Geräuschen zusammen und bewirkt, dass die vom Hammer und Amboss übertragenen Bewegungen durch Stellungsänderung am Steigbügel gedämpft werden. Die Stellungsänderung am Steigbügel löst außerdem das Zusammenziehen des Musculus tensor tympani aus, der das Trommelfell spannt und das Geräusch zusätzlich abschwächt. Wenn der Stapediusreflex nicht funktioniert, weil die Sehne des Muskels beispielsweise bei einer Otosklerose-Operation (vgl. auch Kap. 4, S. 67) durchtrennt wurde oder die Nervenversorgung durch eine Erkrankung oder Schädigung des Gesichtsnervs fehlt, bemerken Patienten bei lauteren Geräuschen oft ein unangenehmes Klirren im Ohr. Ihre Lärmempfindlichkeit ist gesteigert.

Wenn eine allgemeine Hyperakusis oder Phonophobie vorliegt, die den Betroffenen stärker beeinträchtigt, ist eine Behandlung der Geräuschüberempfindlichkeit erforderlich. Die Therapie besteht, wie bei chronischem Tinnitus mit starkem Leidensdruck, in der Retraining-Therapie mit ihren Elementen Hörtherapie und

Entspannungstherapie sowie in psychiatrischen und psychosomatischen Therapiemaßnahmen (vgl. Kap. 8, S. 170).

Was kann der HNO-Arzt tun?

Der HNO-Arzt versucht anhand der geschilderten Beschwerden und begleitenden Symptome – wie zum Beispiel Schwindel, eine Hörminderung, ein Infekt der oberen Luftwege oder Ohrenschmerzen – herauszufinden, was der Auslöser des Tinnitus ist. Er wird die Ohren mit dem Ohrmikroskop untersuchen, eventuell den Blutdruck messen und vielleicht auch die großen Halsgefäße mit dem Stethoskop abhören. Um die Weiterleitung der Schallenergie an das Mittelohr zu prüfen, bestimmt er mittels einer Tympanometrie (s. Kap. 3, S. 49) den Druck im Mittelohr. Der Arzt fertigt außerdem ein Tonschwellenaudiogramm an (s. Kap. 3, S. 45). Auf diese Weise kann er eine Hörminderung feststellen und gegebenenfalls ihr Ausmaß bestimmen. Er kann so auch zwischen einer Mittelohr- und einer Innenohrschwerhörigkeit unterscheiden. Wenn Sie einen Tinnitus haben, der sich wie ein Ton anhört, wird der Arzt versuchen, die Frequenz und die Lautheit des Geräuschs zu bestimmen.

Bestimmung der Tinnituslautheit

Bei einem Tinnitus, der den Charakter eines Tons hat (Piepen, Pfeifen, Brummen), wird die Prüfung des Hörvermögens mit dem Tonschwellenaudiogramm durch die Tinnitusbestimmung ergänzt. Dabei wird die Tonhöhe ermittelt und seine Verdeckbarkeit geprüft. So kann indirekt die Lautstärke des Ohrgeräuschs bestimmt werden. Dem Patienten werden auf dem Tinnitus hörenden Ohr verschiedene Töne vorgespielt. Er wird aufgefordert, die Höhe seines Tinnitus-Tons mit den vorgespielten Tönen zu vergleichen und möglichst genau anzugeben, welcher Ton seinem Geräusch entspricht oder ihm nahe kommt. Wenn die Frequenz ermittelt ist, wird auf das Tinnitus hörende Ohr ein breitbandiges Rauschen gegeben, dessen Lautstärke schrittweise erhöht wird. Der Schallpegel, bei dem das Ohrgeräusch in dem Rauschgeräusch verschwindet, entspricht der Lautstärke des Ohrgeräuschs. Der Befund wird im Tonschwellenaudiogramm markiert (Abb. 7-1).

Unabhängig davon, wie laut ein Patient sein Geräusch erlebt – ob ganz leise oder so laut wie der Pfiff einer Trillerpfeife – liegt die indirekt gemessene Lautstärke nie mehr als 5 bis 15 dB über seiner Hörschwelle. Zum Vergleich:

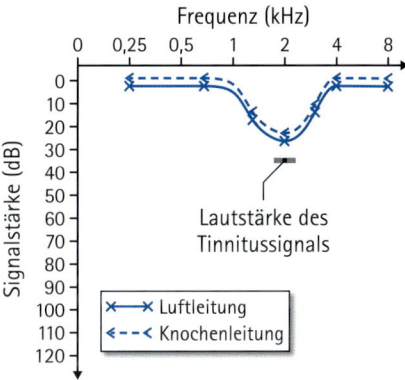

Abb. 7-1 Im Tonschwellenaudiogramm (linkes Ohr) beträgt die Hörminderung bei 2 kHz 25 Dezibel. Die Frequenz des Ohrgeräuschs liegt ebenfalls bei 2 kHz. Der Ton kann mit breitbandigem Rauschen von 35 dB verdeckt werden, dies entspricht einer Lautstärke von 10 dB über der ermittelten Hörschwelle.

Die Lautstärke von knirschendem Schnee unter unseren Schuhen oder unser Atemgeräusch liegen bei ca. 20 dB. Diese Untersuchung wird oft auch aus therapeutischen Überlegungen gemacht, um dem Patienten zu veranschaulichen, dass sein Ohrgeräusch immer die gleiche Lautstärke hat, obwohl er es von ihm unterschiedlich laut empfunden wird. Was der Grund für einen manchmal leisen, manchmal lauten Tinnitus sein kann, lesen Sie im Kapitel 2 unter „Hören nach Gefühl" (S. 34) und in Kapitel 8 unter „Tinnitus ist nicht gleich Tinnitus" (S. 150).

Tinnitus akut oder chronisch

Patienten mit einem neuen Ohrgeräusch stellen meist schon im ersten Gespräch die Frage, ob das Geräusch auch sicher wieder weggeht oder womöglich bleibt. Jeder wünscht sich natürlich, dass der Lärm in seinem Ohr möglichst bald verstummt. Wo genau aber liegt die Grenze zwischen akutem oder chronischem Tinnitus, und welchen Unterschied macht das für die Behandlung?

Wenn das Ohrgeräusch nicht länger als drei Monate währt, spricht der Arzt von akutem Tinnitus. Nach drei bis sechs Monaten Dauer wird der Tinnitus als subakut, bei noch längerem Bestehen als chronisch bezeichnet. Die Therapieansätze des akuten, subakuten und chronischen Tinnitus sind verschieden, denn die Mechanismen, die ein akutes Ohrgeräusch erzeugen, sind andere als die, die den Tinnitus chronisch werden lassen.

Grundsätze der Therapie und Prognose des akuten Tinnitus

Bei der Therapie des **akuten Tinnitus** müssen wir zunächst wieder zwischen dem seltenen objektiven Tinnitus und dem häufigeren subjektiven Tinnitus unterscheiden. Bei Letzterem hängt die Behandlung davon ab, ob er von Störungen oder Erkrankungen des Schallleitungsapparates (Gehörgang und Mittelohr) ausgelöst wurde oder von Veränderungen der Hörschnecke oder des Hörnervs herrührt. Von diesen Ursachen hängt auch die Prognose ab.

Bei den seltenen Fällen des objektiven Tinnitus durch Bluthochdruck, Anämie oder Einengung eines zuführenden Gefäßes verschwindet das Geräusch meist nach Behandlung der zugrunde liegenden Störung.

Auch bei akutem subjektivem Tinnitus, der durch eine Störung der Schallleitung hervorgerufen wird, also zum Beispiel bei Mittelohrerkrankungen, Verstopfung des Gehörgangs durch Ohrschmalz oder Gehörgangsentzündungen, verschwindet der Tinnitus nach Beseitigung der Ursache mit der Erholung des Hörvermögens.

Schwieriger ist die Voraussage, ob ein Ohrgeräusch, das von einer Schädigung in der Hörschnecke oder am Hörnerv herrührt, wieder weggeht. Selbst bei Menschen, die nur ein akutes Ohrgeräusch entwickeln, ohne dass eine Hörstörung nachgewiesen werden kann, ist eine genaue Prognose für den weiteren Verlauf nicht möglich. Wir wissen aber, dass sich bei den meisten Patienten mit chronischen Ohrgeräuschen Innenohrschäden nachweisen lassen.

In der medizinischen Literatur werden der Entstehungsmechanismus und die Prognose des akuten Innenohr-Tinnitus mit dem des Hörsturzes gleichgesetzt. Man geht von einer sehr hohen Spontanheilungsrate aus. Spontanheilung heißt, dass das Ohrgeräusch ohne jegliches Zutun von selbst wieder verschwindet. Je nach Studie variieren die angegebenen Spontanheilungsraten innerhalb der sehr weiten Spannbreite von 30–70%. Man kann also davon ausgehen, dass ein neu aufgetretenes Ohrgeräusch, das über mehrere Stunden anhält, in etwa 50% der Fälle innerhalb der nächsten ein bis zwei Tage von selbst wieder verschwindet. Stellt sich in dieser Zeit keine Besserung ein, sollte, besonders bei den Patienten, die im Hörtest eine „frische" Innenohrschädigung aufweisen, mit der medikamentösen Therapie begonnen werden. Dabei werden im Wesentlichen zwei verschiedene Medikamentengruppen eingesetzt: Medikamente, die die Durchblutung verbessern, und Medikamente die entzündungshemmend und abschwellend sowie Zellmembran stabilisierend wirken. Die medikamentöse Therapie entspricht der des akuten Hörsturzes (s. Kap. 4, S. 69). Wie beim Hörsturz wird auch beim Tinnitus die Wirksamkeit der einzelnen Medikamente kontrovers diskutiert.

Ein neu aufgetretener Tinnitus löst bei den meisten Betroffenen Angst aus. Der Betroffene fürchtet, das Geräusch würde dauerhaft bleiben. Viele Patienten fürchten aber auch, das Geräusch sei womöglich ein Symptom für einen drohenden Schlaganfall oder einen Tumor im Gehirn. Dies hat fatale Folgen, da so die Aufmerksamkeit gezielt auf das Ohrgeräusch gerichtet wird, das dann unweigerlich verstärkt wahrgenommen wird und noch mehr Angst auslöst. Eine der wichtigsten Aufgaben des HNO-Arztes ist es

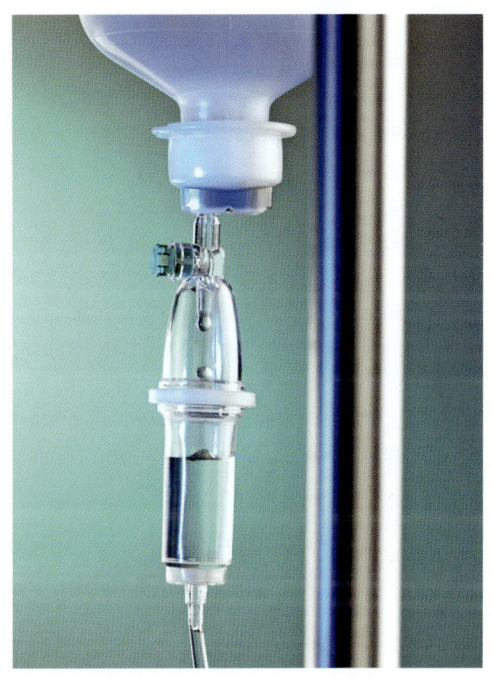

deshalb, im Erstgespräch mit dem Patienten nach der Untersuchung die individuell vermutete Tinnitusursache (etwa akuter Lärmschaden, infekttoxisches Innenohr usw.) zu erklären und ihm so seine Ängste zu nehmen.

Bereits im Erstgespräch sollte der Betroffene über einen sinnvollen Umgang mit dem Geräusch (Umlenkung der Aufmerksamkeit, Reduktion derzeit relevanter Stressfaktoren) aufgeklärt werden. Auch auf die hohe Spontanheilungsrate und die noch besseren Erfolge durch die Therapie sollte der Patient verwiesen werden. Dies führt oft zu einem deutlich gelasseneren Umgang mit dem Ohrgeräusch, was die Chancen für sein Verschwinden verbessert, und selbst wenn der Tinnitus bleibt, die Intensität seiner Wahrnehmung reduziert.

Nahezu alle unsere Sinnesorgane haben einen Schutzmechanismus. Wenn wir versehentlich auf die heiße Herdplatte fassen, alarmiert unser Tastsinn das Gehirn, das die Information umgehend an die Muskeln weiterleitet, die die Finger aus der Gefahrenzone bringen. Bei einem beißenden Geruch können wir die Luft anhalten und die Flucht ergreifen. Wer einen widerlichen Geschmack verspürt, spuckt aus. Wir schließen die Augen oder schauen weg, wenn wir geblendet werden oder der Wind uns Sand in die Augen bläst. Nur die Ohren können wir nicht verschließen und im Weghören haben wir keine Übung.

Unser Gehör lässt sich nicht abschalten. Wer im Schlaf beim Geräusch des sich nähernden Feindes aufschreckte, hatte in der Evolution die größere Chance zu überleben und diese Eigenschaft zu vererben. So hören wir auch im Schlaf, obwohl unser Gehirn Geräusche, die es für unwichtig hält, wegfiltert, etwa den Verkehrslärm, der auch nachts in unser Ohr dringt. Nur ungewöhnliche Geräusche, wie grölende Zecher, die unter unserem Fester vorbeiziehen oder ein Donnerschlag reißen uns nachts aus dem Schlaf. Wir haben schon in Kapitel 2 unter „Aufmerksamkeit und Hörwahrnehmung" erfahren, dass unser Gehirn Geräusche wegfiltern kann (s. Kap. 2, S. 34). Kann es auch den peinigenden Tinnituslärm zum Verschwinden bringen? Diese Frage ist für Patienten, die an einem lang anhaltenden Tinnitus leiden, von großer Bedeutung.

Grundsätze der Therapie des subakuten und des chronischen Tinnitus

Wenn der Tinnitus bereits drei bis sechs Monate besteht, sprechen wir vom **subakuten**, danach vom **chronischen Tinnitus**. Der Einsatz durchblutungsfördernder oder entzündungshemmender Medikamente ist in dieser Phase nicht mehr sinnvoll, denn die therapeutische Wirkung der genannten Medikamente liegt darin, die Erholung von geschädigten Hörsinneszellen im Innenohr zu fördern. Eine Schädigung der Hörsinneszellen kann durch die verschiedensten Ereignisse oder Erkrankungen wie Lärmschädigung, Hörsturz oder Infektion entstanden sein und ist wahrscheinlich bei über 90% der Betroffenen Auslöser des chronischen Tinnitus. Besteht das Ohrgeräusch länger als drei Monate, sind die Haarzellen ein für allemal geschädigt. In den seltenen Fällen, bei denen das Geräusch durch Veränderungen im Gehirn entstanden ist, sind die genannten Medikamente von vornherein nicht wirksam und deshalb natürlich auch im chronischen Stadium nutzlos.

Ob das Ohrgeräusch ursprünglich in den Haarzellen, im Hörnerv oder im Gehirn entstanden ist, spielt für die Therapie im subakuten und chronischen Stadium keine Rolle mehr. Spätestens beim chronischen Tinnitus ist das Ohrgeräusch „zentralisiert" – das heißt, wo immer es ursprünglich entstand, die Information des Tinnitussignals ist inzwischen im Gehirn gespeichert und mit verschiedenen anderen Gehirnarealen „vernetzt". Das Gehirn erzeugt das Tinnitussignal jetzt selbst.

Eine Reihe von Wirkstoffen, deren Wirkmechanismus an den Nervenzellen ansetzt, wurden für die Behandlung des subakuten und chronischen Tinnitus getestet. Es handelte sich um verschiedene Medikamente, die in den Stoffhaushalt der Synapsen im Gehirn eingreifen und die sonst oft bei psychiatrischen Erkrankungen eingesetzt werden, zum Beispiel gegen Depressionen. Insgesamt waren die therapeutischen Erfolge jedoch enttäuschend, sodass bis heute keine wirklich wirksame medikamentöse Therapie zur Behandlung des chronischen Tinnitus zur Verfügung steht.

Aber ist bei chronischem Tinnitus überhaupt eine Therapie erforderlich? Viele Patienten kommen mit dem Ohrgeräusch zurecht, auch wenn es chronisch geworden ist. Im idealen Fall ist das Geräusch dem Betroffenen inzwischen vertraut geworden und es hat durch die Untersuchung und die Aufklärung des Arztes seine Bedrohlichkeit für den Patienten verloren. So finden sich auch unter den von subakutem und chronischem Tinnitus Betroffenen viele, die zwar das Ohrgeräusch noch hören, es aber nicht mehr als störend empfinden. Sie haben sich daran gewöhnt. Das Gehirn hat das „Störgeräusch" wie andere uns vertraute Körpergeräusche, etwa Atmen oder Schlucken, aus unserer Hörwahrnehmung herausgefiltert. Wer so mit seinem Ohrgeräusch zurechtkommt, braucht keine weitere Behandlung.

Bei den Patienten, die sich nicht an das Geräusch gewöhnen können, besteht die Therapie während der subakuten Phase in der Unterstützung des Gehirns, dies zu lernen. Das geschieht vor allem durch Hörtraining und akustische Stimulation. Man versucht, das Hören so zu trainieren, dass andere akustische Signale als der Tinnitus verstärkt in die Hörwahrnehmung gelangen. Gleichzeitig erweitert man das akustische Angebot, indem man eine bestehende Hörminderung mit Hörgeräten ausgleicht (s. auch „Hör- und Rauschgeräte", Kap. 8, S. 163).

Beim chronischen Tinnitus muss das Gehirn regelrecht umlernen (Retraining), das Tinnitussignal wieder reduziert wahrzunehmen. Die therapeutischen Maßnahmen reichen von Aufklärungsgesprächen, Entspannungsübungen, Hörtraining, Hörgeräte- oder Rauschgeräteanpassung und der Behandlung von Schlafstörungen bis zu psychotherapeutischer und psychiatrischer Behandlung. Letztere kann auch die Therapie mit Medikamenten zur Behandlung von Depressionen oder Angststörungen umfassen. Die einzelnen therapeutischen Maßnahmen findet der Leser in Kapitel 8 beschrieben. In schwereren Fällen werden die genannten Therapiemaßnahmen in ambulant oder stationär durchgeführten Programmen kombiniert. Bei diesen Programmen, die Ärzte für Psychosomatik und HNO-Ärzte ausgearbeitet und standardisiert haben, werden zum Teil unterschiedliche Schwerpunkte gesetzt. Die Programme haben verwirrend viele Namen, zum Beispiel Tinnitus-Retraining-Therapie, Tinnitus-Desensitivierungstherapie oder Tinnitus-Bewältigungstherapie. Sie sind jedoch alle im Wesentlichen Maßnahmen zur Gewöhnung an das Ohrgeräusch und die Behandlung psychischer Begleitstörungen.

Wenn Sie selbst unter chronische Ohrgeräuschen leiden, können Sie auf der Webseite der Deutschen Tinnitus-Liga den Tinnitus Test zur aktuellen Belastung durch Ihren Tinnitus ausfüllen (www.tinnitus-liga.de/test.htm). Der Test beruht auf dem sogenannten Mini-Tinnitus-Fragebogen (Mini-TF 12) nach G. Goebel und H. Hiller. Er wird von Ärzten oft verwendet, um zu prüfen, wie viel ein Patient von einer Therapie profitiert. Beispielsweise kann der Test für die Einschätzung der Tinnitusbelastung vor einer Retraining-Therapie, für die Messung ihres unmittelbaren Effekts an ihrem Ende, und Monate später für die Prüfung der Langzeitwirkung gemacht werden. Der Tinnitus-Test kann für Sie lediglich eine Orientierung sein. Eine bessere Einschätzung erlauben erweiterte Testverfahren und die Beratung durch einen HNO-Arzt oder Psychotherapeuten.

In der HNO-Praxis erfolgt die orientierende Einschätzung des Schweregrads des Tinnitus, zumindest bei der Erstvorstellung des Betroffenen, anhand der aus dem Patientengespräch gewonnenen Information. Die heute in Deutschland allgemein gültigen Behandlungsempfehlungen für unterschiedliche Tinnitus-Schweregrade finden Sie in der folgenden Sprechstunde.

Sprechstunde

Schweregrade des Tinnitus

- **Schweregrad 1:** Ein Ohrgeräusch, das gehört wird, aber nicht stört. Hier ist keine Therapie notwendig.
- **Schweregrad 2:** Das Ohrgeräusch stört beim Einschlafen oder in der Stille. Bei psychischer Belastung und Stress wird es lauter wahrgenommen. Der Betroffene fühlt sich durch den Tinnitus leicht beeinträchtigt, kann aber seinem beruflichen und sozialen Leben ungehindert nachgehen. In solchen Fällen können hörtherapeutische Übungen oder Entspannungstherapien zum besseren Einschlafen hilfreich sein (s. Kap. 8, S. 170). Möglicherweise können die Betroffenen auch von Anleitungen zur Stressreduktion profitieren.

- **Schweregrad 3:** Hier bestehen bereits deutliche Beeinträchtigungen im sozialen Leben und im Beruf. Der Tinnitus wird für den Patienten zur Qual. Nicht selten begleiten ihn psychische Störungen wie Depression oder Angst.
- **Schweregrad 4:** Ein normales Berufs- und Privatleben ist nicht mehr möglich. Ein Tinnitus dieses Schweregrads ist fast immer begleitet von psychischen Begleiterkrankungen wie Depressionen und Angststörungen.

Bei den Schweregraden 3 und 4 wird versucht, den Patienten zurück in Grad 1 oder 2 zu führen. Im Stadium 3 hilft oft eine ambulante oder stationäre Retraining-Therapie, die sich aus verschiedenen therapeutischen Verfahren zusammensetzt (s. Kap. 8, S. 169). Dazu gehören die ausführliche Aufklärung des Patienten über seinen Tinnitus, bei vorhandener Schwerhörigkeit die Anpassung von Hörsystemen, Hörtherapie, verhaltenstherapeutische Maßnahmen und Übungen sowie das Erlernen von Entspannungsverfahren. Manchmal können bei Normalhörigkeit auch sogenannte Rauschgeräte von Nutzen sein. Stadium 4 erfordert fast immer eine stationäre Therapie.

Wir sehen, Tinnitus kann oft nicht allein durch den HNO-Arzt behandelt werden, denn das Gehirn des Patienten macht aus dem, was er hört, das was er empfindet. Im nächsten Kapitel wird daher näher auf die neurophysiologischen Abläufe im Gehirn eingegangen. Außerdem werden die psychiatrischen und psychologischen Aspekte bei chronischem Tinnitus beleuchtet.

8 Wenn Ohrgeräusche chronisch werden

Bettina Winzer

„Nichts kann die Seele heilen als die Sinne, so wie nichts die Sinne heilen kann als die Seele."

(Oscar Wilde, 1854–1900)

Krankenbericht

Ständig auf Achse

Schon seit einigen Jahren fühlte sich Helmut S. durch seine private und berufliche Situation sehr gefordert. Nach seinem Studium der Betriebswirtschaft hatte er schnell eine Stelle in einem Ministerium in Bonn erhalten. Als Mitte der 90er Jahre der Umzug des Ministeriums nach Berlin näher rückte, entschloss sich Helmut S. nach Berlin zu wechseln, obwohl seine Familie den Umzug nicht mitmachen wollte. In dieser Zeit der schwierigen Entscheidungen trat erstmalig ein leichtes Fiepen im linken Ohr auf, das nach wenigen Monaten komplett wieder verschwand. Für Helmut S. begann eine Zeit der starken beruflichen Belastung, da er seine 40 Stunden Arbeitszeit jetzt auf 4 Tage verteilen musste, um ein längeres Wochenende in Bonn verbringen zu können. An den Wochenenden konnte er sich nicht viel Ruhe gönnen, mussten doch dann die Freunde besucht werden, am gemeinsamen Haus das eine oder andere repariert werden und überhaupt alles an Freizeitaktivitäten stattfinden, was in der Woche nicht möglich war. Über 10 Jahre pendelte er Woche für Woche zwischen Bonn und Berlin hin und her. Als im Juni 2009 seine in Bayern lebende Mutter an Krebs erkrankte, versuchte Helmut S. die Wochenenden und Urlaube zwischen

> Bonn und Bayern aufzuteilen. Mit seiner Schwester wollte er sich die Pflege der Mutter teilen.
> Im September 2009 trat erstmalig ein Hörsturz ein, in dessen Folge ein Tinnitus verblieb. Ein unangenehmes, hohes Fiepen begleitete ihn jetzt den ganzen Tag. Abends verstärkte es sich. An Nachtschlaf war nicht mehr zu denken. Mehr und mehr entwickelte Helmut S. die Angst, seine Arbeit nicht mehr zu schaffen, was ihm auch tatsächlich immer schwerer fiel, da seine Konzentrationsfähigkeit nachließ. Bald schon konnte er sich auf kleinste Artikel in der Tageszeitung nicht mehr konzentrieren. Um seine Kräfte zu schonen, fing er nun an, seine Freizeitaktivitäten abzusagen und vermied, abgesehen von seiner engeren Familie, bald alle Kontakte außerhalb des beruflichen Bereichs. Nun verschlechterte sich seine Stimmung zunehmend. Aus dem einst tatkräftigen, witzigen und wortgewandten Mann wurde, nach eigener Aussage, „ein Häufchen Elend".
> Von seinem HNO-Arzt erhielt Helmut S. die Empfehlung, auch die psychische Seite in die Behandlung mit einzubeziehen. Helmut S. begann eine Psychotherapie, in deren Verlauf er Möglichkeiten kennenlernte, den existierenden Stress zu vermeiden bzw. ihm anders zu begegnen. Er erhielt auch eine antidepressive und angstlösende Medikation. Desweiteren wurde eine medizinische Rehabilitation in einer auf Tinnitus und seelische Erkrankungen spezialisierten Klinik eingeleitet. Diese Maßnahmen führten dazu, dass sich Helmut S. nach dreimonatiger Behandlung bereits deutlich stabiler und wieder belastbarer fühlte. Als Konsequenz aus der Erkrankung hat er seinen Arbeitgeber gebeten, die Arbeitszeit zu verkürzen. Mit seiner Frau vereinbarte Helmut S., dass, solange seine Mutter erkrankt ist, sie des Öfteren nach Berlin kommen wird, um ihm einen Teil der Fahrerei abzunehmen. Langfristig plant Helmut S. sich doch wieder eine Stelle in Bonn zu suchen, da, wie er sagt, „die Karriere nicht alles ist im Leben".

Wenn ein Ohrgeräusch mehrere Monate besteht, wird es als **chronisch** bezeichnet. Der Betroffene muss davon ausgehen, dass er das Geräusch nie wieder los wird. Bei den meisten Menschen mit chronischem Tinnitus findet sich gleichzeitig eine Hörminderung und bei vielen eine Geräuschüberempfindlichkeit (s. Kap. 7, S. 136). Viele Menschen mit chronischem Tinnitus können sich mit ihrem Ohrgeräusch ganz gut arrangieren. Sie nehmen es in vielen Situationen nicht wahr und fühlen sich nur in ruhiger Umgebung oder in Stresssituationen davon gestört. Nur ein kleiner Teil, ca. 0,5 bis 1% der Gesamtbevölkerung, leidet so stark unter den Geräuschsensationen, dass eine normale berufliche und private Lebensführung nicht mehr möglich ist. Verschiedene weiter unten dargestellte Maßnahmen (z. B. Retraining-Therapie) können hier helfen. Wie der Betroffene mit dem neu auftretenden Ohrgeräusch umgeht und welches Risiko er hat, dass das Geräusch chronisch wird, hängt von seiner psychischen Ausgangslage und seiner Grundstruktur ab. Die psychische Verfassung trägt außerdem dazu bei, inwieweit eine Gewöhnung an ein chronisches Ohrgeräusch gelingt. Wer an einem chronischen Tinnitus leidet, sollte sich mit den Zusammenhängen zwischen unserem normalen Hören und unserer „Seele" auseinandersetzen, um zu verstehen, wie eng Störungen des Hörens mit unserer Psyche verknüpft sind.

Tinnitus und Psyche

Wir alle kennen Sprichwörter und Redewendungen, in denen unsere Ohren eine Rolle spielen. Dass das Hören mit Gefühlen einhergeht, spiegelt sich in den Aussprüchen „verliebt über beide Ohren" im positiven Sinne wider, die negative Seite zeigt sich in Redensarten wie „über den Löffel balbiert werden", „eins hinter die Löffel bekommen", „übers Ohr hauen", „viel um die Ohren haben". In diesen Redewendungen deutet sich der Zusammenhang zwischen unserem Körper und der Seele an. In der Medizin spricht man von **psychosomatischen** Zusammenhängen.

Unser Ohr ist – anders als unsere anderen Sinnesorgane – ständig auf Empfang und dabei Umweltgeräuschen oder Lärm nahezu hilflos ausgesetzt. Die Geräusche, die wir wahrnehmen, lösen unterschiedliche Gefühle aus. Das Klavierspiel des Nachbarn, über den wir uns sowieso immer ärgern, ruft eine andere Stimmung hervor als zum Beispiel unser eigenes Kind am Klavier, auch wenn die Musik des einen genau so schräg und laut ist wie die des anderen. Während uns beim Geklimpere des eigenen Nachwuchses das Herz aufgeht, ärgern

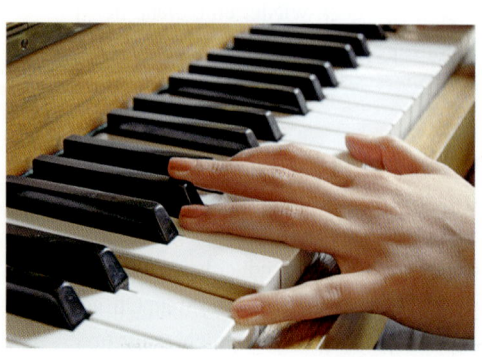

wir uns über die Klavierübungen des Nachbars ein Loch in den Bauch. Geräusche erhalten ihre Bedeutung erst durch unsere gefühlsmäßige Bewertung, die aus unseren Erfahrungen, Erwartungen und Befürchtungen resultiert. Das heißt, dass ein bestimmtes Geräusch, etwa der Baulärm vom Nachbargrundstück, am Samstag ganz anders bewertet werden kann als am Montag. Während der Nachbar sich über den Lärm am Wochenende ärgert, freut sich der Hauseigentümer darüber, dass die Bauarbeiter endlich gekommen sind und fühlt sich nicht gestört. Die Empfindung hängt beim gleichen Menschen auch von der Grundstimmung und der mit dem Geräusch verbundenen Erwartung ab.

Neben dem normalen Hören mit all seinen Facetten rufen auch Hörprobleme Gefühle hervor. So lösen eine plötzliche Hörminderung, ein neu auftretendes Ohrgeräusch oder eine Geräuschüberempfindlichkeit oft Angst aus. Eine starke beidseitige Hörminderung führt zur Isolation und zu damit verbundenen Gefühlen der Einsamkeit und Trauer. Menschen mit Geräuschüberempfindlichkeit und Ohrgeräuschen fühlen sich durch die veränderte Hörwahrnehmung oft gestresst und überfordert. Ein Ohrgeräusch kann auch wütend machen, weil es einen „nie in Ruhe lässt".

Die durch die veränderte Hörsituation ausgelösten negativen Gefühle können bis zur Verzweiflung führen oder zumindest „aufs Gemüt schlagen". So kann sich aus ihnen eine neue psychische Erkrankung entwickeln oder sich ein bestehendes psychisches Leiden verstärken. Depressive Symptome wie Niedergeschlagenheit und Antriebslosigkeit, Angstgefühle, Schlafstörungen und Medikamentenmissbrauch können verstärkt werden oder neu auftreten. Der Anteil depressiver Störungen ist bei Tinnitus-Betroffenen sehr hoch. Die Angaben schwanken zwischen 30% und 80%. Der Anteil der Betroffenen, die zusätzlich zum Tinnitus unter einer Angststörung leiden, liegt bei ca. 30%, ebenso beträgt der Anteil derjenigen, die Selbstmedikation mit beruhigenden und Schlaf fördernden Medikamenten oder Alkohol betreiben 30%. Näheres zu den seelischen Begleitstörungen bei chronischem Tinnitusleiden findet der Leser auf Seite 157.

Sprechstunde

Frühwarnsymptome seelischer Erkrankungen

Nutzen Sie diese Checkliste um festzustellen, ob Sie möglicherweise unter einer seelischen Erkrankung leiden. Wenn Sie bei sechs oder mehr Symptomen „oft" angekreuzt haben, sollten Sie die Symptome mit Ihrem Arzt besprechen.

8 Wenn Ohrgeräusche chronisch werden

Symptome	nie	häufig	oft
Appetitveränderung	☐	☐	☐
Konzentrationsstörungen	☐	☐	☐
Überempfindlichkeit gegenüber Geräuschen	☐	☐	☐
vermehrtes Misstrauen	☐	☐	☐
Phasen mit vermehrtem Alkoholkonsum	☐	☐	☐
Vernachlässigung der eigenen Person	☐	☐	☐
sozialer Rückzug	☐	☐	☐
Veränderungen des Tag-Nacht-Rhythmus	☐	☐	☐
erhöhte Reizbarkeit/„Dünnhäutigkeit"	☐	☐	☐
übertrieben gute Stimmung/Euphorie	☐	☐	☐
Schlafstörungen	☐	☐	☐
Überforderungsgefühl	☐	☐	☐
niedergeschlagene Stimmung	☐	☐	☐
Angst in normalen Alltagssituationen	☐	☐	☐
körperliches Unwohlsein	☐	☐	☐
Grübeleien/Gedankenkreisen	☐	☐	☐
Gedächtnisstörungen	☐	☐	☐
Gefühl, beobachtet oder kontrolliert zu werden	☐	☐	☐
Schreckhaftigkeit	☐	☐	☐
Leistungsabfall in Schule, Studium oder Beruf	☐	☐	☐
fehlendes Selbstvertrauen/Selbstwertgefühl	☐	☐	☐
Ruhelosigkeit/Unfähigkeit zu entspannen	☐	☐	☐

Tinnitus ist nicht gleich Tinnitus

Die Belastung durch den Tinnitus hängt stark davon ab, inwieweit er in unser Bewusstsein vordringt. Sowohl beim Sehen, Tasten, Fühlen, Riechen als auch beim Hören ist unser Gehirn ständig damit beschäftigt, unwesentliche Sinneseindrücke herauszufiltern und nur die wichtigen zur Kenntnis zu bringen. Diese Filterfunktion ist wichtig, um unser Gehirn nicht mit unwesentlichen Informationen zu überschwemmen. Wer stundenlang am Computer sitzt, hört das Geräusch des Lüfters bald nicht mehr. Den Unterschied merkt er erst beim Ausschalten. Tatsächlich liegt die Tinnituslautheit (s. Kap. 7, S. 138) immer zwischen 5 und 15 dB über der Hörschwelle, was ungefähr dem Schluckgeräusch oder auch dem Lüftungsgeräusch eines Computers entspricht. Ob es gelingt, den Tinnitus daran zu hindern, in unser Bewusstsein vorzudringen oder das Geräusch auf dem Weg durch das Gehirn sogar verstärkt wird, hängt wesentlich davon ab, welche Gefühle er in unserem Gehirn auslöst.

Tinnitus als Alarmsignal

Beim Tinnitus liegt oft eine Schädigung der Hörsinneszellen oder des Hörnervs vor. Durch die fehlenden oder reduzierten Außenreize wird die Spontanentladungsrate der Nervenzellen im Hörzentrum der Großhirnrinde erhöht. Die neuronale Erregung kann als Überkompensation einiger Nervenzellen des Hörzentrums gewertet werden. Die Nervenzellen reagieren auf die fehlende Ansprache von außen mit einer Überaktivität und fatalerweise synchronisieren sie sich und gaukeln einen Ton vor. Der Tinnitus ist demnach ein Phantomgeräusch. Bei der Synchronisation von Nervenzellen geben diese alle zeitgleich ein Signal ab, ähnlich einer Schulklasse, die beschlossen hat, den Lehrer zu ärgern und auf die von ihm gestellten Fragen nicht nacheinander, sondern alle gemeinsam zu antworten. Auch das wird ganz schön laut!

Nun arbeiten aber die verschiedenen Hirnareale nicht getrennt voneinander, sondern sind durch eine Vielzahl von Verbindungen miteinander vernetzt (Abb. 8-1). Von den beim Tinnitus betroffenen Gehirnarealen gibt es viele Verbindungen zu unserem limbischen System. Durch Umbauvorgänge im Rahmen des Tinnitus kommt es offenbar zu abnormen neuen Verknüpfungen zwischen dem limbischen System, dem Areal der emotionalen Reizverarbeitung und der Hörrinde. Das limbische System steuert unsere Gefühlswahrnehmungen und unser Verhalten. Es macht zwar nur circa 10% unserer Hirnmasse aus, hat aber Verbindung zu allen wichtigen Hirnarealen. Dieser kleine Bereich im Gehirn wirkt als Filter für alle unsere Wahrnehmungsimpulse, nicht nur für das Hören, sondern auch für unser Tasten und Riechen oder auch für die Bilder, die wir sehen. Das limbische System bewertet alle unsere Wahrnehmungen und gleicht diese mit unseren ererbten oder individuell erworbenen Erfahrungen ab. Es ist die Schaltzentrale, die steuert, was als Eindruck zum Großhirn durchgelassen und uns damit bewusst wird. Wenn unser Gefühlszentrum Geräusche als störend, unangenehm oder sogar als beängstigend bewertet, wird die Information

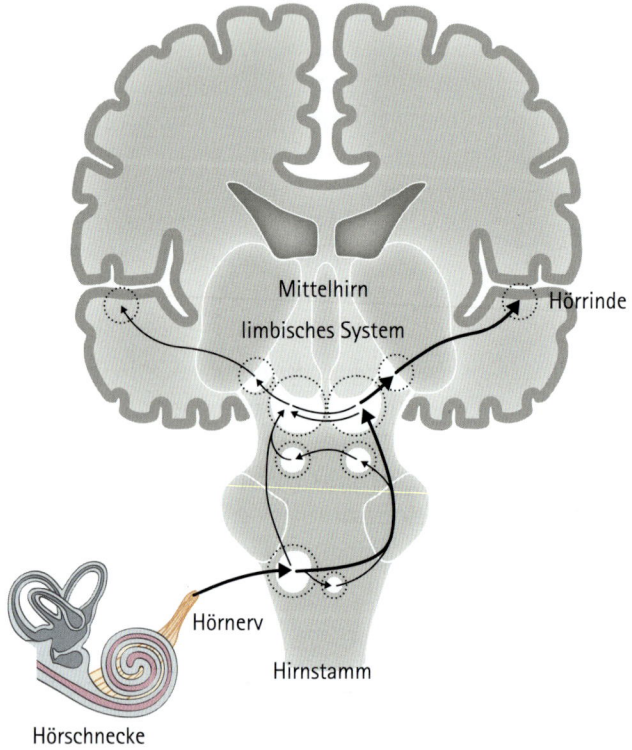

Abb. 8-1 Schaltschema der Signalleitung vom Innenohr zur Hörrinde. Nach mehreren Stationen erreicht das Hörsignal die Hörrinde im Schläfenlappen. Dabei hat es die Hörkerne im Mittelhirn durchlaufen, die eng mit dem limbischen System verbunden sind.

zum Großhirn weitergeleitet und das „Weghören" verhindert. Das Großhirn vergleicht die Wahrnehmung mit Gedächtnisinhalten und entscheidet, ob wir darauf reagieren sollen oder nicht. Im ungünstigsten Fall wird dann durch den Tinnitus als Störgeräusch eine Alarmreaktion ausgelöst, um eine vermeintliche Gefahr abzuwehren.

Schädigungen im Innenohr oder am Hörnerv können zwar der Ausgangspunkt des Tinnitus-Leidens sein, aufrechterhalten aber wird er als überzogene Alarmreaktion zwischen den Ohren, in unserem Gehirn.

Tinnitus und Stress

Viele Tinnitus-Patienten gehen davon aus, dass Stress eine wesentliche Ursache bei der Entstehung des Leidens ist. Zusätzlich wird der Tinnitus selbst für verschiedene seelische Leiden verantwortlich gemacht. Tatsächlich findet man bei circa 60–80% der Tinnitus-Betroffenen eine signifikante Lebensbelastung, die dem Auftreten des Tinnitus vorausging. Solche Belastungen können sein: Zeitmangel, Termindruck, Arbeitslosigkeit, eine Arbeit, die als überfordernd oder unterfordernd wahrgenommen wird, Versagensängste, soziale Isolation, Krankheiten und Schmerzen. Auch eine ständige Lärmbelästigung wirkt als Stressfaktor und trägt dazu bei, Menschen krank zu machen. Dies ist im Rahmen einer umfassenden Studie über die Auswirkungen von nächtlichem Fluglärm, der einen Dauerlärmpegel von über 40 Dezibel verursacht, nachgewiesen worden.[1] Neben negativen Einflüssen im Leben können aber auch eher positiv wahrgenommene Veränderungen, wie etwa eine anstehende Hochzeit oder die Geburt eines Kindes, als Stressfaktoren wirksam werden. In den oben beschriebenen Lebenssituationen und sogenannten Schwellensituationen fühlen sich die Betroffenen oftmals auf sich allein gestellt und haben den Eindruck, wenig soziale Unterstützung zu erhalten und mit der sich neu einstellenden Situation überfordert zu sein.

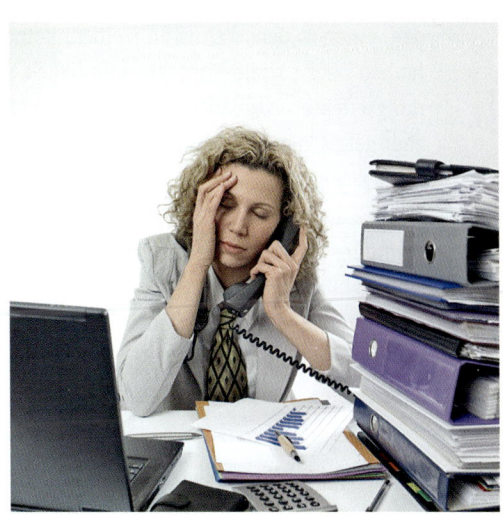

Oft ist der Tinnitus dann das erste Zeichen einer seelischen Konflikt- oder Krisensituation. Manchmal bringt er aber auch „das Fass zum Überlaufen" und löst beispielsweise eine Depression aus. Letztendlich ist es oft schwierig herauszufinden, was Ursache und was Folge des chronischen Tinnitus ist. Bewirkte die seelische Erkrankung den Tinnitus oder der Tinnitus die seelische Erkrankung?

---

1 Greiser E, Greiser C. Risikofaktor nächtlicher Fluglärm. Umwelt & Gesundheit 1/2010. Umweltbundesamt.

Der Steinzeitmensch in uns

Wenn wir ein unbekanntes Geräusch, wie etwa beim Erstauftreten eines Tinnitus, vernehmen, erzeugt dies eine Stressantwort in unserem Körper. Wir werden, wie früher unsere steinzeitlichen Urahnen, in Alarmbereitschaft versetzt, um entweder den Kampf aufzunehmen oder zu fliehen. Im Wesentlichen hat sich an den Vorgängen in unserem Körper nichts verändert. Stressige Situationen sehen heutzutage natürlich anders aus als in der Steinzeit, in der die Menschen ihren Braten noch mit der Keule erjagen mussten. Stress tritt heutzutage eher in Form von Konkurrenzdruck auf der Arbeitsstelle, kritisch erlebten Äußerungen von Vorgesetzten oder berufsbedingten Ortswechseln auf, um nur einige Beispiele zu nennen. Ein uns unbekannter Reiz führt zur Ausschüttung der Hormone Adrenalin, Noradrenalin und Cortisol.

Je negativer und angstbesetzter ein Tinnitus wahrgenommen wird, umso schwieriger ist der Umgang mit ihm. Von der Stärke der Erstreaktion und der subjektiven Einschätzung der Bedrohung, die vom Tinnitus ausgeht, scheint im Wesentlichen abzuhängen, ob ein Gewöhnungseffekt eintritt oder nicht.

Bestehen von vornherein massive Ängste, der Tinnitus könne das ganze Leben beherrschen, zu einer zunehmenden Hörschädigung führen, immer lauter werden, einen in den Wahnsinn treiben, keine ruhige Minute zulassen, den Schlaf rauben oder soziale Kontakte unmöglich machen, dann können keine Gewöhnungseffekte, sogenannte **Habituationseffekte** einsetzen. Diese setzen einen eher gelassenen Umgang mit dem Tinnitus voraus. Tinnitus-Betroffene, die sich selbst als belastbar und kompetent im Umgang mit schwierigen Lebenssituationen einschätzen und deren Bewältigungsfähigkeiten gut ausgeprägt sind, verfügen über günstige psychische Einflussfaktoren zur Überwindung ihres Leidens. Auch eine stabile soziale Ausgangslage wirkt sich positiv aus. Je wohler wir uns mit unserer privaten, beruflichen und finanziellen Situation fühlen, umso resistenter werden wir potenziellen Stressfaktoren gegenüber. Persönliches Wohlbefinden ist ein gutes „Anti-Stress-Mittel".

Was machen die Stresshormone in mir?

Bleiben wir noch ein wenig bei unserem Beispiel vom Steinzeitmenschen: Er sitzt im Wald und hört hinter sich ein Rascheln und anschließend das Knurren eines Säbelzahntigers. Die Stresshormone Adrenalin und Cortisol werden in das Blut ausgeschüttet, dadurch wird sein Körper im Bruchteil von Sekunden auf Kampf oder Flucht vorbereitet. Die Folge: Die Muskulatur wird besser durchblutet, damit er schneller fliehen kann. Das Herz schlägt schneller und der Blutdruck steigt, um die Durchblutung aller Organe und der Muskulatur zu verbessern. Die Energieträger, dass heißt das „Benzin" für unsere Muskulatur, die all diese Vorgänge ermöglichen, sind Zucker und Cholesterin. Im Stress steigt der LDL-Cholesterinspiegel (Low density Cholesterin) an. Diese Unterform des Cholesterins stellt einen Risikofaktor für Herz-Kreislauferkrankungen dar. Außerdem wird die Gerinnungsfähigkeit des Blutes gesteigert, um im Falle einer Verletzung einen schnellen Wundverschluss zu gewährleisten. Der Blutzuckerspiegel steigt, die Pupillen werden weit gestellt, um auch noch bei schlechten Sichtverhältnissen den „Feind" ausmachen zu können. Auch das Innenohr wird durch die Adrenalinausschüttung in seiner Aktivität angeregt, was im ungünstigsten Fall die Entwicklung einer Geräuschüberempfindlichkeit oder eines Tinnitus begünstigt.

Im Stress werden alle Energiereserven für eine mögliche Flucht- oder Kampfsituation mobilisiert. Nun passieren diese Vorgänge aber nicht nur bei kurzzeitigem Stress, sie können bei Dauerstress auch den Körperhaushalt in Mitleidenschaft ziehen. Viele, die sich im Berufsleben von Kollegen oder dem Vorgesetzten gemobbt fühlen, verbrauchen durch das Gefühl Mobbing-Opfer, also Beute eines „Feindes" zu sein, ihre Energiereserven und fühlen sich schlapp, ständig müde und erschöpft. Der Krankenbericht des Helmut S. am Anfang dieses Kapitels zeigt mögliche Folgeerscheinungen von ständigem Stress.

Warum gerade ich?

Wie bei den meisten Erkrankungen, so stellen sich auch Tinnitus-Betroffene oft die Frage, warum es ausgerechnet sie trifft. Aber Tinnitus ist keine eigenständige Erkrankung, sondern ein Symptom. Es sind bereits mehrere Studien durchgeführt worden, um die Tinnitus-Persönlichkeit, also den für dieses Leiden vorbestimmten Typ, zu definieren. Das Ergebnis: Es gibt keine spezifische Tinnitus-Persönlichkeit, an der man durch sorgfältige Untersuchungen Vorzeichen eines zukünftigen Tinnitus erkennen kann. Es existieren aber bestimmte, in der Persönlichkeit liegende Besonderheiten, die die Entstehung eines Tinnitus-Leidens begünstigen und die Widerstandsfähigkeit herabsetzen. Zum einen hat man festgestellt, dass Tinnitus-Patienten häufig eine leistungsorientierte Grundhaltung aufweisen, die dazu führt, dass man „viel um die Ohren hat". Der Leistungsorientierte gerät öfter unter Zeitdruck, hat das Gefühl mehrere Dinge gleichzeitig erledigen zu müssen, ohne dass er das Ziel erreicht, da seine Maßstäbe zu hoch ausgerichtet sind. Zum anderen wurde eine Neigung zum Perfektionismus gefunden. Dem Perfektionisten fällt es schwer, Dinge aus der Hand zu geben, zu delegieren und damit einen Teil der Kontrolle zu verlieren. Das Kontrollbedürfnis, auch über den eigenen Körper, scheint ausgeprägt zu sein. Gerät dann etwas außer Kontrolle, ist dies öfter mit unbegründeten, der Situation nicht angemessenen Ängsten verbunden. In Kombination mit einer hohen Verantwortungs- und Leistungsbereitschaft entsteht ein Gefühl des „Durchhalten-Müssens". Dann werden Warnsignale des Körpers überhört und die eigene Leistungsgrenze wird überschritten.

Es gibt aber auch von außen einwirkende Gründe, die ein Tinnitus-Leiden begünstigen oder verstärken können. Wenn das berufliche oder private Leben unter hohem Zeitdruck, in Unruhe und Hektik verläuft, wenn man sich (und seinen Ohren) keine ruhige Minute gönnt, erzeugt dies Stress, Anspannung (oft mit erheblicher Verhärtung der Muskulatur) und Angstgefühle. Das begünstigt den Tinnitus. So klagen Tinnitus-Patienten häufig über Verspannungen der Muskulatur, besonders im Schulter-, Nacken- und Kieferbereich. Auch über häufiges oder nächtliches Zähneknirschen (Bruxismus) wird von unter Tinnitus Leidenden oder deren Angehörigen oft berichtet (s. Kap. 7, S. 135). Das „Sich-Durchbeißen", „Die-Zähne-zusammen-Beißen" beschäftigt Tinnitus-Leidende bis in die Nacht und kann, neben anderen Faktoren, die Schlafdauer und die Schlafqualität mindern. Tinnitus tritt gehäuft zwischen dem 40. und 60. Lebensjahr auf. Zu einer Zeit also, in der man in der Regel beruflich eingespannt und oft mit verantwortungsvollen Tätigkeiten betraut ist. In diesem Lebensabschnitt kann es deshalb leicht zu einem Missverhältnis kommen zwischen der Zeit, die man für den Beruf aufbringt, und der Zeit, in der man sich Ruhe, Entspannung und „freie Zeit" gönnt, jenseits von Verpflichtungen und Zeitdruck.

Die hohe Zahl der Patienten mit einem chronischen Tinnitus, die gleichzeitig eine Schwerhörigkeit aufweisen, zeigt, dass ein schlechtes Hörvermögen ein Risikofaktor für das Auftreten eines chronischen Ohrgeräusches ist. Da sich viele Schwerhörigkeiten im mittleren oder späten Alter entwickeln, finden sich in diesen Altersgruppen gehäuft Menschen mit chronischem Tinnitus. Da durch das schlechtere Hören die Umgebungsgeräusche weniger wahrgenommen werden, erfolgt eine stärkere Fokussierung auf den Tinnitus.

Seelische Störungen bei chronischem Tinnitus

Chronischer Tinnitus kann zu vielfältigen negativen Gefühlen führen. Zu Beginn sind dies häufig Ohnmachtsgefühle, Hilflosigkeit und Angst, da man in den ersten Monaten nach Auftreten des Tinnitus neben dem Hausarzt und dem HNO-Arzt, eventuell einen Orthopäden, Neurologen, Zahnarzt und Homöopathen aufgesucht hat – das Geräusch aber noch da ist. Meist wurden diverse Behandlungsmöglichkeiten ausprobiert, ohne dass der erhoffte Erfolg eingetreten ist.

Die Bandbreite der Gefühle ist groß, wenn man die Erfahrung machen musste, dass alle Behandlungsansätze nicht dazu geführt haben, den Tinnitus zum Verschwinden zu bringen. Sie reichen von panikartigen Gefühlen, Wut, Hoffnungslosigkeit, Resignation, Traurigkeit bis hin zu erhöhter Ermüdbarkeit, Konzentrationsstörungen, Gereiztheit, Nervosität und sozialem Rückzug. Diese Emotionen wiederum werden als **Dysstress** wahrgenommen und können den Tinnitus weiter verschlimmern. Unter Dysstress versteht man den schädlichen Stress. „Dys" kommt aus dem Griechischen und bedeutet „schlecht, widrig". Dysstress tritt in Situationen auf, in denen wir uns den Anforderungen nicht gewachsen fühlen. Auch vorbestehende psychische Erkrankungen, wie zum Beispiel eine Depression, eine Angststörung oder eine somatoforme Erkrankung können sich durch einen Tinnitus verstärken. Bei den somatoformen Erkrankungen leiden Menschen unter körperlichen Beschwerden, bei denen organisch keine erklärenden Befunde erhoben werden können. Die Ursachen dieser körperlichen Reaktionen und Beschwerden sind im psychischen Bereich zu suchen (s. Krankenbericht „Der ungeliebte Beruf", S. 160).

Damit Sie eine Vorstellung bekommen, wie die häufigsten psychischen Begleiterkrankungen und Störungen aussehen können, werden sie im folgenden Text kurz dargestellt.

Depression

Depressionen gehören zu den häufigsten psychischen Erkrankungen. Bei den depressiven Erkrankungen unterscheidet man den episodenhaften Verlauf (depressive Episode oder wiederkehrende depressive Episode) von der eher anhaltenden depressiven Verstimmung, der sogenannten Dysthymie. Kennzeichnend für alle Formen der Depressionen ist eine Stimmungsveränderung, die nicht schlagartig einsetzt, sondern sich oft schleichend über Monate entwickelt und unbehandelt

8 Wenn Ohrgeräusche chronisch werden

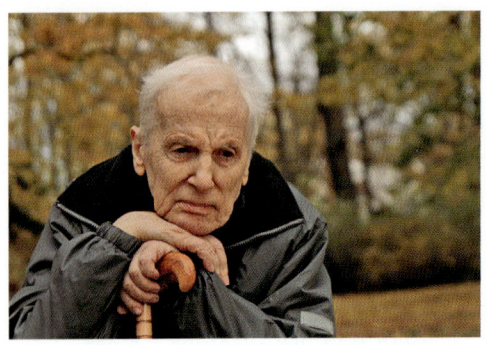

über Jahre bestehen bleiben kann. Neben der Stimmungsverschlechterung treten diverse körperliche Beschwerden auf. Daher wird oft zu Beginn der Depression der Hausarzt aufgesucht, um die Magen-Darm-Beschwerden, die Rückenschmerzen oder das Engegefühl im Halsbereich zu untersuchen, für die man dann aber keine organische Ursache findet.

Auf der Internetseite www.kompetenznetz-depression.de finden Sie einen Selbsttest, der Aufschluss darüber gibt, ob bei Ihnen Anzeichen für eine depressive Erkrankung vorliegen.

Angststörungen

Angst ist ein Urinstinkt, der uns davon abhält, uns bestimmten Gefahren auszusetzen. Neben dieser „sinnvollen" Angst, die uns unter anderem davor bewahrt, eine viel befahrene Straße zu überqueren ohne nach links und rechts zu schauen, können aber auch diverse unsinnige Ängste auftreten. Werden diese so stark, dass sie unseren Alltag beherrschen und uns in unserer Lebensqualität einschränken, sprechen wir von Angststörungen. Menschen mit einer Angststörung schätzen Gefahrenpotenziale anders ein als Gesunde.

Es gibt verschiedene Formen von Angststörungen. Neben der **generalisierten Angststörung**, bei der permanent verschiedenste Sorgen und Befürchtungen hin und her gewälzt werden, gibt es **Panikattacken**, bei denen es aus heiterem Himmel zu übermächtigen Angstgefühlen kommt. Zu den Angststörungen zählt man auch die auf bestimmte Situationen oder harmlose Dinge (z. B. Spinnenphobie) gerichteten Ängste. Situationsbezogene Ängste sind zum Beispiel die Agoraphobie, wörtlich die Angst vor dem Marktplatz, bei der Betroffene öffentliche Plätze oder Menschenmengen vermeiden, und die Klaustrophobie, bei der geschlossene Räume, wie zum Beispiel Fahrstühle vermieden werden. Tritt die Angst verstärkt bei Kontakt zu anderen Menschen auf, spricht man von einer **sozialen Phobie**.

Auch Zwangsstörungen und die Posttraumatischen Belastungsstörungen werden den Angststörungen zugerechnet. Bei den **Zwangsstörungen** kommt es zu wiederkehrenden Zwangsgedanken und/oder Zwangshandlungen (z. B. Waschzwang), die als unsinnig und belastend erlebt, aber nicht abgestellt werden können. Bei der **Posttraumatischen Belastungsstörung (PTBS)** treten psychische Symptome als Folge eines belastenden Ereignisses oder einer außergewöhnlichen Bedrohung auf.

Schlafstörungen

Auch wenn man, trotz umfassender Forschung in den letzten Jahrzehnten, immer noch nicht weiß, welche physiologische Funktion dem Schlaf eigentlich zukommt, besteht kein Zweifel daran, dass Schlaf so notwendig ist wie Essen und Trinken und dass er zu den Grundbedürfnissen des Menschen gehört. Im Schlaf „wird unsere Batterie aufgeladen", die Kräfte werden gesammelt, Körper und Seele erholen sich von den Anstrengungen der Wachphase. Neben der Stärkung des Immunsystems scheint der Schlaf auch einen wesentlichen Anteil an der Organisation unseres Gedächtnisses und der Verarbeitung seelischer Konflikte zu haben. Wer kennt nicht den wohlgemeinten Rat, über ein Problem erst mal eine Nacht zu schlafen, denn „am nächsten Tag sieht alles anders aus".

Wie beunruhigend muss es dann sein, nächtelang nicht oder nur wenig zu schlafen und die Erfahrung zu machen, dass es mit jeder Nacht schlimmer wird, wenn die Angst vor der kommenden Nacht einen schon tagsüber umtreibt und Gedanken auftauchen wie „ich werde wieder wachliegen und grübeln", „den morgigen Tag kann ich so nicht durchstehen", „durch die Schlaflosigkeit werde ich noch in den Wahnsinn getrieben", „ich werde nie wieder so leistungsfähig wie früher sein ..." oder bei Tinnitus-Leidenden der Gedanke, dass „durch den Düsenjet im Kopf jeder Schlaf unmöglich wird". Durch diese Negativgedanken treten vermehrt Ängste vor dem Zu-Bett-Gehen auf, es kommt zur „Verselbstständigung" der Schlafstörung. Meist führen die negativen Gedanken zu einem Erregungsanstieg, gekoppelt mit einer Anspannung der Muskulatur, Herzklopfen, vermehrtem Schwitzen und einer zunehmenden Wachheit.

Aus der Hilflosigkeit gegenüber Schlafstörungen werden viele Versuche unternommen, diese einzudämmen. Neben kannenweise Schlaf- und Beruhigungstee und alkoholischen Getränken wird der Schlafraum verändert, die Kissen und Federbetten ausgetauscht, nach angeblichen Wasseradern und Elektrosmogverseuchungen gesucht. Meist enden diese Versuche mit Enttäuschungen, da sie nicht zum Ziel der Anstrengung führen.

Suchterkrankungen

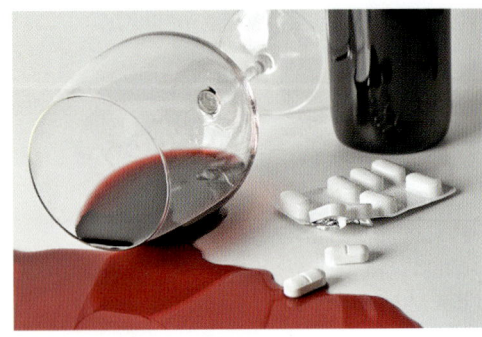

Im Zusammenhang mit den beschriebenen Erkrankungen und Symptomen findet sich häufig ein hoher und regelmäßiger Konsum von Alkohol oder beruhigenden oder schlaffördernden Medikamenten, bei jüngeren Erkrankten auch zunehmend ein regelmäßiger Konsum von Cannabis. Im Laufe der Zeit werden immer größere Mengen konsumiert, um den anfänglichen Effekt aufrechtzuerhalten oder zu verstärken. Man spricht in diesem Fall von **Toleranzentwicklung**. Die in Zusammenhang mit Alkohol auftretenden Schlafstörungen sind leichte Entzugserscheinungen, die von dem nachts abfallenden Alkoholpegel im Blut herrühren. Sie führen dazu, dass die Alkoholmenge gesteigert wird, um die Schlafstörungen zu „kurieren". Diese „Viel-hilft-viel-Methode" hat aber leider den gegenteiligen Effekt. Man gerät in einen Teufelskreis.

Krankenbericht

Der ungeliebte Beruf

Seit zwei Jahren leidet Simone S. an einem hochfrequenten beidseitigen Tinnitus und einer Geräuschüberempfindlichkeit (Hyperakusis), die sich in den letzten Monaten so verstärkt hat, dass an ein normales Leben nicht mehr zu denken ist. Auf einige, auch leise Geräusche reagiert Simone S. mit Schmerzempfinden und hoher Anspannung. Aus dem Haus zu gehen und sich den Umgebungsgeräuschen auszusetzen ist für sie eine Qual. Einkaufen geht sie am frühen Vormittag, wenn die Geschäfte noch leer sind und sie schnell wieder den Heimweg antreten kann. Oft trägt sie bei diesen außerhäuslichen Aktivitäten Lärmschutzstöpsel in beiden Ohren, um sich vor unvorhersehbaren Lärmereignissen, wie zum Beispiel dem Hupen eines Autos, zu schützen. Am meisten leidet sie aber unter der fehlenden

Perspektive, wie es beruflich weitergehen kann. Die letzten 17 Jahre hat sie als gelernte Erzieherin in einem Kindergarten mit ein- bis fünfjährigen Kindern gearbeitet. Der hohe Geräuschpegel der Kinder ist aber zunehmend unerträglich geworden. In den letzten Monaten ist sie aufgrund starker Schmerzen in beiden Beinen nicht mehr arbeitsfähig gewesen.

In der eingeleiteten Psychotherapie konnte Simone S. die Hintergründe ihres Leidens erarbeiten. Sie und ihr vier Jahre älterer Bruder sind in der Nähe von Dresden aufgewachsen. Neben der Konkurrenz zum Bruder, der vom Vater bevorzugt behandelt wurde, konnte sie die Aufmerksamkeit ihres Vaters nur durch Leistungen erzielen. Ihre Eltern trennten sich, als sie acht Jahre alt war. Der Kontakt zum Vater brach danach ab. Vom Vater enttäuscht, vom Bruder nicht wahrgenommen, und von der Mutter, die wieder Vollzeit arbeiten musste, mit nur wenig liebevoller Unterstützung bedacht, zog sie sich in ihr Schneckenhaus zurück, las viel, beschäftigte sich mit basteln und malen. Früh schon stellten sich depressive Symptome verbunden mit Schlafstörungen ein, die sie zunächst mit Alkohol zu bekämpfen versuchte.

Aufgrund ihres mangelnden Selbstwertgefühls traute sich Simone S., trotz guter Schulleistungen und Empfehlungen der Lehrer, den Besuch einer weiterführenden Schule und ein darauf aufbauendes Studium nicht zu. Obwohl sie lieber etwas anderes gemacht hätte, trat sie in die Fußstapfen ihrer Mutter und erlernte den Beruf der Erzieherin. Der von Beginn an ungeliebte Beruf erforderte über Jahre alle ihre Kräfte, hatte sie doch gelernt ihre Sachen perfekt und zu aller Zufriedenheit zu erledigen, sodass ihr niemand schlechte Leistungen nachsagen konnte. Nach der Arbeit brauchte sie immer längere Erholungsphasen, von ihren sozialen Kontakten zog sie sich immer mehr zurück, um wenigstens in ihrer Freizeit Ruhe zu haben. Durch dieses Verhalten war es ihr auch nicht möglich, eine Partnerschaft zu führen und ihren eigenen Kinderwunsch zu realisieren. Tagsüber von dem Lärm der nicht eigenen Kinder umgeben, nach Feierabend und an den Wochenenden einsam in ihrer Wohnung wuchs ihre Lebensunzufriedenheit und ihre Angst vor dem Älterwerden. Als die Schlafstörungen trotz Alkoholkonsum zunahmen, die Geräuschüberempfindlichkeit unerträglich wurde und sie immer häufiger Migräneattacken erlebte, verweigerten ihre

Beine ihr eines Morgens den Dienst. Sie konnte vor Schmerzen in beiden Beinen nicht aufstehen und zur Arbeit gehen.

Den Weg zur Arbeit, den sie seit Jahren nur widerwillig ging, konnte sie jetzt nicht mehr bewerkstelligen. Die durchgeführten orthopädischen, neurologischen und neurochirurgischen Untersuchungen wiesen einen Normalbefund aus. Nur zögerlich konnte Simone S. akzeptieren, dass es keine körperliche Ursache für die heftigen Schmerzen gab, sondern eine seelische Ursache vorlag, eine sogenannte psychosomatische Schmerzstörung.

Nach der Erstvorstellung bei einem Facharzt für Psychiatrie wurde zunächst eine ambulante Entwöhnungstherapie durchgeführt. Die erreichte Abstinenz konnte Simone S. mit Hilfe einer begleitenden tiefenpsychologischen Psychotherapie und einer mehrwöchigen psychosomatischen stationären Heilbehandlung aufrechterhalten. Während der stationären Therapie trainierte Simone S. auch, sich mit hörtherapeutischen Übungen an verschiedene Alltagsgeräusche zu gewöhnen. Simone S. erhält jetzt eine Erwerbsunfähigkeitsrente für die nächsten zwei Jahre. Diese Zeit will sie nutzen, um ihre beruflichen Möglichkeiten zu überdenken, sich wieder vermehrt um soziale Kontakte in ihrem Privatleben zu kümmern, und um sich eine Ausbildung zu suchen, die mehr ihren Neigungen und ihrer Belastungsgrenze entspricht.

Behandlungsmöglichkeiten

Patienten mit chronischem Tinnitus, die einen starken Leidensdruck haben, müssen behandelt werden (s. hierzu auch Sprechstunde „Schweregrade des Tinnitus", Kap. 7, S. 144). Bei Patienten, bei denen der Tinnitus nur gelegentlich, in Stresssituationen oder in Ruhe stört, ist eine Therapie nicht unbedingt erforderlich. Es kann aber helfen, eines der entspannungstherapeutischen Verfahren zu erlernen und sich statt dem eigenen Tinnitusgeräusch bewusst anderen Geräuschen zuwenden (s. S. 172). Der Betroffene sollte gegebenenfalls erneut von seinem Arzt über die Harmlosigkeit seines Ohrgeräuschs und den sinnvollen Umgang mit ihm aufgeklärt werden. Ist der Betroffene schwerhörig, sollte er mit Hörgeräten versorgt werden.

Bei Patienten mit starkem Leidensdruck oder psychischer Begleitstörung muss eine psychiatrische/psychologische Mitbehandlung erfolgen. Wie weiter oben beschrieben können ungewohnte Geräusche eine Alarmreaktion in unserem Körper auslösen, die den Tinnitus verstärkt; diese ist aber therapeutisch veränderbar. Sowohl eine begleitende Psychotherapie als auch eine **Tinnitus-Retraining-Therapie (TRT)** können die mit dem Tinnitus in Zusammenhang stehenden Verhaltensänderungen wieder normalisieren und die verlorene Lebensqualität zurückbringen. Bei der Tinnitus-Retraining-Therapie werden verschiedene therapeutische Maßnahmen kombiniert (s. S. 169).

Hör- und Rauschgeräte gegen Tinnitus

Bei schwerhörigen Menschen, die unter einem Tinnitus leiden, ist eine Versorgung mit Hörgeräten anzustreben. Es wird immer eine „offene" Versorgung gewählt, bei der das Ohrpassstück den Gehörgang frei lässt. Ein verschlossener Gehörgang könnte die Tinnitusempfindung steigern. Da der Tinnituston fast immer im gleichen Frequenzbereich wie die Schwerhörigkeit liegt, wird durch den Ausgleich der Schwerhörigkeit der Tinnitus weniger intensiv empfunden. Die Verstärkung der natürlichen Umgebungsgeräusche erreicht nicht nur, dass das gehörte Tinnitussignal schwächer wahrgenommen wird, sondern auch, dass Phasen absoluter Stille vermieden werden. Dazu trägt auch das leise Eigenrauschen des Hörgeräts in vollkommenen Ruhephasen bei. Die Gewöhnung an den Tinnitus und seine Ausfilterung aus der Wahrnehmung werden gefördert.

Bei Normalhörigkeit und einem tonalen Tinnitus versucht man die Tinnitusempfindung zu mildern, indem das Ohr über hörgerätähnliche Apparaturen mit einem leicht über der Hörschwelle liegenden Rauschen beschallt wird. Die Geräte werden Rauschgeräte, Rauschgeneratoren oder Noiser genannt.

Die Versorgung mit Hörsystemen oder Rauschgeräten ist bei einem Tinnitus-Schweregrad 3 und 4 Bestandteil der Retraining-Therapie (s. S. 169). Die Langzeitergebnisse sind bei Anpassung offener Hörsysteme deutlich besser als mit Rauschgeräten.

Psychotherapie

Psychische Faktoren spielen bei Tinnitus eine wesentliche Rolle. Das weiß man auch aus Vergleichen mit anderen Kulturkreisen. In bestimmten asiatischen Bevölkerungsgruppen, in denen der Tinnitus als eine Kommunikation mit den Göttern bewertet wird, berichten die dort tätigen Ärzte nur in seltenen Ausnahmefällen über ein durch den Tinnitus verursachtes Leidensempfinden.

Zwei Patienten mit einem chronischen Tinnitus können von ihren Ohrgeräuschen unterschiedlich stark betroffen sein, selbst wenn das Tinnitusgeräusch in beiden Fällen die gleiche Lautheit hat. Dies weist schon darauf hin, dass das Leiden psychotherapeutisch behandelt werden kann. Bei den verschiedenen Formen der Psychotherapie (Verhaltenstherapie, tiefpsychologische Psychotherapie, Psychoanalyse u. a.) versucht man, einen Zusammenhang zwischen Persönlichkeitsmerkmalen und lebensgeschichtlichen Ereignissen zu finden, aus denen heraus sich die Entstehung und Bedeutung des Tinnitus verstehen lässt. Teilweise stellt man in der Therapie fest, dass der Tinnitus nicht nur negative Seiten, sondern auch eine „Schutzfunktion" vor unangenehm empfundenen Lebenssituationen hat. An einem Beispiel aus meiner Praxis möchte ich Ihnen die **Funktionalität des Tinnitus** erläutern.

Krankenbericht

Wozu ein Tinnitus doch gut sein kann

In ihrer Ehe hatte Heike S. schon viele Höhen und Tiefen erlebt, aber seit ihr Mann arbeitslos geworden war und nur noch zu Hause herumsaß, war er unerträglich. Ständig kontrollierte, ermahnte und kritisierte er sie: „Wohin gehst du, wann kommst du wieder, musst du schon wieder deine Freundin besuchen?" Kurz: Heike S. hatte zu Hause keine ruhige Minute mehr, da ihr Mann alle Aufmerksamkeit von ihr forderte und sie es ihm, bei allem Engagement für sein Wohlbefinden zu sorgen, nie recht machen konnte. Heike S. war gestresst, außerdem litt sie unter einem leisen, aber anhaltenden Ohrgeräusch, das über die Wochen immer lauter und unerträglicher wurde. Nach der Konsultation beim HNO-Arzt, der einen Tinnitus diagnostizierte, vermittelte Heike S. ihrem Ehemann, dass sie an einer schwerwiegenden Ohrenerkrankung leide, die absolute Ruhe und Schonung, eventuell sogar einen Krankenhausaufenthalt erfordern würde. Vor Schreck darüber trat innerhalb kurzer Zeit eine Verhaltensänderung des Ehemanns auf. Es trat wieder vermehrt seine – durchaus vorhandene – fürsorgliche Art zu Tage. Er forderte Heike S. auf, sich zu schonen, sich

> öfter mal etwas Schönes zu gönnen ... Diese Verhaltensänderung ihres Mannes genoß Heike S., zumal durch den verringerten häuslichen Stress auch der Tinnitus in seiner Ausprägung nachließ. Dies jedoch blieb das Geheimnis von Heike S.

Es geht bei den verschiedenen Psychotherapieformen darum, dass der Patient mehr über sich selbst erfährt, um mit Hilfe der neuen Erkenntnisse neue Wege beschreiten zu können und das Spektrum der eigenen Handlungsmöglichkeiten zu erweitern. Eines der ersten Behandlungsziele bei chronischem Tinnitus ist die rationale Überprüfung der mit dem Tinnitus verbundenen Gedanken und Vorstellungen. Der Therapeut fragt zum Beispiel: „Kennen Sie jemanden, der durch den Tinnitus taub oder verrückt geworden ist?" Bei vielen Tinnitus-Patienten stehen solche negativen Vorstellungen im Vordergrund – etwa die Angst, der Tinnitus mache es unmöglich, das Leben zu genießen. Dem Patienten muss bewusst werden, dass uns neben dem Hören noch andere Sinne zur Verfügung stehen, der Geruchs-, der Geschmacks-, der Tastsinn und unser Sehvermögen. Alle diese Sinne gilt es zu schulen, um deren Sinneseindrücke zu schärfen. Dies kann unter anderem durch ein Genusstraining erfolgen (s. S. 167).

Die ambulante Psychotherapie kann sowohl als Gruppentherapie als auch als Einzeltherapie durchgeführt werden. Ein Vorteil der Gruppentherapie ist die Möglichkeit des „Modell-Lernens": Günstige Verhaltensweisen und gesundheitsförderndes Verhalten können bei anderen Gruppenteilnehmern beobachtet und eventuell übernommen werden. Ferner kann sich das eigene Schicksal im Vergleich mit anderen relativieren und man kann sich aus einem Erfahrungspool von gleichfalls Betroffenen die Verbesserungsmöglichkeiten aussuchen, die einem selbst möglich erscheinen. Außerdem erfährt man in der Gruppe Zuspruch und Motivation zum Weitermachen. Bei der psychotherapeutischen Behandlung geht es nicht darum, den Tinnitus zum Verschwinden zu bringen, was ein unlauteres Versprechen wäre. Ziel ist, die Beeinträchtigung durch den Tinnitus zu verringern, den Tinnitus als gegeben hinzunehmen und zu tolerieren, also insgesamt dem Tinnitus mit einer gehörigen Portion Gelassenheit zu begegnen.

Die staatlich anerkannten Psychotherapieverfahren werden von allen Krankenkassen finanziert, wobei in der Schweiz und Österreich mehr Verfahren staatlich anerkannt sind, und damit die Therapiekosten häufiger von den Krankenkassen übernommen werden als in Deutschland.

Einige Schwerpunkte innerhalb der Psychotherapie werden im Folgenden näher erläutert.

Steigerung der Selbstwertschätzung

Die Einschätzung der eigenen Person mit all ihren positiven und negativen Facetten ist im Laufe des Lebens Schwankungen unterworfen. Während Kinder in Schwarz-weiß- und Gut-schlecht-Kategorien denken, wird dieses Bild von sich selbst im Laufe des Lebens differenzierter. Kaum ein Erwachsener hält die kindliche Meinung „ich bin der Größte, ich kann schon alles, ich bin mindestens genauso stark wie Superman" aufrecht. Am günstigsten ist eine Selbsteinschätzung, die die eigenen Leistungsmöglichkeiten realistisch einschätzt, sodass man nicht Gefahr läuft, sich ständig zu unter- oder überfordern. Im Rahmen psychischer und/oder körperlicher Erkrankungen verschiebt sich diese Selbstbewertung oft in einen unrealistisch negativen Bereich. Die Folge ist, dass man sich zu nichts mehr in der Lage fühlt, und diese Fehleinschätzung auch durch Vermeidung von Anforderungen und der Einnahme einer Schonhaltung aufrechterhält. Im Rahmen der Psychotherapie werden diese negativen Selbsteinschätzungen hinterfragt: „Was macht Sie so sicher, dass Sie dies nicht können? Wann haben Sie es zum letzten Mal versucht?" Mehr und mehr soll das negative Selbstbild wieder einem realistischen weichen, um damit auch den persönlichen Aktionsradius wieder zu vergrößern.

Aufbau positiver Aktivitäten

Damit wir uns wohl fühlen, brauchen wir positive Erlebnisse. Wie oft fällt der Satz „Ich würde ja gerne, aber ich habe einfach keine Zeit ... (Sport zu machen, Freunde zu besuchen, mal wieder ins Kino zu gehen etc.)"? Meist beziehen wir das auf Dinge, die nicht unbedingt notwendig erscheinen und die deshalb immer wieder verschoben werden.

Beim Aktivitätsaufbau sollen hauptsächlich die Aktivitäten trainiert werden, durch die eine positive Verstärkung möglich erscheint oder die Unlust an bestimmten Ereignissen, die sogenannte **Aversion**, verringert wird. Profitieren können davon hauptsächlich Menschen, die ein unterdurchschnittliches Aktivitätsniveau aufweisen, kleinste Tätigkeiten schon als Überanstrengung bewerten und so in eine Schonhaltung und passive, inaktive Rolle verfallen. Die ideale Möglichkeit zur Aktivitätssteigerung ist jede Art von sportlicher Betätigung.

Behandlungsmöglichkeiten

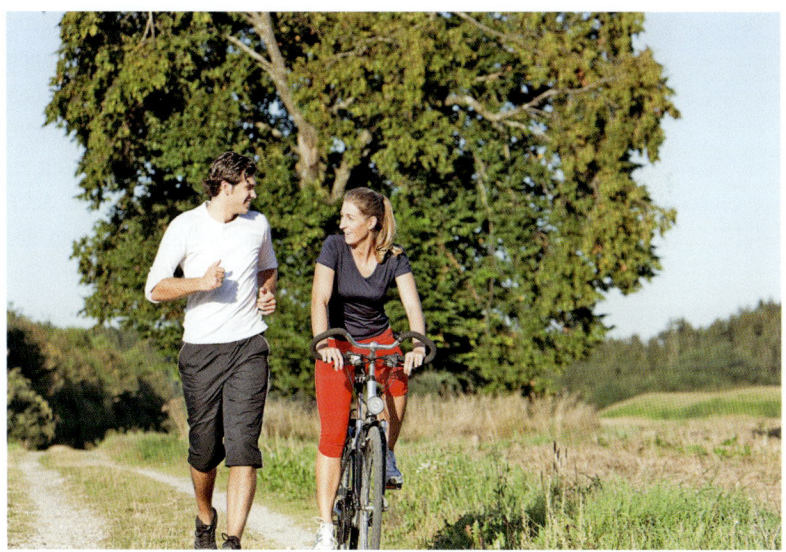

Dass Ausdauersport, und insbesondere Joggen, dazu führt, dass man sich „high" fühlt und die Aversion reduziert wird, konnte 2008 erstmalig auch bildlich dargestellt werden (mittels PET/Positronen-Emissions-Tomografie). Beim Ausdauersport werden Endorphine ausgeschüttet, das sind körpereigene Opioide, die zum Stressabbau, zur Angstlösung, zur Stimmungsaufhellung und verminderter Schmerzwahrnehmung beitragen.[2]

Also, falls Sie noch wissen, wo Sie ihre Joggingschuhe verstaut haben, sollten diese jetzt entstaubt und in die nächste Grünanlage getragen werden (natürlich an Ihren Füßen)!

Genusstraining

Können Sie sich noch daran erinnern, wann Sie das letzte Mal den Duft einer Blume bewusst wahrgenommen haben, oder wann Sie das letzte Mal barfuß durch warmen Sand gelaufen sind und die Wärme und Körnigkeit des Sandes gespürt haben? Und was haben Sie gestern Abend beim spannenden Fernsehkri-

---

[2] Boecker H. et al. The Runner's High: Opioidergic Mechanisms in the Human Brain. Cerebral Cortex 2008, 18 (11): 2523–2531.

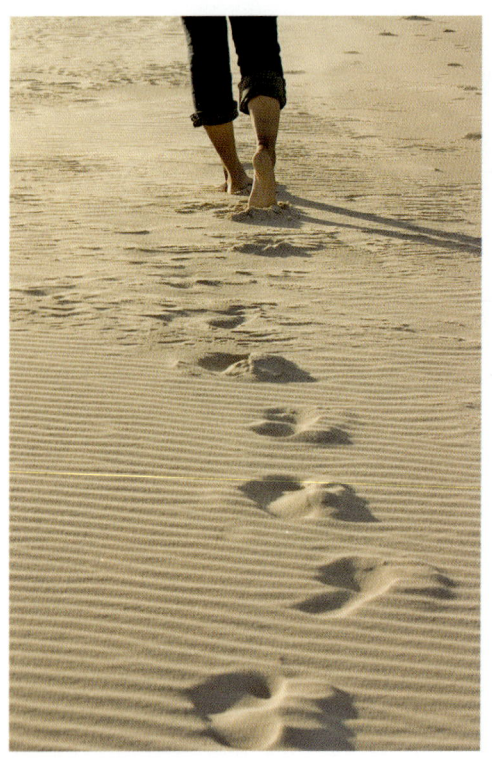

mi gegessen, und wie hat es eigentlich geschmeckt? Wie Sie erkennen können, braucht es zum Genießen bestimmte Ausgangsbedingungen, zu denen im wesentlichen Zeit zu haben, aber auch Ruhe und Achtsamkeit gehören. Im Rahmen des Genusstrainings sollen unsere Sinne wieder getrennt und einander ergänzend sensibilisiert werden, um unsere Aufmerksamkeit gezielt auf angenehme Dinge zu fokussieren und so Unangenehmes besser bewältigen zu können. Besonders im Rahmen depressiver Störungen geht die Genussfähigkeit verloren, sodass genussförderndes, hedonistisches Verhalten wieder trainiert werden muss. Unter einem hedonistischen Verhalten versteht man in der Psychiatrie Verhaltensweisen, die dazu führen angenehme Emotionen zu vermitteln. Wer genießt, Sinnesreize positiv erlebt, kann sich im Alltag kleine „Erholungszeiten" bewusst gestalten. Es ist etwas anderes, ob man eine Tasse Kaffee schnell hinunterkippt oder sich die Zeit nimmt den Duft, die Wärme, den Geschmack bewusst zu genießen. In der Therapie wird nach Erinnerungen (der Duft von Großmutters Apfelkuchen) und Bildern gesucht, die mit positiven Sinnesreizen verkoppelt sind, um diese im Alltag wieder aktiv erlebbar zu machen.

Abbau des Rückzugs- und Vermeidungsverhaltens und Ressourcenaktivierung

Sowohl seelische als auch körperliche Störungen können dazu führen, dass man sich zunehmend zurückzieht, sich regelrecht „einigelt", soziale Kontakte vermeidet und seinen Interessen und Hobbys nicht mehr nachgeht. Menschen, die an einer Hyperakusis (Geräuschüberempfindlichkeit) leiden, meiden Geräusche, da diese als unangenehm empfunden werden. Menschen mit Angststörungen vermeiden viele Situationen, da diese möglicherweise diese Angst verstärken könnten. Depressive Menschen fühlen sich in sozialen Kontakten schnell überfordert, da sie glauben, nichts zu wissen und zu Gesprächen nichts beisteuern zu können. Kurzfristig führt dieses Rückzugsverhalten zu einer Entlastung, aber das Leben verarmt zusehends an positiven Erlebnissen. Man beraubt sich der Möglichkeit, positive Erfahrungen zu machen und die entstandene Selbstunsicherheit zu überwinden. Bei der ressourcenorientierten Therapie geht man von den physischen und psychologischen Fähigkeiten, Talenten, Kenntnissen und Kompetenzen eines Menschen aus, nicht von dessen Defiziten, die im Rahmen einer Erkrankung meist schon überbewertet werden. Jedem Menschen stehen Handlungsmöglichkeiten zur Verfügung, um Situationen günstig zu beeinflussen und unangenehme Einflüsse zu reduzieren. Als äußerster Fall aufgebrauchter persönlicher Ressourcen wird das sogenannte Burnout-Syndrom angesehen. Sich seiner persönlichen Fähigkeiten wieder bewusst zu werden und diese wieder in den Alltag regelmäßig, also im Sinne eines kontinuierlichen Trainings, zu integrieren, ist ein wichtiger Therapiebeitrag im Gesundungsprozess.

Insgesamt soll die Psychotherapie langfristig dazu beitragen, die Bereitschaft zur Akzeptanz des Tinnitus zu steigern. Dies geschieht unter anderem dadurch, dass man sich die Lebenssituation, aus der heraus ein Tinnitus entstanden ist, genau anschaut und Möglichkeiten der Veränderung auslotet. Wer sich zuvor stets und ständig gestresst hat, wird bereits eine Veränderung feststellen können, wenn er diesen ungünstigen Lebensstil aufgibt und wieder mehr Ruhe in sein Leben einkehren lässt. Dadurch trägt man selber schon viel zur emotionalen Stabilität bei. Insgesamt wirken sich stabile Lebensverhältnisse bzw. Lebensumstände, in denen wir uns den anstehenden Aufgaben gewachsen fühlen, ausgesprochen positiv auf unser Lebensgefühl und damit auf unsere seelische Gesundheit aus.

Tinnitus-Retraining-Therapie

Die Tinnitus-Retraining-Therapie (TRT) kombiniert verschiedene therapeutische Maßnahmen und setzt ein Behandlungsteam aus HNO-Arzt, Psychotherapeut und manchmal auch einem Psychiater oder Arzt für Psychosomatik voraus. Gegebenenfalls kann ein Hörgeräteakustiker hinzugezogen werden, wenn der Patient mit einem Hör- oder Rauschgerät versorgt wird.

Ein wichtiger Bestandteil der TRT ist, dass der Arzt den Patienten über die Ursachen seines Ohrgeräuschs, über die Zusammenhänge mit der psychischen

Ausgangssituation und über die normalerweise einsetzende Gewöhnung an das Geräusch aufklärt. Nur wenn dem Patienten die Ängste genommen werden, die der Tinnitus auslöst, kann eine Gewöhnung einsetzen. Um Stress und Angst abzubauen und die Wahrnehmung in anderen Körperregionen zu fördern, werden verschiedene Entspannungsverfahren eingesetzt. Um das „Ausblenden" des Ohrgeräuschs zu schulen, werden hörtherapeutische Übungen durchgeführt und in den Alltag integriert.

Bei bestehender Schwerhörigkeit passt der Hörgeräteakustiker ein Hörgerät an, um die Hörminderung auszugleichen und so die Wahrnehmung des Ohrgeräuschs zu verringern. In einigen Fällen werden sogenannte „Rauschgeräte" verordnet, damit ein „tonaler Tinnitus" durch ein leichtes Hintergrundrauschen an Intensität verliert (s. S. 163).

Bei psychischen Begleitstörungen erfolgt die psychiatrische oder psychosomatische Mitbehandlung, die auch die Behandlung begleitender Schlafstörungen umfasst. Bei der Tinnitus-Retraining-Therapie lernt der Betroffene, die Aufmerksamkeit wieder anderen Dingen als dem Tinnitus zuzuwenden, damit eine zumindest teilweise Gewöhnung an das Geräusch erfolgen kann. Der Betroffene wird über das Ohrgeräusch und die psychischen Verstärkungsmechanismen informiert. Er soll die Angst, die der Tinnitus auslöst, schrittweise abbauen. Denn je mehr man etwas fürchtet, um so mehr vermeidet man die vermeintlich auslösenden Situationen, zieht sich zurück und nimmt sich so die Möglichkeit, sich mit dem beängstigen Thema zu befassen und die Angst zu überwinden. Je mehr man aber über etwas Bescheid weiß und zum Experten wird, umso weniger lässt man sich ins Bockshorn jagen.

Wenn die durch den Tinnitus hervorgerufenen oder verschlimmerten psychischen und psychosomatischen Symptome so belastend werden, dass eine ambulante Behandlung nicht mehr ausreicht, kommt entweder eine wohnortnahe klinische Behandlung in einer psychiatrischen/psychosomatischen Abteilung in Frage oder eine medizinische Rehabilitationsmaßnahme außerhalb der vertrauten Umgebung. Die medizinischen Rehabilitationen werden durch den behandelnden Arzt bei der Krankenkasse oder dem Rentenversicherungsträger beantragt. Diese übernehmen, nach Prüfung der Sachlage, die Kosten für die Behandlung.

Entspannungsverfahren

Viele vom Tinnitus Betroffene merken, dass ihr Leiden unter Belastung zunimmt, die Muskulatur spannt sich mehr an, das Geräusch wird intensiver wahrgenommen. Es hilft, wenn man gelernt hat, seine Muskeln zu entspannen. Zu diesem Zweck gibt es eine Vielzahl von Entspannungsverfahren, allerdings ist nicht jedes Verfahren für alle Patienten gleich angenehm. Daher sollte man sich mit zwei bis drei Verfahren vertraut machen, um das individuell passendste für sich herauszufinden.

Am einfachsten zu erlernen ist die **Progressive Entspannung** (Relaxation) nach Jacobson, bei der man nacheinander verschiedene Muskelgruppen anspannt und dann gezielt entspannt. Dabei wird das Körpergefühl für Anspannung und Entspannung geschult und verbessert, und damit auch ein psychisch ruhigerer Zustand erreicht. Viele Patienten machen auch gute Erfahrungen mit autogenem Training, Qigong, Yoga, Meditation und Hypnose. Gerade die zuletzt genannte Entspannungstechnik erlangt in den letzten Jahren zunehmende Bedeutung bei Tinnitus-Patienten. Bei der **Hypnose** wird durch Suggestion oder, falls man sich selbst hypnotisiert, durch Autosuggestion ein tranceähnlicher Zustand erreicht, bei dem das Bewusstsein stufenweise heruntergeregelt wird, um das Unterbewusstsein direkt ansprechen zu können. Sowohl für die Meditation als auch für die Hypnose konnte mittels EEG (Elektroenzephalogramm = Messung der Hirnströme) nachgewiesen werden, dass es zu Aktivitätsveränderungen in verschiedenen Gehirnarealen kommt. Bei gehörlosen Menschen sind die Möglichkeiten der Fremdhypnose allerdings eingeschränkt, da die Hypnose weitgehend auf das gesprochene Wort angewiesen ist.

Alle diese Entspannungsverfahren sollen regelmäßig trainiert und angewendet werden, da sich erst im Lauf der Zeit der gewünschte Erfolg einstellt. Das Erlernen unter fachkundiger Anleitung in der Gruppe hat sich am Behandlungsbeginn als günstig erwiesen. Danach kann man gut alleine – evtl. mit Unterstützung durch CDs oder DVDs – weitermachen.

Hörtherapie

Die Hörtherapie für Tinnituspatienten und Patienten mit Geräuschempfindlichkeit wurde in Deutschland von Christine Wöhrmann und Ute Pöllmann in der Klinik Bad Arolsen gemeinsam mit Dr. Hesse und Dr. Schaaf entwickelt, und ist das Ergebnis der Zusammenarbeit zwischen Patienten, Therapeuten und Ärzten. Inzwischen werden die Übungen in vielen Tinnituskliniken und Behandlungszentren angewendet. In der Schweiz werden von der Vereinigung *pro audito* Kurse mit hörtherapeutischen Übungen angeboten, die ihren Schwerpunkt allerdings mehr auf Übungen zum besseren Verstehen bei Schwerhörigen legen.

Hörtherapeutische Übungen schulen das bewusste Hören. Sie lassen den Betroffenen erfahren, dass er dem Tinnitusgeräusch nicht ausgeliefert ist, sondern es in seiner empfundenen Lautheit beeinflussen kann. Das (Aus-)Filtern von störenden Geräuschen wird trainiert. Weitere Ziele sind der Umgang mit Schwerhörigkeit und die schrittweise Gewöhnung an Geräusche, wenn eine Geräuschüberempfindlichkeit besteht.

Beim chronischen Tinnitus ist die Aufmerksamkeit des Betroffenen auf den Tinnitus gerichtet. Eine Ablenkung davon ist kaum aus eigener Kraft möglich. Da es leichter ist, an etwas anders zu denken, als an etwas auf keinen Fall zu denken, versucht man die Aufmerksamkeit des Betroffenen auf andere Geräusche als den Tinnitus oder auf andere Sinne, zum Beispiel den Tastsinn, umzulenken.

Es gibt verschiedene Übungen, bei denen die Augen verbunden werden und so die Umgebung anhand der Umgebungsgeräusche und eventuell dem Ertasten der Umgebung erforscht wird. Die Konzentration des Betroffenen auf die Orientierung mittels des Gehörs und das Erfühlen der Umgebung lassen das Tinnitusgeräusch in den Hintergrund treten. Es wird in diesem Moment zum „unbedeutenderen" Nebengeräusch, dass weniger an den Ort der Hörwahrnehmung gelangt. Eine einfache Übung ist, sich am Meer an den Strand oder an einen plätschernden Bach zu setzen und die Wasserbewegungen und die vom bewegten Wasser erzeugten Geräusche mit dem Gehör zu verfolgen. Bei dieser Übung wird durch das Meeresrauschen oder das Bachplätschern der Tinnitus fast immer verdeckt oder zumindest deutlich leiser. Andere Übungen zielen darauf ab, dem Patienten zu verdeutlichen, dass alle Geräusche individuell bewertet werden, zum Beispiel indem in der Gruppe verschiedene Geräusche vorgespielt werden und jeder Teilnehmer sagt, wie er sie empfunden hat und was er mit dem Geräusch verbindet. Andere Übungen zeigen, wie Angst, Wut oder Freude beeinflussen, wie laut der eigene Tinnitus empfunden wird. Auch beim Hören einer klassischen CD kann man üben, indem man versucht herauszuhören welche und wie viele Instrumente beteiligt sind oder indem man sein Lieblingsinstrument „mit den Ohren" verfolgt.

Zu Beginn der Hörtherapie soll der Betroffene erfahren, dass er sein Ohrgeräusch beeinflussen kann und es Situationen gibt, in denen er es nur leise hört. Dieses Erlebnis ist oft nach Monaten des Leidens unter dem Tinnitus für viele Patienten ein einschneidendes Erlebnis und motiviert sie für weitere Übungen. Wenn der Patient seinen Tinnitus oder seine Geräuschempfindlichkeit besser versteht, zum Beispiel warum sich sein Tinnitus in bestimmten Situationen verstärkt und dass die eigene negative Bewertung des Tinnitus seine Wahrnehmung intensiviert, können erfahrenen Hörtherapeuten ein individuelles Lernprogramm für den Patienten entwickeln.

Bei der stationären TRT und auch bei manchen ambulanten Angeboten ist die Hörtherapie integriert. Im Anschluss an die dort durchgeführten Übungen versuchen die Patienten ein Übungsprogramm in ihren Alltag zu integrieren, zum Beispiel täglich mehrere kleine Übungssequenzen. Auch Tinnitus-Betroffene, die keiner stationären oder ambulanten Therapie bedürfen, profitieren oft vom „Schulen" des Gehörs durch hörtherapeutische Übungen. Der Patient kann sie eigenständig oder unter Anleitung trainieren. Da viele Übungen besser zu zweit oder in einer Gruppe durchgeführt werden können, werden sie oft in den Tinnitus-Selbsthilfegruppen praktiziert. Übungsbeispiele finden Sie auch auf der Internetseite www.dr-tinnitus.de unter „Hören, aber nicht verstehen".

Selbsthilfegruppen

In einer Selbsthilfegruppe können Betroffenen untereinander Erfahrungen austauschen, sich Mut machen und gemeinsam Entspannungs- und hörtherapeutische Übungen durchführen. Sie ermöglicht dem Tinnitus-Patienten damit aktiv zur eigenen Krankheitsbewältigung und Gesundheit beizutragen. Der Tinnitus-Geplagte soll erleben, dass er mit seinem Problem nicht allein ist und er in der Gruppe auch Helfer für andere Betroffene sein kann. Die Arbeit in den Selbsthilfegruppen umfasst auch gemeinsame Aktivitäten, zum Beispiel Ausflüge und die Veranstaltung von Arzt-Patienten-Seminaren. Die einzelnen Selbsthilfegruppen werden von einem erfahrenen Gruppenteilnehmer geleitet.

In Deutschland wurde die **Deutsche Tinnitus-Liga** von Hans Knör 1986 in Wuppertal gegründet. Seit 1990 werden Fortbildungen für Selbsthilfegruppenleiter angeboten, die seit 2007 für Gruppenleiter der Selbsthilfegruppen der Deutschen Tinnitus-Liga Pflicht sind. Die Inhalte der Fortbildung umfassen medizinische Zusammenhänge, derzeitige Therapierichtlinien, aber auch die Gesprächsführung. Die Deutsche Tinnitus-Liga bietet in größeren Städten auch telefonische Beratung an. Das Angebot richtet sich auch an Patienten mit Geräuschüberempfindlichkeit, Morbus Menière und an Schwerhörige.

Zu den fördernden Mitgliedern der Tinnitus-Liga gehören außer Betroffenen auch viele Ärzte und Psychotherapeuten, Audiotherapeuten und Akustiker. Der Verband setzt sich für die Vetretung Betroffener in der Öffentlichkeit und für die Förderung der Tinnitusforschung ein. Die Mitgliederzahl belief sich 2009 auf 14 000 Personen.

In der Schweiz gibt es die **Schweizerische Tinnitus-Liga**. Sie besteht seit 1990 und steht unter der Schirmherrschaft von *pro audito*, der Organisation für Menschen mit Hörproblemen in der Schweiz. Die Schweizer Tinnitus-Liga hat derzeit ca. 300 Mitglieder. In Österreich existiert die **Österreichische Tinnitus-Liga** (ÖTL).

Die Internetadressen dieser und anderer Selbsthilfegruppen finden Sie im Anhang auf S. 190.

Besser schlafen

Tagsüber kommen viele Betroffene mit ihrem Tinnitus gut zurecht. Erst beim Zubettgehen, wenn die größtmögliche Ruhe angestrebt wird, empfinden sie ihn als störend. Er lässt sie nicht einschlafen und auch bei kurzen Weckreaktionen in der Nacht finden sie nicht mehr in den Schlaf. Bei manchen Tinnitus-Patienten werden die Schlafstörungen mit Medikamenten behandelt. Oft reicht es aber aus, einige einfache Verhaltensregeln zu beachten.

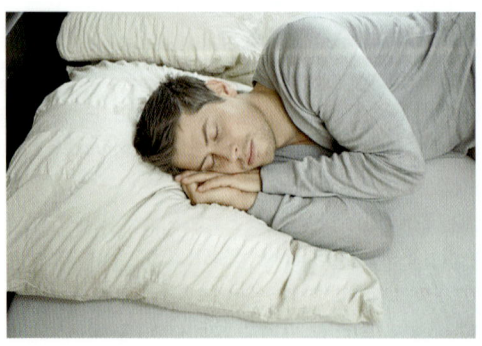

Wer gut schlafen will, sollte sich zunächst ansehen, was als „normaler Schlaf" bezeichnet wird: Im Gegensatz zum Neugeborenen, das täglich noch circa 18 Stunden Schlaf braucht, nimmt dieses Bedürfnis im Laufe des Lebens ab. Teenager brauchen noch 9–10 Stunden Schlaf, Erwachsene und ältere Menschen kommen mit 6–9 Stunden aus. Während des Schlafs werden in der

Besser schlafen

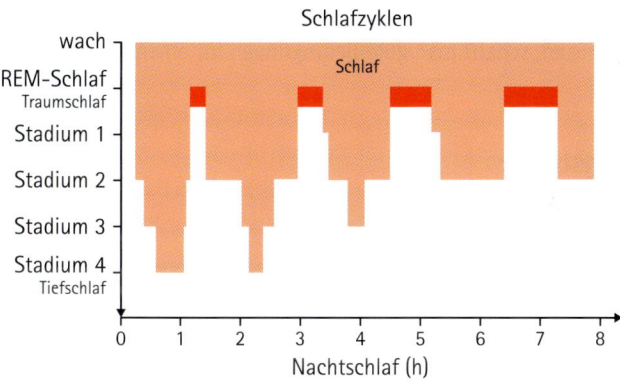

Abb. 8-2 Schlafstadien eines gesunden 29-jährigen Mannes während eines knapp 8-stündigen Nachtschlafs.

Regel vier bis fünf Schlafphasen pro Nacht durchlaufen, dazu gehört das wichtige **Traumschlafstadium**, das sogenannte REM-Stadium (rapid-eye-movement), bei dem es zu schnellen Augenbewegungen kommt. Die Schlafstadien 1 und 2 werden als **Einschlafphase** oder leichter Schlaf gewertet. Im **Tiefschlaf** werden die Stadien 3 und 4 erreicht. Wie wir schlafen, kann mittels eines EEG dargestellt werden, bei dem die nächtlichen Hirnströme und die Augenbewegungen aufgezeichnet werden. Das grafische Muster, das dabei entsteht, gleicht der Silhouette einer Stadt, weshalb man auch von der **Schlafarchitektur** spricht (Abb. 8-2).

Die Tiefschlafphasen, die während der ersten Schlafzyklen stattfinden, sind für den Körper wichtig. Diese werden bereits innerhalb der ersten beiden Stunden Schlaf durchlaufen. Damit ist sichergestellt, dass der wichtigste, weil erholsamste Teil des Nachtschlafs in diesen beiden Stunden erfolgt. Daraus folgt, dass eine Schlafperiode, die deutlich kürzer ist als der oftmals geforderte Acht-Stunden-Schlaf, individuell völlig ausreichend sein kann, um sich tagsüber gut erholt und fit zu fühlen. Die wesentlichen Bedürfnisse des Körpers sind bereits nach circa zwei Stunden Schlaf befriedigt.

Um die tägliche Schlafdauer realistisch einzuschätzen, müssen alle Zeiten, in denen wir schlafen – also auch die kleinen Nickerchen vor dem Fernseher oder der „power nap" – der Minutenschlaf (etwa im Büro, vor dem Fernseher oder während eines Vortrags) – zusammengezählt werden.

Um in der Nacht gut schlafen zu können, ist es ratsam, schon im Laufe des Tages entsprechende Vorbereitungen zu treffen. Im Zuge der sogenannten **Schlaf-**

hygiene, das heißt den Regeln und Gewohnheiten, die für einen gesunden Schlaf erforderlich sind, schafft man gute Bedingungen für einen erholsamen Schlaf.

Sprechstunde

Schlafhygiene

- Vermeiden Sie den liebgewordenen Mittagsschlaf und auch jede Form von kleineren Nickerchen am Tage oder abends vor dem Fernseher. Selbst ein kurzer Mittagsschlaf führt nämlich dazu, dass der „Schlafdruck" am Abend deutlich reduziert wird.
- Sorgen Sie tagsüber für ausreichend Bewegung und tanken Sie möglichst viel Tageslicht. Das ist wichtig zur Aufrechterhaltung unserer inneren Uhr, die den Tag-Nacht-Rhythmus vorgibt. Außerdem mildert Tageslicht Depressionen.
- Trinken Sie am Abend keine Genussmittel wie Kaffee, Tee und Cola. Die aktivierende und damit schlafschädigende Wirkung von Kaffee kann bei dafür empfindlichen Menschen bis zu 14 Stunden anhalten. Auch der Genuss von Alkohol führt nur scheinbar zur Verbesserung des Schlafs. Man kann zwar in der Regel unter Alkoholeinfluss besser einschlafen, in der Nacht aber führt der sinkende Alkoholpegel zu einer Weckreaktion. Hierfür genügen schon relativ geringe Mengen Alkohol, wie etwa zwei Glas Wein oder ein Liter Bier.
- Verzichten Sie auf die „Zigarette zum Tagesabschluss". Nikotin wirkt ähnlich anregend wie Koffein. Auch in der Nacht sollten Sie natürlich nicht zur Zigarette greifen.
- Essen Sie abends nur noch leichte Kost. Fette, schwere oder stark gewürzte Speisen führen zu einer Erhöhung der Körpertemperatur. Da die Schlafbereitschaft bereits mit einer Erhöhung unserer Körpertemperatur eingeleitet wird, führt eine ernährungsbedingte Erhöhung leicht dazu, dass wir uns unwohl fühlen und es durch Schwitzen zu Einschlafschwierigkeiten kommt.
- Richten Sie sich ihr Schlafzimmer so ein, dass Sie sich darin wohlfühlen und es gerne aufsuchen. Verbannen Sie alles, was Sie an Arbeit oder Termine erinnert (Computer, Telefon, Handy). Auch der Fernseher sollte nicht im Schlafzimmer stehen.
- Lüften Sie vor dem Zubettgehen. Frische, kühlere Luft um die 16 °C fördert das Einschlafen.

- Schauen Sie nachts nicht auf die Uhr, da Sie das beunruhigt: „Nur noch zwei Stunden bis ich aufstehen muss, wie soll ich da nur fit sein für den Tag?" Solche negativen und angstbesetzten Gedanken führen zu erhöhter Anspannung, zu einer Erhöhung der Herzfrequenz und verhindern das (Wieder-)Einschlafen.
- Versuchen Sie an allen Tagen der Woche, also auch am Wochenende, möglichst um die gleiche Zeit ins Bett zu gehen und aufzustehen, dadurch bleibt ihr biologischer Rhythmus stabil.
- Versuchen Sie die Bettliegezeit auf maximal 8 Stunden zu begrenzen. Zu lange Liegezeiten tragen erheblich zu Schlafstörungen bei.

Sollten alle Möglichkeiten, die Ihnen selbst zur Verfügung stehen, nicht den gewünschten Erfolg zeigen, halten Sie Rücksprache mit Ihrem Arzt. Gemeinsam können Sie überlegen, ob ein schlafförderndes Medikament sinnvoll ist. Es gibt etliche Medikamente, zum Beispiel aus der Gruppe der Antidepressiva oder Neuroleptika, die Ihnen zum Schlaf verhelfen, ohne abhängig zu machen.

Die Behandlung psychischer Begleiterkrankungen

Depressionen

Steht eine Depression im Vordergrund und stellt sie die eigentliche Ursache für den beklagten Tinnitus dar, so wird mit der Behandlung der Depression auch der durch die Depression verstärkte Tinnitus wieder erträglicher. Wie bei allen psychischen Erkrankungen, versucht man auch die Depressionsbehandlung auf verschiedene Pfeiler zu stellen. Je nach Schweregrad kombiniert man eine Psychotherapie mit einer medikamentösen Therapie, versucht den Betroffenen anzuleiten, sich regelmäßig sportlich zu betätigen und sich möglichst viel im Tageslicht, im Sinne einer Lichttherapie, aufzuhalten. Wichtig bei der Behandlung ist die Motivation zum Durchhalten und zur Geduld, da alle Behandlungsansätze der Depression nicht schon am nächsten Tag Erfolge zeigen, sondern es nur stufenweise, über Wochen, zu einer Gesundung kommt.

Angststörungen

Auch bei der Behandlung der Angststörungen wird eine Kombinationsbehandlung, bestehend aus Psychotherapie und eventuell begleitender Psychopharmakatherapie, Entspannungsverfahren sowie Austausch in Selbsthilfegruppen eingesetzt. Das Psychotherapieverfahren, das am besten untersucht ist und auch am häufigsten angewandt wird, ist die kognitive Verhaltenstherapie. Im Rahmen dieses Therapieverfahrens wird man schrittweise mit den angstauslösenden Situationen konfrontiert (Expositionsverfahren), um so einen Gewöhnungseffekt (Habituationseffekt) zu erreichen. Wer zum Beispiel eine Spinnenphobie hat, wird zunächst auf gedanklicher Ebene mit dieser Angst konfrontiert (Exposition in sensu). Man kann sich zunächst eine kleine Spinne vorstellen, die sich vor einem abseilt, im nächsten Schritt die Spinne gedanklich über die Hand krabbeln lassen usw. Zum Ende der Therapie sollte es dann tatsächlich möglich sein, eine Spinne zu berühren (Exposition in vivo). Ziel der Therapie ist es, ein möglichst umfassendes Wissen über die Erkrankung, die damit einhergehenden körperlichen Symptome und das individuelle Störungsmodell zu vermitteln. Realistisches Therapieziel ist dabei nicht, Angstfreiheit zu erreichen, sondern eine Angstreduktion, einhergehend mit einem günstigeren Umgang mit der Angst, sodass der Patient den Angstsituationen nicht mehr aus dem Weg gehen muss.

Bei der medikamentösen Therapie werden Mittel aus der Gruppe der Antidepressiva, sogenannte SSRI (Serotonin stoffwechselsteigernde Medikamente) oder SNRI (Serotonin und Noradrenalin stoffwechselsteigernde Medikamente) aber auch Antikonvulsiva, Antiepileptika, Beta-Blocker und Neuroleptika eingesetzt. Besonders vorsichtig sollte man im Umgang mit beruhigenden, abhängigmachenden Medikamenten sein und diese möglichst nur kurzfristig, in Krisensituationen, anwenden.

Tinnitus als Wende

Mit dem Auftreten eines Tinnitus kommt es zu einer Veränderung im körperlichen, seelischen und oftmals auch sozialen Wohlbefinden. Die vermeintlich durch den Tinnitus ausgelöste Lebenskrise wird als bedrohlich und unkontrollierbar erlebt. Nur schwer nähert man sich, oft im Rahmen einer Psychotherapie, der Bedeutung des griechischen Ursprungswortes *krisis,* das eigentlich nur Entscheidung oder eine entscheidende Wendung bezeichnet. In diesem Sinne kann man die durch den Tinnitus ausgelöste Krise auch als produktiv ansehen, als Möglichkeit, Dinge zu überdenken, eine andere Haltung zu entwickeln und Lösungsmöglichkeiten zu aktivieren. Auf diese Weise kann der Tinnitus Veränderungen herbeiführen, die für ein besseres Befinden schon längst überfällig waren. Wenn man die „Krise Tinnitus" als einen Wink mit dem Zaunpfahl begreift, nachdem zuvor viele Warnhinweise körperlichen und seelischen Missempfindens überhört und geflissentlich ignoriert wurden, kann ihr auch eine positive Seite abgewonnen werden. Für viele, die einen chronischen Tinnitus haben, wird er zum Gradmesser der eigenen Belastbarkeit, da der Tinnitus oftmals unter Stress lauter wird. Er kann einem also anzeigen, wann die individuellen Reserven erschöpft sind oder der Kräfteeinsatz ungünstig ist. Ähnlich wie eine Ampel, die auf „Rot" umspringt, kann der Tinnitus ein Warnhinweis für die drohende Überforderung werden. Mit ein wenig Übung kann man lernen, auf seinen Tinnitus „zu hören" und seine Kräfte überlegt einzusetzen.

> „Hoffnung ist nicht die Überzeugung,
> dass etwas gut ausgeht,
> sondern die Gewissheit,
> dass etwas Sinn hat, egal wie es ausgeht."
>
> (Vaclav Havel)

Anhang

In Kapitel 2 habe ich angesprochen, dass die Elektrizität eine wichtige Rolle spielt, wenn die vom Ohr aufgefangene Information an unser Gehirn geleitet wird. Wer mehr über diesen faszinierenden Ablauf erfahren möchte, findet dies auf den folgenden Seiten.

Die Elektrotechnik des Hörens

Als die Griechen die Elektrizität entdeckten, machte das Leben schon seit Milliarden Jahren von ihr Gebrauch. Mensch und Tier haben Nerven, in denen elektrische Ströme fließen. Zwischen verschiedenen Gewebeteilen herrschen elektrische Spannungen, allerdings tausendmal niedriger als beispielsweise die Spannung der Batterien im elektrischen Kinderspielzeug. Selbst Pflanzen, die auf äußere Reize reagieren, weil sie Insekten fangen, um sie auszusaugen, haben elektrische Signalleitungen, die den Nerven von Mensch und Tier ähneln.

Als man mehr als zwei Jahrtausende nach Thales (s. Kap. 2, S. 30) die Erscheinungen der Elektrizität wissenschaftlich zu untersuchen begann und sie sich später nutzbar machte, ging der Mensch ganz andere Wege als die Natur Milliarden Jahre zuvor.

Der Elektriker, den wir bestellen, installiert Geräte, die mit Strom aus der Steckdose betrieben werden. Elektrischer Strom, das sind bewegte elektrisch geladene Teilchen, die durch eine Leitung strömen. Negativ geladene Teilchen, die **Elektronen**, können sich in Metallen besonders frei bewegen. Deshalb sind unsere Stromleitungen Metalldrähte. In ihnen fließen elektrische Ströme, die manchmal verzweigt werden, von elektrischen Ventilen nur in eine Richtung durchgelassen und in elektrisch gesteuerten Ventilen, den Transistoren, einmal besser, einmal schlechter durchgelassen werden. So werden in der Technik Ströme durch Bauteile wie Dioden, Transistoren und elektrische Widerstände gesteuert.

In der Biologie geht es gar nicht so viel anders zu, es strömen aber keine Elektronen, sondern **Atome**. Normalerweise sind Atome elektrisch neutral, weil die positiven Ladungen der Atomkerne durch die den Atomkern umschwirrenden negativ geladenen Elektronen kompensiert werden. Wenn aber ein Atom durch einen Zusammenstoß mit einem anderen Atom oder mit einem Lichtteilchen (Photon) ein oder mehrere Elektronen verliert, überwiegt die positive Ladung des Kerns, das Atom ist jetzt positiv. Manchmal lagern sich Elektronen aber auch an ein neutrales Atom an und bleiben bei ihm. Das Atom ist dann elektrisch negativ. Ob positiv oder negativ, elektrisch geladene Atome heißen **Ionen**.

Die Ionen fließen in den Nervenbahnen, also durch Nervenzellen, und die Bauteile, von denen sie gesteuert werden, sind nicht Dioden, Transistoren und elektrische Widerstände, sondern Kanäle in den Zellwänden. In ihnen sind Eiweißmoleküle eingelagert, die bestimmte Stoffe nach beiden Richtungen durchlassen, für andere aber gesperrt sind. Es sind vor allem die elektrisch geladenen Atome der lebenswichtigen chemischen Elemente Natrium und Kalium, die das elektrische und damit auch das chemische Verhalten der Zellen bestimmen.

Woher aber nehmen Mensch, Tier und Pflanze die Elektrizität? Wo steckt das Elektrizitätswerk oder die Batterie? Elektrizität gibt es überall genug, sie ist in jedem festen Körper, in jeder Flüssigkeit und in jedem Gas reichlich vorhanden, denn sie steckt in den Ionen – den Elektrizitätsträgern des Lebens.

Die Elektrizität im Kochsalz

Wenn elektrische Energie irgendwo benutzt werden soll, muss sie erst einmal erzeugt werden. Im Haushalt nehmen wir sie meist entweder aus der Steckdose oder aus einer Batterie. Doch jede Batterie muss einmal hergestellt werden und jede Kilowattstunde aus dem Stromnetz wurde entweder aus Wasser- oder Windkraft gewonnen, aus einem Kohle- oder einem Kernkraftwerk oder aus dem Kernreaktor Sonne. Das Leben setzt auf chemische Energie, die wir mit der Nahrung zu uns nehmen.

Jedes Atom hat einen Kern, um den ein oder mehrere Teilchen fliegen, manchmal ein ganzer „Mückenschwarm". Der Kern des Atoms ist elektrisch positiv geladen, die Elektronen seiner Umgebung sind negativ. Da sich positiv und negativ geladene Körper gegenseitig anziehen, können die negativen Elektronen des Mückenschwarms nicht entweichen, die Anziehungskraft des Kerns hält sie gefangen. Die positiven Ladungen des Kerns sind durch die negative Ladung kompensiert. Das bleibt auch so, wenn sich Atome zu Molekülen vereinigen. Das Molekül des Kochsalzes besteht aus zwei Atomen, einem Natrium- und einem

Chloratom. Deshalb ist die chemische Bezeichnung für Kochsalz **Natriumchlorid**. Dieses Molekül enthält zwei Atomkerne und 28 Elektronen, 11 vom Natrium und 17 vom Chlor. Die Elektronen der Hülle kompensieren die positiven Ladungen der beiden Atomkerne. Von außen merkt man also nichts von der Elektrizität. Das wird anders, wenn man das Salz ins Wasser wirft. Dann spaltet sich das Kochsalzmolekül in seine beiden Atome, aber die Trennung erfolgt nicht gerecht: Das Chloratom bekommt bei der Scheidung ein Elektron mehr als es in die Verbindung eingebracht hat, dementsprechend muss das Natriumatom mit einem Elektron weniger auskommen. Das hat zur Folge, dass das Chloratom nun ein Elektron mehr hat als zur Kompensation der positiven Ladung seines Kerns nötig wären, es ist also negativ geladen. Dem Natriumatom hingegen fehlt nun ein Elektron, es kann die positive Ladung seines Kerns nicht mehr vollständig kompensieren und ist daher positiv geladen. Da die Atome jetzt nicht mehr elektrisch neutral sind, sprechen wir von Chlor- und Natriumionen.

Unsere Körperflüssigkeiten enthalten Ionen, die durch Lösen von Molekülen in einer wässrigen Flüssigkeit gebildet wurden und die sich in ihr frei bewegen können. Aus der in den neutralen Atomen versteckten Elektrizität sind positive und negative Ionen entstanden. Ihre Trennung je nach Ladung geschieht mittels der wohl fundamentalsten Vorrichtung, mit der uns die Natur ausgestattet hat, der **Membran**.

Kaffeefilter schaffen Spannungen

Jede Zelle in Mensch, Tier und Pflanze ist von einem Häutchen umschlossen, das sie von ihrer Umgebung abgrenzt, so wie jede Kirsche eine Haut besitzt, die Fruchtfleisch und Saft zusammenhält. Die Membran einer Zelle ist aber viel dünner. Erst 8 000 übereinander gelegte Zellmembranen haben die Dicke eines dünnen Papierblattes.

Die Membran ist ein Filter, im einfachsten Fall nicht viel anders als ein Kaffeefilter, der die Teilchen des Wassers (die Wassermoleküle) durchlässt, die aufgequollenen Splitter der Kaffeebohnen aber zurückhält. Doch Filter können mehr. Stellen wir uns vor, wir hätten einen Filter, dessen Poren Natriumionen durchlassen, Chlorionen dagegen nicht. Dieser Filter teilt ein Gefäß mit Wasser in zwei Hälften. Die Wassermoleküle wandern mühelos durch die Poren des Filters. Nun schütten wir einen Teelöffel Kochsalz in die linke Hälfte des Gefäßes (vgl. Abb. A-1). Die Salzkristalle lösen sich und es entstehen gleich viele positive Natriumionen und negative Chlorionen, die im Lösungsmittel Wasser

Die Elektrotechnik des Hörens

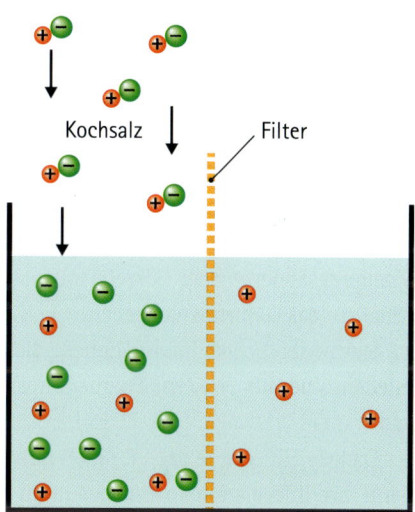

Abb. A-1 Kochsalzmoleküle, die in die linke Hälfte eingebracht werden, zerfallen in jeweils zwei Ionen. Der Filter, der den Inhalt des Gefäßes teilt, lässt die positiven Natriumionen (rot) durch, die negativen Chlorionen (grün) dagegen nicht. Sie verbleiben in der linken Hälfte. Nach einer Weile ist die linke Hälfte negativ, die rechte positiv geladen. Auf ähnliche Weise entstehen in unserem Körper elektrische Spannungen zwischen dem Zellinneren und seiner Umgebung.

der linken Hälfte herumschwirren. Chlorionen müssen da auch bleiben, weil sie nicht durch den Filter kommen. Die Natriumionen aber können nach rechts abwandern, denn jedes von ihnen, das auf eine Pore des Filters trifft, gelangt auf die andere Seite.

Das hat Folgen für die Elektrizität. Einige Zeit später sind nach wie vor alle negativen Chlorionen links. Von den positiven Natriumionen ist aber ein Teil nach rechts gewandert. Die linke Hälfte ist also negativ geladen, die rechte positiv. Zwischen ihnen herrscht eine elektrische Spannung. Eine elektrische Batterie ist entstanden. Auf ähnliche Weise entstehen durch Ionen, die von Membranen entweder durchgelassen werden oder nicht, auch elektrische Spannungen im menschlichen Körper, zwischen dem Zellinneren und dessen Umgebung.

Die Chemie des Schalls

Das Bellen eines Hundes dringt in unser Ohr, das Trommelfell schwingt und überträgt diese Schwingungen über die Hörknöchelchen in das Innenohr. Die Flüssigkeiten im Innenohr werden in schwingende Bewegung versetzt. Die Schwingungen zwingen je nach Frequenz die Endolymphe und Perilymphe enthaltenden Schläuche der Hörschnecke an verschiedenen Stellen besonders stark zu schwingen (s. Kap. 2, S. 26): bei den hohen Tönen nahe dem ovalen und dem runden Fenster, bei den tiefen Tönen ganz innen in der Spirale. In dem sich längs des Schneckenganges hinziehenden Cortischen Organ reichen die Härchen von 15 000 Hörzellen in den Endolymphschlauch und werden von der Flüssigkeit ausgelenkt. Dabei öffnen sie Kaliumkanäle, durch die (positive) Kaliumionen von der kaliumreichen Endolymphe in das Innere der Haarzelle dringen. Die Spannung steigt und noch mehr Kanäle öffnen sich, allerdings auch in dem den Härchen entgegengesetzten Teil der Zelle, die dort von kaliumarmer Perilymphe umgeben ist. Kalium strömt hinaus und die Zelle kehrt in den Ruhezustand zurück. Die Spannungsänderung der Hörzelle muss jetzt Information über den empfangenen Schall an das Gehirn weitergeben.

Die wesentlichen Informationen, die an das Gehirn weitergeleitet werden müssen, sind: Von welcher Frequenz war der aufgenommene Schall? Und: Wie laut war er?

Da jede Hörzelle je nach Position nur von einer Frequenz angeregt wird und dann ihre Information an eine bestimmt Faser des Hörnervs liefert, erkennt das Gehirn die Frequenz des Tones. Je lauter ein Ton ist, umso mehr werden die Härchen abgeknickt und umso mehr Kaliumionen strömen in die Hörzelle. Das heißt, umso rascher wird die Schwellenspannung erreicht, umso rascher folgen die Spitzen der Spannung in der Zelle aufeinander. Jede Spannungsspitze gibt einen elektrischen Puls an den Hörnerv weiter Deshalb ist es die Folge und nicht die Stärke der Pulse, aus der das Gehirn erfährt, wie laut der ursprüngliche Schall gewesen ist.

Chemische Flaschenpost

Doch wie kommt die Nachricht von der Erregung aus der Hörzelle in den Hörnerv, der sie ins Gehirn bringen muss?

Betrachten wir noch einmal die Abbildung 2-7 (S. 31). Am unteren Ende der Zelle münden zwei Nervenfasern in zwei Verdickungen, die an der Membran der Zelle anliegen. Das sind Synapsen, von denen schon auf S. 31 die Rede war. Das Axon einer Zelle schmiegt sich so eng an die Wand der anderen Zelle, dass zwischen ihnen ein Spalt von nur einigen Hunderttausendstel Millimetern frei ist. Man nennt ihn den **synaptischen Spalt**. Die beiden durch diesen Spalt getrennten Flächen der beiden Zellen bilden die Synapse. Durch sie werden elektrische Signale von Zelle zu Zelle geleitet, aber nicht in beide Richtungen. Die eine Fläche kann nur senden, die andere nur empfangen. Deshalb wird die Information an jeder Synapse nur in eine Richtung durchgelassen. So senden Haarzellen durch Synapsen Signale an den Hörnerv, der sie in das Gehirn weiterleitet. Sie empfangen aber auch über andere Synapsen Signale aus dem Gehirn (s. auch Kap. 2, „Nervenbahnen auf und ab", S. 31).

Die Signalübertragung an den Synapsen geschieht nicht elektrisch, sondern chemisch durch das Freisetzen verschiedener Botenstoffe (z. B. Glutamat). Die Botenstoffe, die die sendende Zelle freisetzt, überqueren den synaptischen Spalt und docken an dem zum Axon gehörenden Teils der Synapse an. Das „Andocken" öffnet dort Ionenkanäle, positive Ionen dringen in das Axon ein, die Spannung im Axon erhöht sich an dieser Stelle.

Nachdem die Haarzelle die Erregung auf das Axon einer Nervenzelle übertragen hat, ist die Nachricht noch lange nicht im Gehirn. Sie wird über das Axon weitergeleitet. Das geschieht durch wechselweises Öffnen und Schließen von Kanälen längs des Axons, wobei positive Natrium- und Kaliumionen nacheinander ein- und austreten und für kurze Zeit die Spannung im Inneren des Axons an dieser Stelle erhöhen und wieder abfallen lassen. Diese Spannungserhöhung wandert entlang des Axons zum Zellkern und kann dann über eine Synapse auf ein anderes Neuron übertragen werden. So tauschen Hörzelle und Gehirn miteinander Informationen aus. Die Geschwindigkeit, mit der die Erregung durch den Nerv eilt, liegt bei 100 Metern pro Sekunde und kann mit besonderen Tricks der Natur noch gesteigert werden.

Alle unsere Sinnesorgane schicken so ihre Signale ins Gehirn, das selbst aus Neuronen besteht, die durch Synapsen miteinander verbunden sind. Es ist doch sehr ernüchternd zu erfahren, dass alle unsere Sinneswahrnehmungen und unser Denken von winzigen elektrisch geladenen Teilchen gesteuert werden. Gibt es um unser Denken und um unsere Empfindungen gar keine Geheimnisse mehr? Doch: Niemand weiß bis heute, wie auf diese Weise Werke wie Rodins „Denker", Pablo Picassos „Guernica", Beethovens „Freude schöner Götterfunken" und Einsteins Relativitätstheorie in den Gehirnen ihrer Schöpfer entstanden sind.

Literatur

AWMF Leitlinien „Hörsturz". Leitlinien der Deutschen Gesellschaft für Hals-Nasen-Ohrenheilkunde, Kopf- und Hals-Chirurgie, Leitlinien 017/010. 2004.

AWMF Leitlinie „Tinnitus". Leitlinien der Deutschen Gesellschaft für Hals-Nasen-Ohren-Heilkunde, Kopf- und Hals-Chirurgie, Leitlinie 017/064: 1–16. 2010.

Becker KW. Anmerkungen zur Geschichte der anatomischen Sektion. http://scidok.sulb.uni-saarland.de/volltexte/2003/107/pdf/Zur_Geschichte_der_anatomischen_Sektion.pdf (letzter Zugriff: 13.7.2011).

Boecker H, Sprenger T, Spilker ME, Henriksen G, Koppenhoefer M, Wagner KJ, Valet M, Berthele A, Tolle RT. The Runner's High: Opioidergic Mechanisms in the Human Brain. Cerebral Cortex 2008; 18 (11): 2523–2513.

Bollag F. Das Mädchen, das aus der Stille kam. München: Ehrenwirth 2006.

Brüser E (Hrsg). Wieder besser hören. Stiftung Warentest Verbraucherzentrale Nordrhein-Westfalen: 2005.

Goebel G. Ohrgeräusche. Psychosomatische Aspekte des komplexen chronischen Tinnitus. München: Urban & Vogel 2001.

Goebel G. Tinnitus: Erklärungsmodelle und Therapie. HNO-Nachrichten 2009; 6: 26–32.

Goebel G. Wenn Hören zur Qual wird. HNO Nachrichten 2011; 41 (2): 20–23.

Goebel G, Biesinger E, Hiller H, Greimel KV. Der Schweregrad des Tinnitus. In: Biesinger E, Iro H (Hrsg.). HNO-Praxis heute: Tinnitus im ambulanten Bereich. Band 25. Heidelberg, Berlin: Springer 2005.

Greiser E, Greiser C. Risikofaktor nächtlicher Fluglärm. Umwelt & Gesundheit 1/2010. Umweltbundesamt.

Hepp P. Die Welt in meinen Händen. Berlin: List Verlag 2005.

Hermann-Röttgen M. Cochlea- & Mittelohrimplantate. Stuttgart: Trias 2010.

Hesse G. Tinnitus. Stuttgart, New York: Thieme 2008.

Hesse G. Innenohr/Tinnitus. In: Iro H., Werner JA (Hrsg.). Handbuch HNO Update 2010. Berlin: Springer 2011.

Hüttenbrink K. Mittelohr. In: Iro H, Werner JA (Hrsg.). Handbuch HNO Update 2009. Berlin: Springer 2010.

Jäger B, Lamprecht F. Die Bedeutung der Krankheitsbewältigung bei der psychosomatischen Begutachtung am Beispiel des dekompensierten Tinnitus. In: Schneider W, Henningsen P, Rüger U (Hrsg.). Sozialmedizinische Begutachtung in Psychosomatik und Psychotherapie: Autorisierte Leitlinie, Quellentext und Kommentar. Bern: Huber 2001: 108–121.

Karasek H. Süßer Vogel Jugend oder Der Abend wirft längere Schatten. Hamburg: Hoffmann und Campe 2006.

Kießling J, Kollmeier B, Diller G. Versorgung und Rehabilitation mit Hörgeräten. Stuttgart, New York: Thieme 2008.

Laszig R. CI/Otobasis. In: Iro H, Werner JA (Hrsg.). Handbuch HNO Update 2009. Berlin: Springer 2010.

Laszig R. Implantierbare Hörsysteme. In: Iro H, Werner JA (Hrsg.). Handbuch HNO Update 2010. Berlin: Springer 2011.

Lehnhardt E, Laszig R. Praxis der Audiometrie. 9. Aufl. Stuttgart, New York: Thieme 2009.

Leonhardt A, Vogel A. Gehörlose Eltern und CI-Kinder – Management und Support. Heidelberg: Median Verlag 2009.

Linden M, Hautzinger M. Verhaltenstherapiemanual. 6. Aufl. Heidelberg: Springer 2008.

Luckhaus H. Medikamentöse Therapie der HNO-Heilkunde. Stuttgart, New York: Thieme 2007.

Mazurek B, Haupt H, Gross J. Medikamente für die Tinnitustherapie. In: Biesinger E, Iro H (Hrsg.). HNO-Praxis heute: Tinnitus im ambulanten Bereich. Band 25. Heidelberg, Berlin: Springer 2005.

Mazurek B, Olze H, Haupt H, Klapp B, Adli M, Gross J, Szcepek AJ. Molekularbiologische Aspekte der Neuroplastizität. HNO 2010; 58 (10): 973–982 (doi: 10.1007/s00106-010-2177-8).

Mrowinski D, Scholz G. Audiometrie. Eine Anleitung für die praktische Hörprüfung. 3. Aufl. Stuttgart, New York: Thieme 2006.

Nelting M. Hyperakusis. Stuttgart, New York: Thieme 2003.

Niemeyer W. Zur Hörgeräte-Versorgung der Senioren. Erfahrungen eines alten Audiologen. Hörakustik 2005. Heidelberg: Median Verlag 2005.

Nilson H. Ersetzen Stammzellen bald Hörhilfen und Implantate? Spectrum Hören 2010; 6: 6–10.

Pangršič T, Lasarow L, Reuter K, Takago H, Schwander M, Riedel D, Frank T, Tarantino LM, Balay JS, Strenzke N, Müller U, Brose N, Reisinger E, Moser T. Hearing requires otoferlin-dependant efficient replenishment of synaptic vesicles in hair cells. Nature Neurosci 2010; 13: 869–876 (doi: 10/1038/nn.2578).

Pau HP. Mittelohr. In: Iro H, Werner JA. Handbuch HNO Update 2010. Berlin: Springer 2011.

Plontke S. Intratympanale Glucoidtherapie bei Hörsturz. HNO 2010 58/10: 1025–1030.

Politzer A. Geschichte der Ohrenheilkunde. 1. Band 1911, Nachdruck Hildesheim: Georg Olms Verlagsbuchhandlung 1967.

Schaaf H, Gieler U. TRT und Psychotherapie beim Leiden an Tinnitus. HNO 2010; 58: 999–1003 (doi 10.1007/s00106-010-2180-0).

Schaaf H, Hesse G. Tinnitus: Leiden und Chance. Mit einem ausführlichen Exkurs zur Geräuschüberempfindlichkeit (Hyperakusis). München: Profil Verlag 2008.

Schaaf H, Holtmann H. Psychotherapie bei Tinnitus. Stuttgart, New York: Schattauer 2002.

Schaaf H, Nelting M. Wenn Geräusche zur Qual werden. Stuttgart: Trias 2003.

Speth P. Hörtraining zur Unterstützung der Hörsystemanpassung. Essen: Hörfibelverlag GmbH Dr. med. Lutz 2008.

Steinberg R, Weeß H-G, Landwehr R. Schlafmedizin – Grundlagen und Praxis. Bremen: UNI-MED Verlag 2010.

Valentin K. Der große Karl Valentin. Band 4. München: Piper Verlag 2007.

Wagner S, Spillmann T. Augenblicke für das Ohr. Zürich: Rüffer & Rub 2004.

Waite HE. Öffne mir das Tor zur Welt: Das Leben der taubblinden Helen Keller und ihrer Lehrerin Anne Sullivan. Stuttgart: Freies Geistesleben 2010.

Weber JH, Jagsch R, Hallas B. Der Zusammenhang von Tinnitus, Persönlichkeit und Depression. Z Psychosom Medizin und Psychotherapie 2008; 54: 227–240.

Weber JH. Tinnitus-Einfluss auf Persönlichkeit und Stimmung. Saarbrücken: VDM Verlag Dr. Müller 2008.

Internetadressen

Schwerhörigkeit und Gehörlosigkeit

Deutscher Schwerhörigenbund e. V.
www.schwerhoerigen-netz.de

Bundesgemeinschaft Hörbehinderter Studenten und Absolventen e. V.
www.bhsa.de

Deutsche Hörbehinderten Selbsthilfe e. V.
www.hoerbehindertenselbsthilfe.de

Hörbiz Berlin
www.hoerbiz-berlin.de

pro audito Schweiz
www.pro-audito.ch

Österreichische Schwerhörigen-Selbsthilfe (ÖSSH)
www.oessh.or.at

Deutscher Gehörlosenbund e. V.
www.gehoerlosen-bund.de

Förderverein Lautsprachlich Kommunizierende Hörgeschädigte Deutschland
www.lkhd.de

Deutsche Gesellschaft zur Förderung der Gehörlosen und Schwerhörigen
www.deutsche-gesellschaft.de

Arbeitskreis für Auditiv-Verbale Erziehung.e. V.
www.auditiv-verbale-erziehung.de

Deutscher Blinden-und Sehbehindertenverband e. V.
www.dbsv.org

Deutsche Cochlear Implant Gesellschaft e. V
www.dcig.de

Lautsprachlich kommunizierende Hörgeschädigte Menschen (Schweiz)
www.lkh.ch

Tinnitus

Deutsche Tinnitus-Liga
www.tinnitus-liga.de

Schweizerische Tinnitus-Liga
www.tinnitus-liga.ch

Österreichische Tinnitus-Liga (ÖTL)
www.oetl.at

Sachverzeichnis

A

Absehen, Lippen 13f, 82, 115, 120
A/D-Wandler 97
Akuometer 40
Akustikusneurinom 76ff
Amboss 18, 20, 65, 67, 137
Angststörungen 149, 158f, 169, 178
Anpassung, Hörgerät 94ff
Antibiotika 57f, 61, 75
Atom 181f
Audioprozessor 104ff, 110
Auditiv-verbale Erziehung (AVT) 117ff, 124f
Autogenes Training 171
AVT s. auditiv-verbale Erziehung
Axon 31f, 184f

B

BAHA s. knochenverankerte Hörgeräte
Barotrauma 21f
Basilarmembran 51
Begleitstörungen, psychische, bei Tinnitus 135, 149, 170
– Behandlung 177f
– Frühwarnsymptome 149f
Bel 9
Bilinguales Konzept 126f
Blindenschrift 115, 117
Brainstem Evoked Response Audiometrie (BERA) 53
Burnout-Syndrom 169

C

Cholesteatom 66f
Cochlea s. Hörschnecke
Cochlea-Implantat (CI) 105ff, 117f, 125ff
– Anpassung 107f
Cocktailpartyschwerhörigkeit 68
Concha-Gerät 90
Cortisches Organ 25ff, 30, 184
CROS-Versorgung 100f

D

Deaflympics 126
Dendrit 31f
Deckmemban 26
Depression 135, 157f, 177
Dezibel 9
Doppler-Effekt 133
Druckausgleich 21f, 34, 42, 50
Dysthymie 157
Dysstress 157

E

Einschlafphase 175
Elektrisch-akustische Stimulation (EAS) 101, 109f
Elektronen 30, 102, 130ff
Endolymphe 25f, 183f
Endolymphschlauch 26f, 30, 184
Entspannung, progressive 171
Entspannungstherapie 138, 144
Ertaubung
– infektiöse 74
– postlinguale 108
– prälinguale 80, 108, 122

Sachverzeichnis

Erziehung, auditiv-verbale 117ff, 124f
Eustachische Röhre 18, 20f, 42, 59, 64
Evoked Response Audiometrie (ERA) 52f

F
Felsenbein 24f, 78
Fenster
– ovales 18, 20f, 23, 25f
– rundes 18, 21, 23, 25, 74, 103f, 106
– Ruptur 72
Fingeralphabet 115, 123
Freifeldmessung 95
Fremdkörper im Ohr 18, 42, 56
Frequenz 5ff, 28, 47, 97

G
Gebärden, taktile 123
Gebärdensprache 112, 115, 118ff
Gehirnhautentzündung 39, 74
Gehörgang 17ff, 32, 42f, 56ff, 65, 89ff, 99ff, 140
– innerer 42
– Untersuchung 42, 56
– verschlossener 92f, 101
– verstopfter 17, 56
Gehörgangsekzem 99
Gehörgangsentzündung 57f, 140
Gehörgangsexostose 59
Gehörgangsgeräte 90, 92
Gehörknöchelchen (s. a. Amboss, Hammer, Steigbügel) 17, 20ff, 49ff, 66, 104ff
Gehörlosigkeit 83, 112ff, 125
– Selbsthilfegruppen 188f

Geräuschüberempfindlichkeit s. Hyperakusis
Gesichtsnerv (Facialis) 76ff, 105, 137
– Lähmung 67, 78
Gleichgewichtsorgan 18, 23, 76, 78, 105
Grippeotitis 74
Großhirn 33, 151f
Grundschwingung/Grundton 6f

H
Haarzellen (s. a. Hörsinneszellen) 25, 30f, 51, 71, 74, 142, 185
– äußere 25ff, 32f, 51f, 136
– innere 25ff, 32
Habituationseffekte 154, 178
Halswirbelsäule 134f
Hammer 18, 20, 64f
HdO s. Hinter-dem-Ohr-Geräte
Hertz 5f, 67
Hinter-dem-Ohr-Geräte 89, 92f
Hirnstamm 32f, 52f, 111, 152
Hirnstammimplantate 111
Hochtonschwerhörigkeit 87
Hörgerät/Hörsystem 69, 80ff, 85, 89ff, 97ff,163
– Anpassung 94ff
– elektrisch-akustische Stimulation 109f
– Gerätetypen 89ff
– knochenverankertes (BAHA) 99, 101f
– Kostenübernahme, Krankenkasse 45, 95f
– bei Tinnitus 143, 163
Hörgeräteakustiker 85, 93f, 169f
Hörgeräteverordnung 94f

Hörgeräteversorgung
- geschlossene 93f
- offene 90, 93, 163
Hörgrenze 5
Hörnerv 18, 23, 30ff, 104, 106, 110, 140, 151f, 184f
- Schädigung 52f, 56, 78, 111
Hörnervenfasern 21, 31, 105
Hörrinde 33f, 151f
Hörrohre 86f
Hörschäden 38f
- durch Lärm 11, 38f, 79
- durch Medikamente 75
- genetisch bedingte 39, 79
- im Alter 39, 68
Hörschnecke 18, 21, 23ff, 30, 104f
Hörschwelle 10, 46f
Hörsinneszellen 23, 25ff, 73ff, 102f,
- Schädigung 11, 68, 73ff, 142, 151
Hörsturz 39, 69ff, 140f
Hörtest (s. a. Tonschwellenaudiogramm) 39ff
Hörtraining 85, 143, 145
Hörweitenprüfung 40
Hyperakusis 136ff, 149, 160, 168
- mit fehlendem Lautstärkeausgleich 135f
Hypnose 171

I

Im-Ohr-Geräte 89f, 92f
Impedanzmessung 49, 67
Infusionstherapie 71
Innenohr, infekttoxisches 141
Innenohrimplantat s. Cochlea-Implantat
IO s. Im-Ohr-Geräte

Ionen 181ff
Ionenkanäle 185

K

Kammerton 10
Kernspintomogramm 78f
Kiefergelenk 57, 134
Kilohertz 6
Klangfarbe 7
Kleinhirnbrückenwinkel 32, 78
Knocheneiterung, chronische 66
Knochenleitung 28f, 43f, 46ff
knochenverankerte Hörgeräte 99, 101
Kompressionseinstellung, Hörgerät 94f
Kortison 61f, 71ff, 75, 130

L

Lärmschäden
- akute 73
- chronische 11, 73f, 79
Lärmtrauma, akutes 11, 129
Lautheit 10
- Tinnitus 132, 138f, 151, 172
Lautsprache 112ff, 117, 126f
Lautstärkeempfinden 8
Limbisches System 35, 151f
Lippenlesen 13f, 82, 115, 120
Lormalphabet 116, 119f, 121, 123f
Luftleitung 28f, 43f, 46ff

M

Magnetresonanztomogramm (MRT) 53, 78f
Mailänder Kongress (1880) 121
Maßotoplastik 89f, 93

Mastoiditis 61
Medikamentenmissbrauch 149
Membran 182ff
Mittelohrentzündung
- akute 39, 59ff, 74, 133
- chronische 66ff, 74
Mittelohrimplantate 66
- aktive 102ff
Mittelohrschwerhörigkeit 21, 29, 138
Morbus Menière 75f, 174
MRT s. Magnetresonanztomogramm
Mucotympanon 64
Musculus stapedius (Stapediusmuskel) 50, 137
Musculus tensor tympani 132, 137

N
Nasenballon 63
Nervenfasern 25f, 31f, 134
- afferente 32f
- efferente 32, 35
Neugeborenen-Screening 52
Neuron 31f, 185
Nonnensausen 132
Nutzschall 34, 68, 98

O
Ohrentropfen 57f
Ohrpassstück 89, 93, 110
Ohrschmalz 19f, 56, 91, 140
Ohrspeicheldrüse 57f
Ohrtrompete 20, 59
Ohrwurm (Dermaptera) 18, 20
Oralisten 121
Otoakustische Emissionen 51f, 78
Otoplastik 89f, 93
Otosklerose 50, 67, 137

P
Panikattacken 158
Pascal 8, 10
Paukenerguss 51, 62ff, 66
Paukenhöhle 18, 20, 50f, 65f
Paukenröhrchen 63, 65, 76
Perilymphe 25f, 183f
Perilymphschlauch 25ff, 30
PET s. Positronen-Emissions-Tomografie
Phantomgeräusch 151
Phantomschmerz 12
Phonophobie 136f
Positronen-Emissions-Tomografie (PET) 167
Progressive Entspannung 171
Psychotherapie 163ff, 169, 177f

R
Rachenmandel 62ff
Rauschgerät 163
Resonanz 87
Ressourcenaktivierung 168f
Richtungshören 98f, 118
Rückkopplung, Hörgerät 89, 92f, 100
Ruptur, rundes Fenster 72

S
Schall(welle) 4f, 8f, 21, 26, 28, 97ff
Schalldruckpegel 8ff, 73
- Lärmschäden 73
Schallempfindungsstörung 29, 45, 48, 103
Schallgeschwindigkeit 3
Schallleitung 4f, 22f, 28, 140
Schallleitungsschwerhörigkeit 29

Schallleitungsstörung 29, 43, 46f, 55, 61, 103
Schlafarchitektur 175
Schlafhygiene 176
Schlafstörungen 149, 159f, 174ff
Schwerhörigkeit 37ff, 48, 55f, 80ff
- altersbegleitende 55, 68f
- familiäre 39, 79f
- Selbsthilfegruppen 188f
- Test 41
- Tinnitus, begleitender 56, 78, 134, 170
Schwimmerohr 59
Schwindel 23, 71f, 75ff, 135
Schwingungsknoten 7
Selbsthilfe 82f, 173f, 178, 188f
Seromukotympanon 62, 64
Sprachaudiogramm 48f
Sprachbanane 46f
Sprachentwicklung 39, 64ff, 85, 112, 126
Sprachverständlichkeit 12
Stapediusreflex 50, 67, 137
Steigbügel 18, 20, 23, 25f, 50, 65, 67, 137
Stimmgabelversuch
- nach Rinne 43f
- nach Weber 42, 44
Störlärm, Störschall 34, 68f, 98, 101, 109
Stress 71, 130, 153ff, 157, 179
Suchterkrankungen 160
Synapse 31, 79, 143, 184f
Synaptischer Spalt 184f

T
Tastalphabet 115ff, 119, 123
Tastsprache 123
Temporallappen 33
TEOAE s. transitorisch evozierte otoakustische Emissionen
Tiefschlaf 175
Tinnitus 11f, 129ff, 146ff
- akuter 133, 139ff
- Behandlung 140ff, 162ff
- Begleitstörungen, psychische 135, 149f, 158ff, 170, 177f
- chronischer 56, 131, 134f, 139f, 142f, 146ff
- Funktionalität 164f, 178f
- Hör-/Rauschgeräte 163
- bei Lärmschäden/Hörsturz 70, 73f, 129ff, 133ff
- Lautstärke 132, 138f, 143, 151
- objektiver 132, 140ff
- pulsierender 131f
- Schweregrade 144f
- bei Schwerhörigkeit 56, 78, 134, 170
- Stress 153ff, 157
- subakuter 139, 142
- subjektiver 132, 140
Tinnitus-Liga 173f
Tinnitus-Persönlichkeit 155
Tinnitus-Retraining-Therapie (TRT) 144, 163, 169f, 173
Tonhöhe s. Frequenz
Tonschwellenaudiogramm 29, 45ff, 61, 64, 74, 138f
Tragus 58
Transitorisch evozierte otoakustische Emissionen (TEOAE) 51f

Sachverzeichnis

Trommelfell 2, 4, 18, 20f, 27ff, 49ff, 59ff, 63ff
TRT s. Tinnitus-Retraining-Therapie
Tube s. Eustachische Röhre
Tubenkatarrh 21, 50
Tumor 53, 77ff, 133, 141
Tympanometrie 49ff, 60, 62ff, 78, 138

U
Ultraschall 2f, 6, 10

V
Versorgung s. Hörgeräteversorgung
Verstärkung, frequenzabhängige 87f

Vestibularschwannom, siehe Akustikusneurinom
Vibrant Soundbridge® 102ff

W
Wasserstoffperoxid 58
Wattestäbchen 19, 56
Weber-Fechnersches Gesetz 9

Y
Yoga 171

Z
Zentrale Hörbahn 32, 111, 133

Bildnachweise

Wir bedanken uns herzlich bei den nachfolgend aufgeführten Personen und Institutionen für die freundlicherweise zur Verfügung gestellten Fotos.

S. 1: clickit © www.fotolia.de;
S. 20, 24: © Welleschik, Wikimedia Commons;
S. 27: T. Moser, Universitätsklinik Göttingen;
S. 33: Pavel Sazonov © www.fotolia.de;
S. 40: Irina Fischer © www.fotolia.de;
S. 43: S. Dollase-Berger © www.fotolia.de;
S. 45, 52: MAICO Diagnostics GmbH;
S. 55: © manwalk/PIXELIO;
S. 68: Alexander © www.fotolia.de;
S. 73: Grischa Georgiew © www.fotolia.de;
S. 79: mast3r © www.fotolia.de;
S. 82: contrastwerkstatt © www.fotolia.de;
S. 87: Beethoven-Haus, Bonn;
S. 90: Bäckersjunge © www.fotolia.de;
S. 91 oben, S. 92: Widex Hörgeräte GmbH;
S. 91 unten: Hansaton Akustik GmbH;
S. 102, 103, 107, 108, 109, 110: MED-EL;
S. 116: Library of Congress;
S. 129: Eva Gruendemann © www.fotolia.de;
S. 135: Klaus Eppele © www.fotolia.de;
S. 141: ineula © www.fotolia.de;
S. 148: © baxel/PIXELIO;
S. 153: laurent hamels © www.fotolia.de;
S. 158: Elisabeth Rawald © www.fotolia.de;
S. 160: Ilka Burckhardt © www.fotolia.de;
S. 167: kzenon © www.fotolia.de;
S. 168: Paulus Rusyanto © www.fotolia.de;
S. 171: fred goldstein © www.fotolia.de;
S. 174: drubig-photo © www.fotolia.de

Patientenliteratur

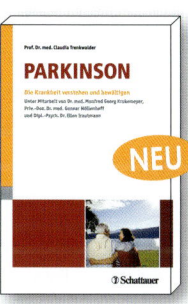

Diagnose Parkinson – Was kann ich tun?

Claudia Trenkwalder
Parkinson
Die Krankheit verstehen und bewältigen

Hilfreicher Ratgeber für Patienten und Angehörige: Prof. Claudia Trenkwalder, Chefärztin am Zentrum für Parkinson-Syndrome und Bewegungsstörungen, Kassel, beantwortet aus ihrer über 20-jährigen Erfahrung mit Parkinson-Patienten drängende Fragen rund um die Diagnose: Was geschieht mit mir? Welche Behandlungsmöglichkeiten gibt es? Wie wirken die Medikamente? Wie bekommt man die Beschwerden in den Griff?

Die Autorin liefert konkrete Hilfestellungen für Patienten und ihre Familie, den Alltag leichter zu bewältigen und informiert, was bei Operationen berücksichtigt werden sollte. Ein Buch, das Mut macht, die Krankheit anzupacken!

Unter Mitarbeit von Dr. med. Manfred Georg Krukemeyer, Priv.-Doz. Dr. med. Gunnar Möllenhoff und Dipl.-Psych. Dr. Ellen Trautmann
2011. 128 Seiten, 42 farbige Abb., 1 Tab., kart.
€ 19,95 (D) / € 20,60 (A) • ISBN 978-3-7945-2810-3

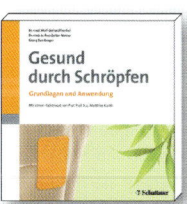

Schröpfen – eine bewährte Naturheilmethode neu entdeckt

Wolf Gerhard Frenkel, U. Pecs Zoltan Molnar, Georg Bamberger
Gesund durch Schröpfen
Grundlagen und Anwendung

Schröpfen findet einen breiten Anwendungsbereich, z. B. bei Verspannungen, Kopfschmerzen oder zur kosmetischen Behandlung. Dieser Leitfaden informiert über die theoretischen Grundlagen und zeigt konkrete Anwendungsmöglichkeiten auf. Ein anschauliches Nachschlagewerk für Ärzte, Therapeuten und interessierte Laien.

1. Ndr. 2011 der 1. Aufl. 2010. 144 Seiten, 95 Abb., 13 Tab., kart.
€ 19,95 (D) / € 20,60 (A) • ISBN 978-3-7945-2759-5

Alle Titel sind auch als eBook erhältlich

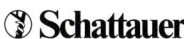 Schattauer   www.schattauer.de   Irrtum und Preisänderungen vorbehalten

Patientenliteratur

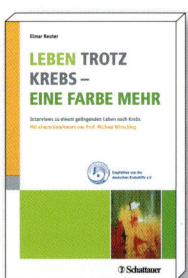

Ein hilfreicher Begleiter für Patienten und ihre Angehörigen sowie Selbsthilfegruppen

Elmar Reuter
Leben trotz Krebs – eine Farbe mehr
Interviews zu einem gelingenden Leben nach Krebs

Die Diagnose Krebs schockiert. Wie kann es weitergehen? Dr. Elmar Reuter hat 16 unterschiedliche Krebspatienten interviewt, die von ihren Erlebnissen und ihrer persönlichen Entwicklung in der schweren Zeit berichten. Zudem beantwortet der Psychoonkologe alle wesentlichen Frage rund um die Diagnose. Ein Buch für Betroffene, Angehörige und Freunde – und nicht zuletzt auch für Behandler, die sich der „Innenseite" des Krebses öffnen wollen.

Mit einem Geleitwort von Prof. Michael Wirsching
2010. 189 Seiten, kart.
€ 19,95 (D) / € 20,60 (A) • ISBN 978-3-7945-2753-3

117 ergänzende Wirkstoffe – von A(loe) bis Z(itrusflavonoide)

Jutta Hübner
Aloe, Ginkgo, Mistel & Co
Ergänzende Wirkstoffe in der Krebsbehandlung
Der Ratgeber für Patienten und Angehörige

Die erfahrene, auf Krebsbehandlung spezialisierte Ärztin Dr. med. Jutta Hübner gibt kompetent Auskunft zu allen wichtigen Fragestellungen rund um die komplementärmedizinischen Wirkstoffe. Besonders berücksichtigt sie dabei die Frage, bei welchen Krebserkrankungen und Behandlungsfolgen eine ergänzende Behandlung sinnvoll ist.

Mit einem Geleitwort von Prof. Dr. Ulrich R. Kleeberg, Deutsche Krebsgesellschaft
2009. 295 Seiten, m. zahlr. farb. Abb., kart.
€ 24,95 (D) / € 25,70 (A) • ISBN 978-3-7945-2691-8

Alle Titel sind auch als eBook erhältlich

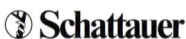 www.schattauer.de   Irrtum und Preisänderungen vorbehalten

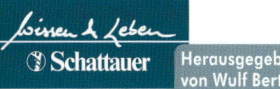

- **Namhafte Autoren**
- **Anspruchsvolle Themen**
- **Unterhaltsame Wissenschaft**

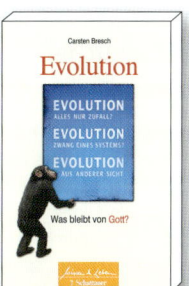

Unkonventionelle Antworten auf große Fragen

Carsten Bresch
Evolution
Was bleibt von Gott?

Steht Evolution immer für Fortschritt oder war alles nur Zufall?

Mit umfangreichem Wissen und Humor fasst der international renommierte Physiker und Genetiker Prof. Dr. Carsten Bresch die Grundfragen der heutigen Evolutionsforschung zusammen und untersucht sie im Spannungsbogen von Naturwissenschaft und Glauben. Ein fesselnder Erkenntnisgewinn aus einem ungewohnten Blickwinkel. – Für alle nachdenklichen und wissbegierigen Zeitgenossen, die die Evolutionsstufe zum kreativen Mit- und Weiterdenken bei existenziellen Grundfragen erreicht haben.

2011. 306 Seiten, 124 Abb., kart.
€ 24,95 (D) / € 25,70 (A) • ISBN 978-3-7945-2757-1

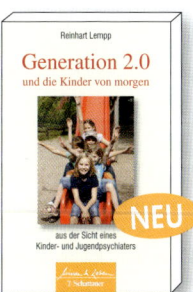

Wie werden unsere Kinder und Enkel leben?

Reinhart Lempp
Generation 2.0 und die Kinder von morgen
aus der Sicht eines Kinder- und Jugendpsychiaters

Reinhart Lempp, ein Pionier der Kinder- und Jugendpsychiatrie, resümiert die umwälzenden technischen und soziologischen Veränderungen der vergangenen Jahrzehnte und leitet daraus Prognosen und Desiderate für die Erziehung unserer Kinder und Enkel ab. Ein Ausblick ohne den oft anzutreffenden modischen Kulturpessimismus, sondern mit viel Verständnis und Zuversicht.

2012. 92 Seiten, 11 Abb., kart.
€ 14,95 (D) / € 15,40 (A) • ISBN 978-3-7945-2877-6

Alle Titel sind auch als eBook erhältlich

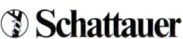

www.schattauer.de   Irrtum und Preisänderungen vorbehalten

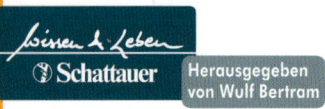

- Namhafte Autoren
- Anspruchsvolle Themen
- Unterhaltsame Wissenschaft

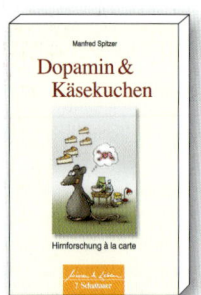

Manfred Spitzer
Dopamin & Käsekuchen
Hirnforschung à la carte?

Wer glaubt, Wissenschaft könne nur langweilig präsentiert werden, hat noch keines der unterhaltsamen Bücher von Manfred Spitzer gelesen! Jeden Monat stellt der bekannte Ulmer Psychiatrie-Professor in der Zeitschrift „Nervenheilkunde" neue Erkenntnisse der Hirnforschung spannend und amüsant vor. In „Dopamin & Käsekuchen" geht es nicht nur um käsekuchensüchtige Ratten, Prof. Spitzer nimmt daneben viele andere Fragen aufs Korn, die uns schon lange beschäftigen.

Hormone zur Hochzeit und Gehirnforschung für den Alltag

2011. 226 Seiten, 57 Abb., 3 Tab., kart.
€ 19,95 (D) / € 20,60 (A) • ISBN 978-3-7945-2813-4

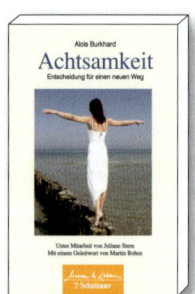

Alois Burkhard
Achtsamkeit
Entscheidung für einen neuen Weg

Die Schulung der Achtsamkeit fördert die bewusste Wahrnehmung von Gefühlen, Handlungen und Gedanken und verbessert damit den Umgang mit Emotionen sowie die Stresstoleranz. Dieses Buch bietet eine Vielfalt an Meditationsanleitungen und Übungen gegen Stress, die eigenständig oder unter Anleitung durchgeführt werden können.

Achtsamkeit ist nicht nur ein Thema für Menschen in krisenhaften Situationen oder im therapeutischen Kontext, sondern eine wertvolle Begleitung auf jedem Lebensweg!

Übungen für jeden Lebensweg

Unter Mitarbeit von Juliane Stern
Mit einem Geleitwort von Martin Bohus
2. Nachdruck 2011 der 1. Aufl. 2010. 192 Seiten, kart.
€ 14,95 (D) / € 15,40 (A) • ISBN 978-3-7945-2839-4

Alle Titel sind auch als eBook erhältlich